知っておきたい**全部！**
ライフサイクルで**マル**っとわかる！

母性・小児の
生理学・生化学・解剖学

橋本 さとみ
淑徳大学看護栄養学部非常勤講師

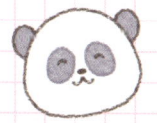 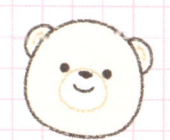 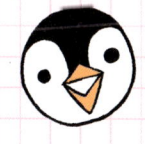 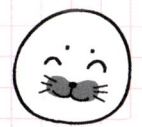

Gakken

Contents

母性看護編

1. 妊娠前 2
- 二次性徴 2
- 月経 3
- 妊娠自体に悪影響を与える性感染症 6
- 妊娠自体に悪影響を与える子宮の病気 13
- 子にうつる（母子感染）可能性があるもの 16
- 妊娠によって悪化する可能性がある疾患 20
- 国試関連問題 22

2. 妊娠初期（受精から妊娠4か月半ば） 24
- ホルモンの変化 24
- 胎児発生初期に起こりうる異常 27
- 栄養摂取と母体の各種変化 41
- 国試関連問題 52

3. 妊産婦に対する法制度 54
- 働く女性を守る法律 54
- 妊婦健康診査に関する法律 56
- 国試関連問題 58

4. 妊娠中期（妊娠5か月から7か月） 60
- 妊娠高血圧症候群（HDP） 60
- 妊娠糖尿病 64
- タバコ（喫煙）が母子に及ぼす影響 67
- 胎児の状態と流産・早産 68
- 国試関連問題 74

5. 妊娠後期（妊娠8か月から出産） 76
- 前置胎盤 76
- 低出生体重児と前駆陣痛 78
- 出産 84
- 国試関連問題 93

6. 出産後 94
- 出産後1日目 94
- 出産後2日目から退院まで 98
- 退院後 99
- 国試関連問題 102

小児看護編

1.生まれてから1か月まで 106
生まれてから1週間まで 106
生後1か月まで 118
国試関連問題 122

2.生後1か月から2歳まで 124
1か月から2か月 124
3か月から5か月 131
6か月から8か月 138
9か月から14か月 142
15か月から24か月 147
もし，健診に来なかったら？ 151
国試関連問題 152

3.集団生活のはじまり（2歳から4歳） 154
2歳の発育目安 154
3歳の発育目安 156
4歳の発育目安 159
国試関連問題 162

4.小学生になったら（5歳から9歳） 164
5歳の発育目安 164
5歳から9歳までの死亡原因 166
6歳から9歳までの発育目安 170
国試関連問題 178

5.小学生から中学生へ（10歳から14歳） 180
10歳から11歳までの発育目安 180
12歳から14歳までの発育目安 187
国試関連問題 192

6.中学生から高校生に（15歳から18歳） 194
病的習慣及び衝動行動制御障害 194

Column

母性看護編

月経困難症と月経前症候群 (PMS) ……………………………………… 5
催奇形性のある薬でよく見かけるもの ……………………………… 37
胎児以外の子宮内容物 …………………………………………………… 49
人工妊娠中絶に関する法律 ……………………………………………… 57
帝王切開 …………………………………………………………………… 82
「トイレに行きたい」と言われたら？ ………………………………… 90
赤ちゃんが代謝性アシドーシスになるのはなぜ？ ………………… 91

小児看護編

不慮の事故 ………………………………………………………………… 114
白内障 ……………………………………………………………………… 125
反射 ………………………………………………………………………… 127
皮脂分泌量の変化 ………………………………………………………… 130
「神経芽細胞種検査の必要性」って？ ………………………………… 142
脳腫瘍 ……………………………………………………………………… 144
調節性内斜視，外斜視，軽度難聴 …………………………………… 149
小児がん …………………………………………………………………… 155
胸式呼吸と腹式呼吸 ……………………………………………………… 157
体格・発達の評価 ………………………………………………………… 160
薬物依存症 ………………………………………………………………… 188

国試関連問題　解答と解説 ……………………………………………… 196
索引 ………………………………………………………………………… 208

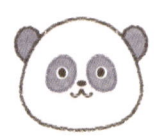
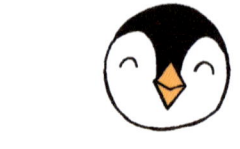
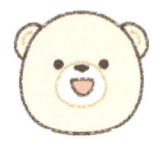
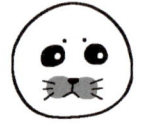

母性看護編

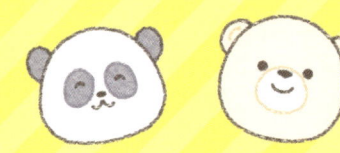

1．妊娠前 ……………………………………………… p.2～21

2．妊娠初期（受精から妊娠4か月半ば）…… p.24～50

3．妊産婦に対する法制度 ……………………… p.54～57

4．妊娠中期（妊娠5か月から7か月）……… p.60～73

5．妊娠後期（妊娠8か月から出産）………… p.76～92

6．出産後 …………………………………………… p.94～101

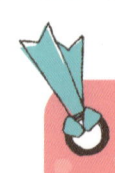

1. 妊娠前

二次性徴

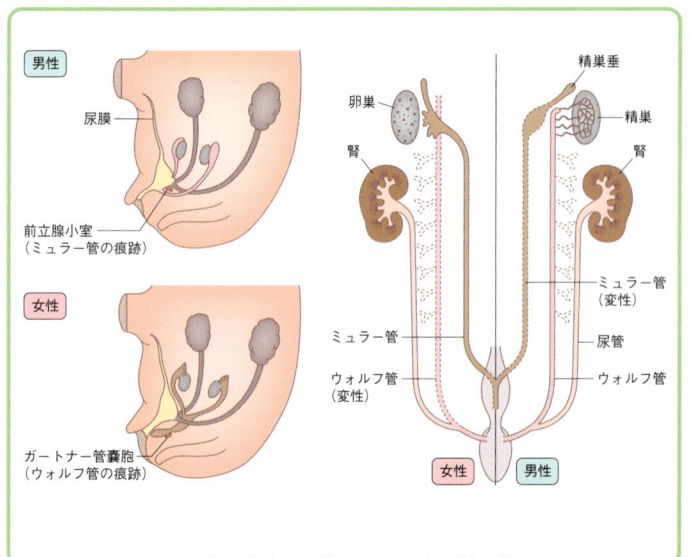

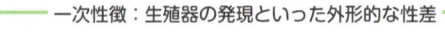

男性
- 尿膜
- 前立腺小室（ミュラー管の痕跡）

女性
- ガートナー管嚢胞（ウォルフ管の痕跡）

- 卵巣
- 腎
- ミュラー管
- ウォルフ管（変性）

- 精巣垂
- 精巣
- 腎
- ミュラー管（変性）
- 尿管
- ウォルフ管

女性　男性

一次性徴：生殖器の発現といった外形的な性差

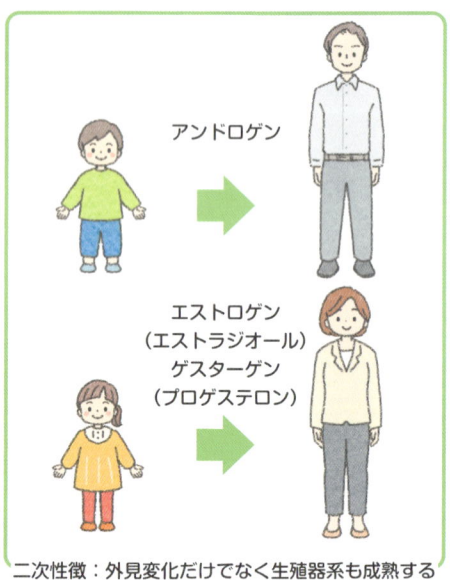

- アンドロゲン
- エストロゲン（エストラジオール）ゲスターゲン（プロゲステロン）

二次性徴：外見変化だけでなく生殖器系も成熟する

女性は二次性徴を迎えると，妊娠可能になります．

一次性徴はY染色体上SRY遺伝子発現有無による生殖器の発現といった**外形的な性差**．

二次性徴は男性ホルモン（総称：アンドロゲン，代表：テストステロン），卵胞ホルモン（総称：エストロゲン，代表：エストラジオール）や黄体ホルモン（総称：ゲスターゲン，代表：プロゲステロン）といった性ホルモン分泌によって引き起こされる**体全体に現れる性差**です．

m e m o
ターナー症候群やクラインフェルター症候群などの性染色体異常では，二次性徴が起こりません．これらの病気は生殖不能（子孫を残すことができない）です．

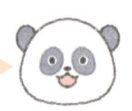
一次性徴は遺伝子によって，二次性徴は性ホルモンの分泌によって起こります

月経

性ホルモンが分泌されるようになると，女性では月経が始まるはずなのですが，月経が来ない状態を「**無月経**」とよびます．

18歳までに月経が来ないと「**原発性無月経**」，それまであった月経が3か月以上来ないと「**続発性無月経**」です．

原発性無月経の多くは先天性の異常ですが，コントロール担当の**視床下部や下垂体の異常**で起こることもお忘れなく．

続発性無月経は**体重減少および強いストレス**で起こります．

過度のスポーツトレーニングで体重減少や強いストレスが生じ，女性スポーツ選手の無月経が起こることが問題になっていますね．

また，極端な栄養不足（含む，ダイエット）は卵巣機能を低下させてホルモン分泌を減らす（ときには全く出なくなる）ことに！　これでは月経が止まってしまいます．

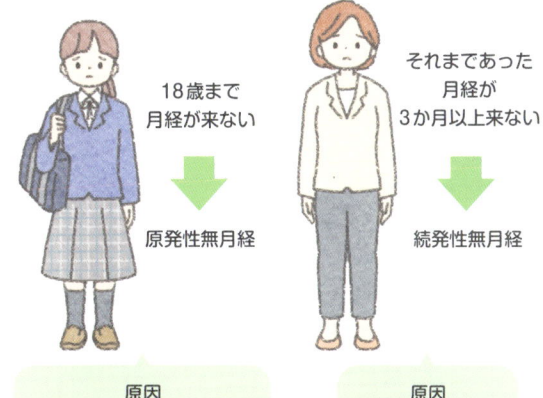

18歳まで月経が来ない → 原発性無月経

原因
・先天性の異常
・視床下部や下垂体の異常

それまであった月経が3か月以上来ない → 続発性無月経

原因
・体重減少
・強いストレス
・極度の栄養不足

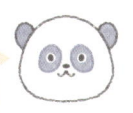

食べるものがない「飢餓」はもちろん大問題．
だけど自分から食べるものを過度に制限してしまう食思不振症も大問題です．
場合によっては入院して，認知療法などによるボディイメージの修正が必要になってしまいます

初経後数年は，**ホルモンの分泌が安定しません**．これが月経不順の代表例．

初めての月経（初経）から間もない月経不順期間でも妊娠自体不可能ではありませんが，安全に妊娠・出産できるかといえば「NO！」．月経開始から数年たって，周期が安定するようになれば 皮下脂肪が十分につき，保温性と耐衝撃性が良好に．

身長の伸びも止まり，成長のための細胞分裂に充てていたエネルギーをほかのことにまわせるようになります．

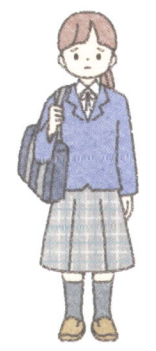

初経後数年はホルモンが不安定なので月経不順

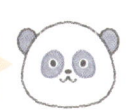

皮下脂肪もまだ不十分です

ｍｅｍｏ
視床下部・下垂体の異常で性ホルモンが早く出すぎる「思春期早発症」では小学校低学年で身長の伸びが止まり，二次性徴が始まってしまう早期性成熟の問題があります．

月経不順

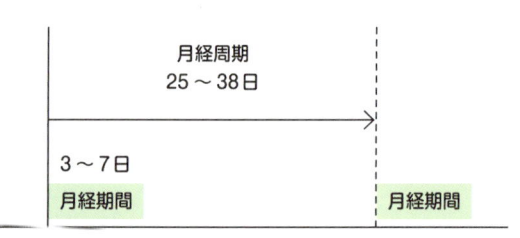

月経周期
25 ～ 38日

3 ～ 7日

月経期間

月経周期
- 25日未満は頻発月経
- 39日以上は希発月経

月経不順について少しおはなししておきましょう.
平均的な月経周期は25 ～ 38日.
- 25日未満で出血を繰り返す「**頻発月経**」
- 39日以上になる「**希発月経**」
- 周期や出血量などから判断して月経とは異なる出血の「**機能性子宮出血**」

これらが「月経不順」に含まれます.

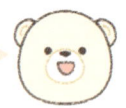
機能性子宮出血も含めて月経不順ですね

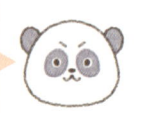
ホルモン分泌に反映されるため，急なダイエットやストレスも原因になりますが子宮や卵巣の病気が原因のこともありますので，軽視は禁物です

無排卵性周期症

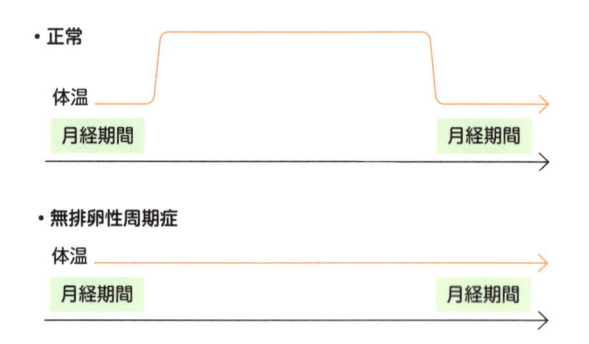

- 正常

体温

月経期間　　月経期間

- 無排卵性周期症

体温

月経期間　　月経期間

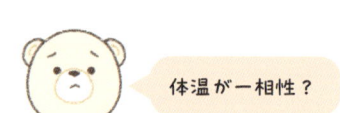
体温が一相性？

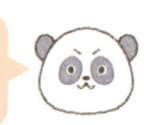
排卵が起こっていないためですね．視床下部や下垂体の異常を疑ってください

月経周期が安定しても，排卵がなければ妊娠できません.

それが「**無排卵性周期症**」.

基礎体温を測ると上下のない一相性で，周期20日以内の頻発月経の半分以上は，無排卵性周期症といわれています.

これは卵巣の機能に問題（「未熟」は初経から数年，「低下」は更年期）があることが考えられますが，もっと上位のコントロールセンター（視床下部や下垂体）に異常がある可能性もお忘れなく！

月経困難症と月経前症候群 (PMS)

月経周期とは別の問題として，月経困難症と月経前症候群のおはなしを簡単にしていきます.

月経困難症

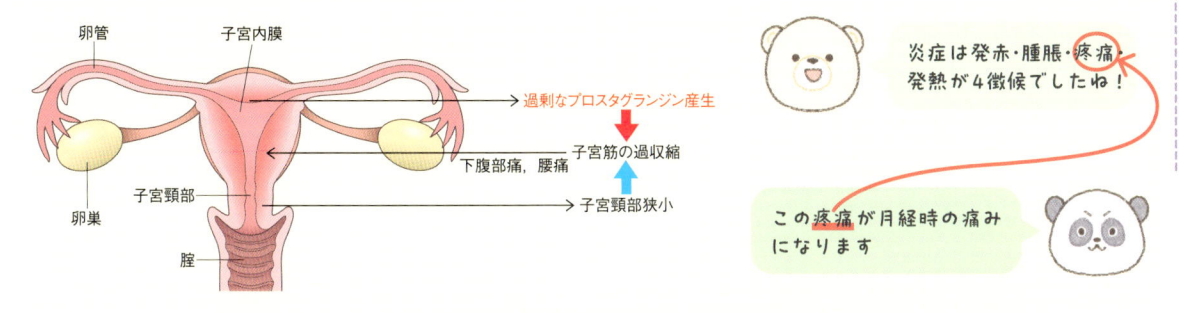

卵管　子宮内膜
→ 過剰なプロスタグランジン産生
子宮筋の過収縮
下腹部痛，腰痛
子宮頸部
卵巣
腟
→ 子宮頸部狭小

炎症は発赤・腫脹・疼痛・発熱が4徴候でしたね！

この疼痛が月経時の痛みになります

　月経困難症は，腹痛など(いわゆる月経痛)が強く出て，日常生活に支障をきたし，治療を必要とするものです.

　炎症物質プロスタグランジンが，子宮内膜がはがれるときに出ます. この**プロスタグランジン**によって**子宮平滑筋が収縮する**ため，疼痛に加えて「キューッ！」と締めつけられる痛みも出るのですね.

　炎症は**発赤・腫脹・疼痛・発熱**が4徴候でしたね. この「疼痛」が月経時の痛みになります.

　単にプロスタグランジンによる(ほかに悪いところがない)原始性月経困難症なら，痛み止め(NSAIDs)による薬物療法です.

　ほかに原因のある続発性月経困難症なら，「ほかの原因」の治療ですね.

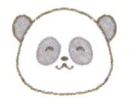

「ほかの原因」となる子宮内膜症や子宮筋腫についてはあとでおはなししますよ

月経前症候群 (PMS)

不定愁訴症候群
・腰痛，腹痛
・食欲不振
・浮腫
・不安，イライラ，易怒性
など

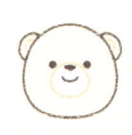

これらの症状が月経が始まって消えるなら月経前症候群(PMS)ですね！

低用量経口避妊薬(ピル)でコントロールできるかもしれません

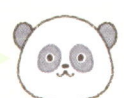

　月経前症候群は月経前10日〜数日に出る**不定愁訴症候群**です.

　不定愁訴の中身は，腰痛，頭痛，食欲不振，浮腫，不安，イライラ，易怒性など実に多彩. これらが月経開始とともに消失したら，月経前症候群です.

　原因は研究中ですが，性ホルモンの分泌が作用していると考えられています. 性ホルモンは気分に大きくかかわることを頭に入れて置いてください.

　おもに**痛み止め(NSAIDs)**が使われますが，**低用量経口避妊薬(ピル)**でコントロールできる可能性があることも覚えておいてくださいね.

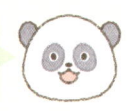

妊娠時(とくに後期)や，更年期での気分変調は，性ホルモンによるところが大きいですよ！

PMS：premenstrual syndrome，月経前症候群

月経周期が安定して，排卵があるなら妊娠できるか.

相手の男性がいればいいのかというと……少々問題があります.

病気の中には「**子にうつる（母子感染する）もの**」があり，「**妊娠自体が病気を悪化させる可能性があるもの**」もあります.

そもそも「**妊娠自体に悪影響を与える病気**」もありますね.

「母性」の勉強を始める前に，これらの病気の理解から始めていくことにしましょう.

> **memo**
> 病気の中には
> • 母子感染
> • 妊娠で悪化の可能性
> • 妊娠自体が困難の可能性
> もあります.

妊娠自体に悪影響を与える性感染症

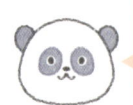

「妊娠したいのに妊娠できない！」
そんな悲しいことが起こることのないよう，まずは妊娠自体を妨げる可能性のある病気を確認していきましょう.
また，妊娠した以上，五体満足の健康な子を望むのは当然のこと.先天性奇形・先天性障害の危険も，「妊娠に悪影響」に含めてみていくことにしましょう

> **memo**
> 病気の中には
> • 母子感染する可能性
> • 妊娠で悪化の可能性
> • 妊娠自体が困難の可能性
> があります.

精子形成不全

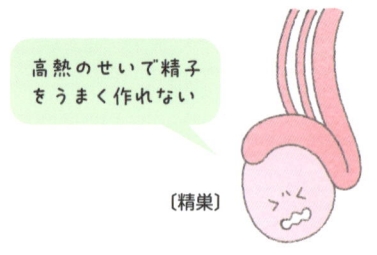

高熱のせいで精子をうまく作れない

〔精巣〕

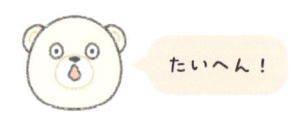

たいへん！

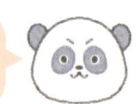

気づかぬうちに妊娠困難・不能の可能性があるSTDには要注意！

まず月経周期が安定していて妊娠を希望しても性器機能が不十分という可能性があります.

性器奇形（性器形成不全など）のような先天性異常については，本人や家族が気づいて病院で対処しているはずですが，後天的に生じた異常については対応が遅れがちです.

そのなかでも男性の高熱による**精子形成不全**のように，「高熱」という客観的状態から「危ない！」と警戒できるものはまだいいほう.「気づかないうちに」妊娠困難・不能状態が生じる可能性があります.

STD（とくにTORCH）

「気づかぬうちに」の原因として忘れてはいけないものが性感染症です.

性感染症は，**STD**（Sexual Transmitted Disease）または，**STI**（Sexual Transmitted Infection）と略されます.

「性行為によって感染する」ことが特徴ですが，感染者の状態によってはキスでも感染する可能性があることに注意です.

STD（STI）には，たくさんの種類があり，ここで全部おはなしすることはできないため，とくに「妊娠」に関係の深い「TORCH」を中心に確認していきましょう.

胎児に悪影響を及ぼす可能性のある感染症：TORCH

T	トキソプラズマ
O	その他（梅毒トレポネーマ，HIV，クラミジアなど）
R	風疹ウイルス
C	サイトメガロウイルス
H	単純ヘルペスウイルス

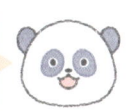

TORCHというのは，胎児に悪影響を及ぼす可能性のある感染症の頭文字です

▶ 風疹（Rubella）

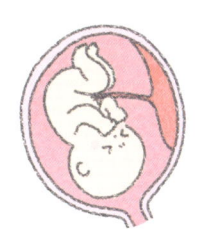

〈先天性風疹症候群〉
・流産，死産の可能性
・心奇形，難聴，白内障の可能性

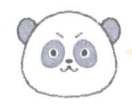

妊娠前には抗体のチェックと可能であればワクチンの接種を！

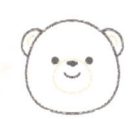

男性もパートナーができたら一緒に抗体チェックに行くといいですね

風疹（R）は性感染症ではありませんが，胎児に大きな悪影響を与えてしまうため，女性ではどの世代でも風疹ワクチン接種が行われました.

しかし，「妊娠する女性」に注目しすぎて，特定世代の男性が風疹の免疫がないことがここ近年問題になりました.

ワクチン接種をしても，抗体が作られにくい（いわゆる「免疫がつかない」）人はいます．その人が妊娠初期のときに周囲で風疹が流行すると，胎児が「**先天性**

風疹症候群」になってしまう可能性が出てきます．胎児の流産・死産はもちろん，無事に生まれてくることができても心奇形・難聴　白内障が出てしまうかもしれないのです.

そんな悲しい事態を避けるため，女性は妊娠前に抗体チェック！　抗体価が低いときには，可能な限り，人ごみの中にいる機会を避けるなど妊娠初期の感染をなんとしてでも防ぎましょう.

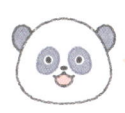

最も身近にいたい人の風疹感染予防につながることをお忘れなく

トキソプラズマ（Toxoplasma）

トキソプラズマの感染経路

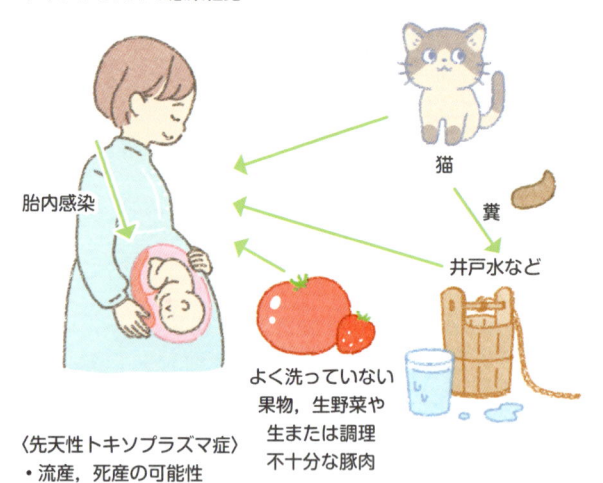

胎内感染

猫

糞

井戸水など

よく洗っていない
果物, 生野菜や
生または調理
不十分な豚肉

〈先天性トキソプラズマ症〉
・流産, 死産の可能性
・脳障害, 視力障害の可能性

ペットの糞便処理は「すぐに」「ビニール
手袋」を使って行ってください

トキソプラズマ（T）は細菌でもウイルスでもない原虫です. マラリア原虫と同じグループですね.

トキソプラズマの主な生活の場はネコ. だからネコの糞便中にはトキソプラズマがいると思ってください.

トキソプラズマに感染すると, 胎盤経由で胎児が感染し, 流産・死産の可能性があり, 出生できても脳や視力に障害が出る場合もあります.

しかも障害の時期・幅が広いため,「もう大丈夫！」と安心できる状態になかなかならないのが「**先天性トキソプラズマ症**」です.

妊娠中のペットの世話は, 可能なら家族に頼みたいところですが, 難しい場合の糞便処理は「すぐに」「ビニール手袋で」行ってください.

サイトメガロウイルス（Cytomegalovirus）

サイトメガロウイルスの感染経路

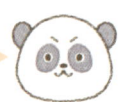

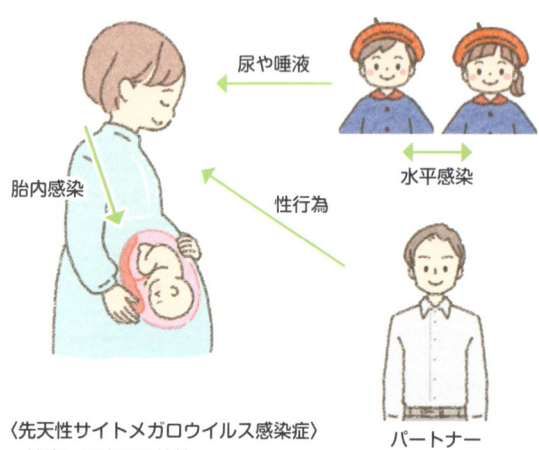

尿や唾液

水平感染

胎内感染

性行為

〈先天性サイトメガロウイルス感染症〉
・流産, 死産の可能性
・脳障害, 聴力障害, 視力障害の可能性

パートナー

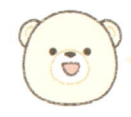

母子で「手洗い・うがい」が
大切ですね

サイトメガロウイルス（C）も風疹やトキソプラズマ症同様, 性感染症ではありませんね.

性行為でも移りますが, 尿や唾液中にもいるため, **目・手・口を経てほかの人に移る病気**です. しかも, **乳汁を介して感染する可能性もある**ため, 早産児や低出生体重児など感染リスクが大きい場合では, 母乳を冷凍することが必要になってきます.

妊娠中（しかも妊娠初期）に感染すると, 胎盤経由で約3〜5割の胎児が感染します.

胎児にとってサイトメガロウイルスは流産・死産の原因. 脳や視力, 聴力にも悪影響を与えます. 脳の細胞分裂が邪魔されてしまうため, 小頭症や精神遅滞が起こる可能性があります.

「保育園や幼稚園で子ども同士がサイトメガロウイルスをうつし合い, それが妊娠中のお母さんにうつる」パターンが多く見られるため, 感染対策では手洗い・うがいを親子で実践する必要があります

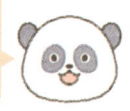

▎単純ヘルペスウイルス（Herpes）

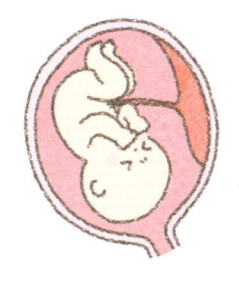

経胎盤感染も怖いけど，一番怖いのは産道での感染

<単純ヘルペスウイルス>
皮膚型：全身の皮膚に水疱
全身型：多臓器不全(MOF)を起こす．死の危険
中枢型：脳炎による痙攣．後遺症の可能性も有り

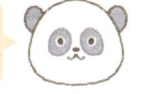

感染しているとわかったら帝王切開で感染リスクを減らします

単純ヘルペスウイルス（H）は，口周り（口唇型：Ⅰ型）と性器周辺（性器型：Ⅱ型）に感染するウイルス．「**皮膚に小さな水ぶくれが集まって炎症を起こしている**」ことが「ヘルペス」です．

胎盤経由感染で胎児の脳に異常を起こす可能性はありますが，それはレアケース．最も感染の可能性が高いのは「**産道**」で，経腟出産では約6割の新生児が感染します．

全身皮膚にひどい水ぶくれ（水疱）ができる皮膚型，生後1週間ほどで多臓器不全(MOF)を起こして死の危険がある全身型．脳炎によるけいれんで後遺症が残る可能性のある中枢型もあります．

単純ヘルペスウイルスに性器（産道）が感染しているとわかったら，帝王切開で感染可能性を減らすことが必要ですよ．

> **m e m o**
> 以前は「性感染症」といえばⅡ型（性器型）で決まりだったのですが，性行為の多様化によって区別が難しくなりました．

MOF：multiple organ failure，多臓器不全

▶ その他（Others）

残ったのが「O（その他）」。ここには複数の病気が含まれます。梅毒とHIV，クラミジアと淋病についておはなししますね

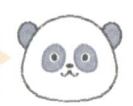

梅毒

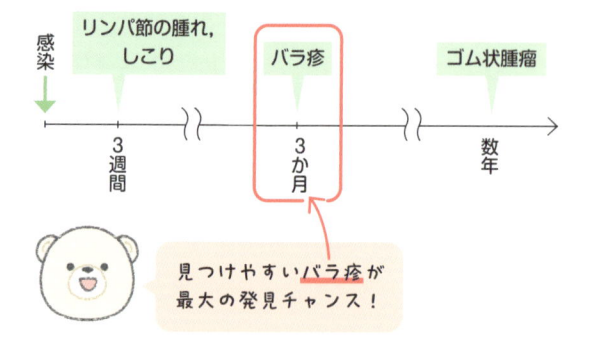

感染 → リンパ節の腫れ，しこり｜バラ疹｜ゴム状腫瘤

3週間｜3か月｜数年

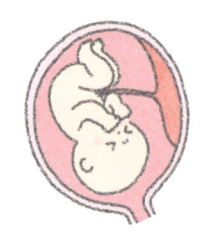

見つけやすいバラ疹が最大の発見チャンス！

ここで治療しないと胎児が先天梅毒になってしまいます

〈先天梅毒〉
・骨異常
・神経異常

梅毒は梅毒トレポネーマという細菌で起こる病気。無症状でもほかの人に感染力をもつため，知らず知らずのうちに感染者を広げる可能性があります。

コンドームを使えば防げますが，コンドームなしで感染者と性行為をしたら「感染する」と思ってください。

感染から約3週間でリンパ節の腫れや赤いしこりができ，放置していると約3か月後に，盛り上がった硬い丘疹や湿ったイボ（扁平コンジローマ），バラ色の発疹（バラ疹）が出てきます。これが最大の発見チャンスで，ある意味「ラストチャンス」です。

3か月前のことなら「……もしかして，あのとき！」と気づけますが，その次の症状は数年後の全身ゴム状腫瘍（ゴム疹）。そのころには中枢症状が始まってしまいますし，数年前のことなんて思い出せません。

梅毒とわかったら，しっかり治療。治療を受けないでいると，赤ちゃんが骨や神経に異常が出る「先天梅毒」になってしまうかもしれませんよ。

予防にはコンドームの使用ですが，そもそも「不特定多数の人と性行為をしない」ことで予防してくださいね

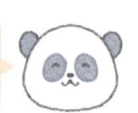

HIV

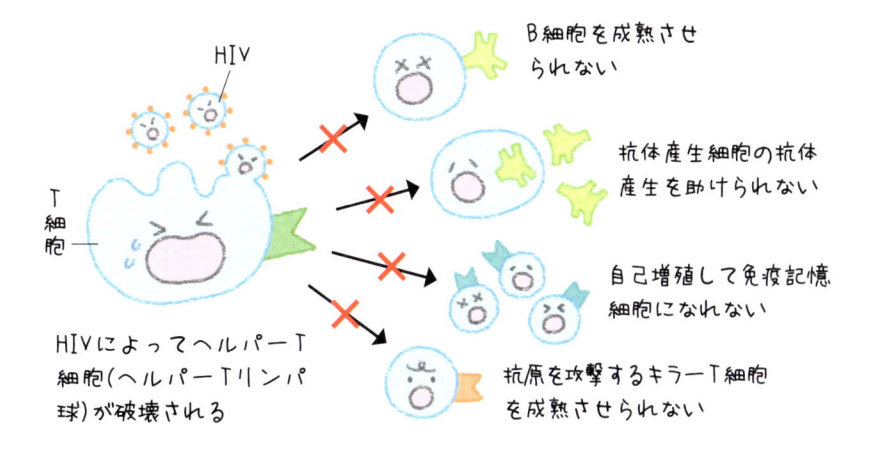

HIV

T細胞

B細胞を成熟させられない

抗体産生細胞の抗体産生を助けられない

自己増殖して免疫記憶細胞になれない

抗原を攻撃するキラーT細胞を成熟させられない

HIVによってヘルパーT細胞(ヘルパーTリンパ球)が破壊される

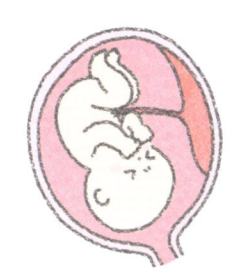

約3割の胎児は感染
(対策すると1%以下に!)

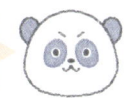

早めに対策して赤ちゃんを守りましょう

HIVの正式名称は「**ヒト免疫不全ウイルス**」. 発症して免疫不全状態になると **AIDS（後天性免疫不全症候群**）です.

ヒトに感染したあと，白血球の一種であるマクロファージ内で生き残り，抗原提示のときにヘルパーTリンパ球に感染します.

感染したTリンパ球は，Bリンパ球に抗体産生命令を出せなくなり，そうなるとほかに命令を出せる細胞がいないため……抗体ができなくなってしまいます.

これでは好中球やマクロファージの仕事が増える一方，侵入者の多さに手が回らなくなり，身近なカビ（真菌）などでも体内で生え放題になってしまうとAIDSですね.

発見当時は不治の病でしたが，現在ではしっかり薬を飲めばAIDSを発症せずに済む病気です.

また，約3割の胎児に感染してしまうといわれますが，ちゃんと対策を取れば赤ちゃんへの感染を1%以下に減らすことも可能とされています. 計画的な帝王切開，妊娠14週以降および分娩時の抗HIV薬点滴，出生後抗HIVシロップを6週間与薬，断乳……. 1歳6か月時点でHIV陰性なら，「赤ちゃんは無事！」ですね.

> **m e m o**
> 本来の免疫状態ならヒトに悪さをしない「（いわゆる）日和見菌」までもが，体に悪さをしてしまうのが「日和見感染」です. 代表的なものに「ニューモチスシス・カリニ肺炎」があります.

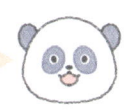

早め早めの対策が必要になりますから，妊娠時検査でHIV検査をしっかり受けるようにしましょうね

HIV：human immunodeficiency virus，ヒト免疫不全ウイルス
AIDS：acquired immunodeficiency syndrome，後天性免疫不全症候群

クラミジア・淋病

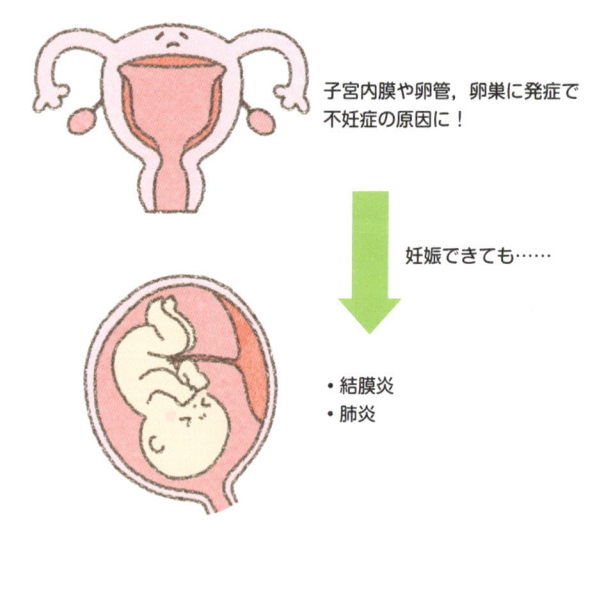

子宮内膜や卵管，卵巣に発症で
不妊症の原因に！

妊娠できても……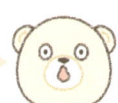

・結膜炎
・肺炎

こんなことにならないよう
「ちゃんと」薬で対策しましょう

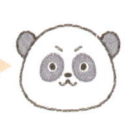

クラミジアと淋病はセットにして
しまいましょう．
どちらも「女性の多くは無症状」「女
性不妊の可能性がある」点で共通す
るからです

男性では排尿痛・膿などで気づきますが，女性の約8割では症状なし．これでは特定のパートナー以外と関係をもてば，相手に感染させてしまいます．

怖いのは子宮内膜や卵管，卵巣の炎症により**不妊症**になってしまうこと．運よく妊娠できても，**クラミジア結膜炎**や**新生児肺炎（クラミジア肺炎）**の可能性があります．

しかも，生後すぐに発症するのではなく，生後6週目以降に結膜炎が出ることもあり，なかなか安心できません．

淋病もクラミジアとほぼ同様に，女性では無症状のうちに妊娠しにくい状態になり，妊娠できても赤ちゃんに肺炎を引き起こす可能性があります．

クラミジアも淋菌も，ちゃんと薬を飲めば治りますが，逆に途中でやめてしまうと，いつまでたっても治りませんよ．

妊娠自体に悪影響を与える子宮の病気

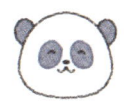

妊娠に悪影響を与えるものはTORCHだけではありません．受精卵が着床する場所，子宮の病気も妊娠できるか否かに関係してきます．
ここでは子宮の病気のうち子宮内膜症と子宮筋腫，子宮頸がんと子宮体がんについておはなししましょう

子宮内膜症

◆子宮内膜症の好発部位

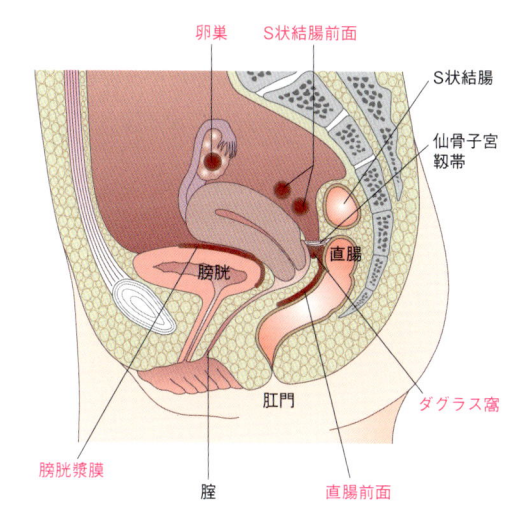

卵巣　S状結腸前面
S状結腸
仙骨子宮靱帯
膀胱
直腸
肛門
ダグラス窩
膀胱漿膜
腟
直腸前面

子宮内膜症は妊娠機会の多い20代から30代に多い病気です．子宮内膜（またはそれに似た組織）が，なぜか本来の場所以外にできてしまうもの．**卵管**，**卵巣**，**ダグラス窩**にできることが多いようですよ．

子宮内膜ですから，女性ホルモンの2相変化で増殖してはがれ落ちますが，周囲の組織と変なくっつき方（癒着）をしてしまうこともあるため，主症状の「痛み」に加えて，癒着により不妊症の原因にもなってしまいます．

▌子宮内膜症の治療

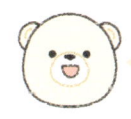

薬物療法なら痛み止めと低用量ピルですね！

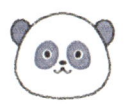

視床下部ホルモンを邪魔するGnRHアゴニストなどを使用する場合もあります

治療には**手術**か**薬物療法**がとられます．

手術の基本は子宮・卵管・卵巣ごとすべて摘出する「**全摘出**」

でも妊娠を望む場合には病巣のみの部分摘出にし，薬物療法を併用することになります．

薬は痛み対策の鎮痛薬と，女性ホルモンの量をコントロールする**低用量ピル**を使います．女性ホルモンの量自体を減らせば，子宮内膜ができにくくなるからです．

それでもうまくいかないときには，もっと大もとの**視床下部ホルモンを邪魔する薬（GnRHアゴニスト）**なども使われます．

子宮筋腫

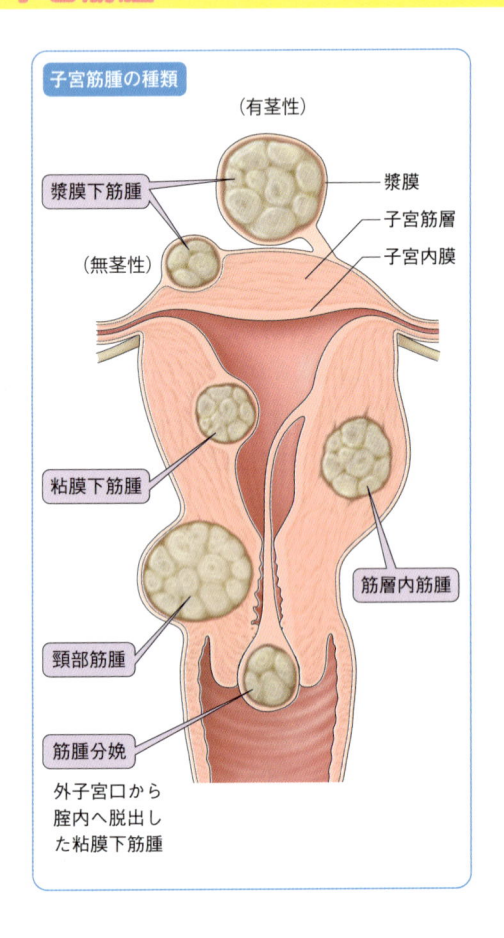

子宮筋腫の種類

（有茎性）

漿膜下筋腫

（無茎性）

漿膜
子宮筋層
子宮内膜

粘膜下筋腫

筋層内筋腫

頸部筋腫

筋腫分娩

外子宮口から
腟内へ脱出し
た粘膜下筋腫

子宮内膜症よりも好発年齢が少し上がり，30代女性から増えてくる良性腫瘍が子宮筋腫．30代女性の2〜3割には複数の子宮筋腫があるといわれています．

場所によってよび名も症状も変わります．

子宮の外側にできる「**漿膜下筋腫**」は，大きくなるまで症状が出にくいですね．

子宮平滑筋の中にできる「**筋層内筋腫**」は，大きさによって月経量増加や月経痛のもとになります．

子宮平滑筋と子宮内膜の境目からできる「**粘膜下筋腫**」は，小さいうちから強い月経量増加と月経痛が出やすいですよ．ほかにも周囲圧迫による腰痛や頻尿が出ることもあります．

また，筋腫のできる場所によっては，習慣的に流産をしてしまうこと（習慣流産）や不妊原因にもなりますよ．

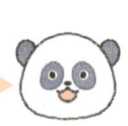

筋腫が小さくて症状が軽いなら経過観察だけですが，大きくなって悪影響が出るようなら手術や薬物療法の対象です

子宮がん

◆ 子宮の解剖

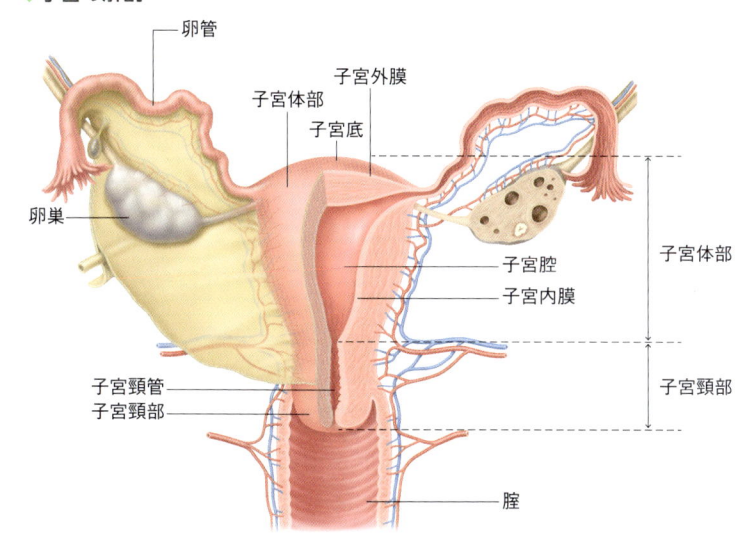

子宮にできるがんには「頸がん」と「体がん」があります。子宮の上部から中央部が「体部」。子宮の中央部から下部（膣とつながっているほう）が「頸部」です

▶ 子宮頸がん

原因：ヒトパピローマウイルス

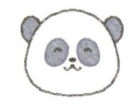

ヒトパピローマウイルスにはワクチンがあります！

治療：レーザー治療（早期）
**　　　部分切除**

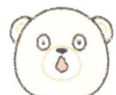

部分切除を行うと早産リスクが！

子宮がんの約7割は頸がん．発症のピークは30代後半ですが，20代でも発症します．

原因は主に**ヒトパピローマウイルス**．ワクチンがありますので，早めに受けておくといいですよ．

発症初期は無症状ですが，性行為時出血，不正出血，異常なおりものや下腹部痛が出てきます．「不正出血があったら，まずは婦人科へ！」ですね．

がんになる前の段階（前がん段階）や，がんが上皮内部止まりで発見できたなら，レーザーでその部分を焼くだけで済む可能性があります．場所や大きさによっては子宮頸部のみ部分的切除（円錐切除術）になることも．

子宮頸部の部分切除は，あとでおはなしする**早産のリスク**になってくることも頭の片隅に入れておいてくださいね．

それよりもがんが進行してしまうと，子宮体部を残して切除（部分切除）や子宮全部の摘出になります．放射線療法や化学療法も併用されます．

転移時や再発時には放射線療法と化学療法の併用になります．

早めに対処すれば妊娠・出産もできますので早期発見，早期治療が重要です．

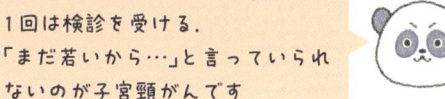

HPVワクチンを接種する，2年に1回は検診を受ける．「まだ若いから…」と言っていられないのが子宮頸がんです

▶ 子宮体がん

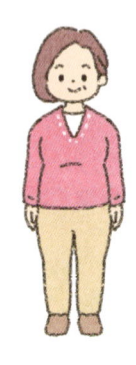

後発年齢：閉経前後

ハイリスク
・出産未経験者
・肥満
・糖尿病
・高血圧
・乳がん，大腸がんの家族歴

頸がんと比べると好発年齢が高くなるのが子宮体がん．閉経前後に，子宮内膜からできることの多いがんです．

ハイリスクなのは**出産未経験者，肥満，高血圧**や**糖尿病**の人．**乳がんや大腸がんの家族歴**がある人もハイリスクです．

不正出血が出ますので，「閉経後の異常もすぐに婦人科へ！」ですね．

基本的には手術をして全部摘出になります．ただし若年発症で妊娠を希望し，がんが進行していないなら手術ではなく薬物療法になることもあります．

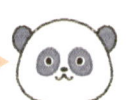
「妊娠希望の若年発症」以外では基本的に子宮全摘手術を行います

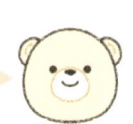
やっぱり「早期発見が大事！」ですね

子にうつる（母子感染）可能性があるもの

母子感染（垂直感染）

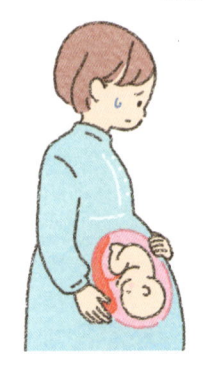
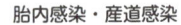

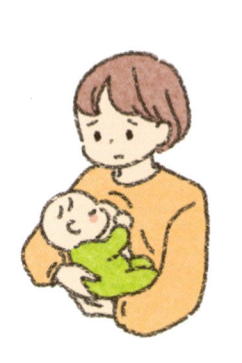

胎内感染・産道感染　　　　母乳感染

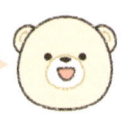
病原微生物によって注意するところが変わるから，妊娠時の各種検査が必要なのですね

TORCHのサイトメガロウイルス（C）は「胎盤からも，母乳でも感染」でしたが，母親から子に感染する「母子感染」にはいろいろな経路があります．

胎盤経由で感染するのが「**胎内感染**」，分娩時に産道で感染するのが「**産道感染**」，母乳で感染するのが「**母乳感染**」です．

産道感染は帝王切開で分娩すれば，母乳感染なら人工乳を使えば感染を防げます．

先の「妊娠自体に悪影響」に注目すれば胎内感染が問題ですが，赤ちゃんが生まれたあとのことも考えるなら産道感染や母乳感染も無視できません．感染症の原因によって，1つだけ注意すればよいものもあれば，HIVのように最初から最後まで注意が必要なものもありますよ．

どこに，どのように注意するかは原因になる病原微生物によって変わってきます．だから妊娠時の「妊娠検査」で，各種病気の検査もする必要があるのです．

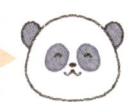

性感染症(STD，STI)にあたる感染症の解説はすでに終わっているので，ここでは残った母子感染で注意が必要な水痘，HTLV-1関連疾患，伝染性紅斑，HBV，B群溶血性連鎖球菌についておはなししますね

水痘

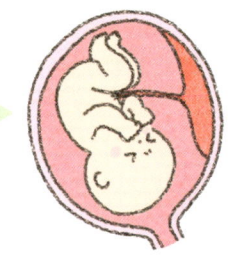

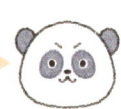
20週未満の感染で……

- 低出生体重
- 脳萎縮
- 白内障

分娩前の母体感染は赤ちゃんが重症化しやすいです

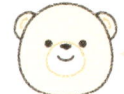

妊娠前に抗体検査と生ワクチンを接種しましょう！

水痘は水ぼうそうのこと．原因は**水痘・帯状疱疹ウイルス**です．

妊婦が水痘に感染した状態だと，海外の報告によると妊娠20週未満の感染では1～2％の赤ちゃんに低出生体重，脳萎縮，白内障の「**先天性水痘症候群**」が出るとされていますが，日本では先天性水痘症候群の報告はありません．

とはいえ，ウイルスが経胎盤感染するため，出生後の赤ちゃんがいきなり感染状態からスタートする可能性があります．妊娠20週以降の母体感染ではウイルスが神経節に潜んで乳幼児期に帯状疱疹．分娩前後の母体感染では3～5割の赤ちゃんが水痘を発症してしまいます．

母体に抗体ができても胎児に免疫が移行する前に出生すると，赤ちゃんはいきなり水痘ウイルスの猛攻を受けてしまいます．重症化しやすいため，死亡率が30％前後まで高くなる危険な状態です．

そんなリスクを負わないために，妊娠前に抗体検査をお忘れなく．妊娠してからは，**水痘ワクチン**を接種することはできませんよ．

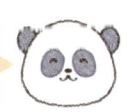

「水痘ワクチンが生ワクチン」であることを，しっかりと頭に入れておきましょうね

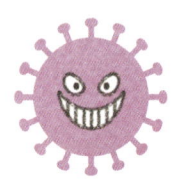

HTLV-1関連疾患

HTLV-1
- 白血病のもとになるウイルス
- ほかにも脊髄症やブドウ膜炎の原因

HTLV-1関連疾患はちょっと聞きなれない言葉かもしれません．正式名称は「**ヒトT細胞白血病ウイルス1型**（Human T-cell Leukemia Virus type-1）で，正式名称からわかるように，白血病のもとになるウイルスです．

ほかにも脊髄症や（眼周囲の）ブドウ膜炎を引き起こすので，「**HTLV-1関連疾患**」とまとめられますよ．

日本では九州・沖縄の南西地域に多くみられます．血液感染と母子感染が主な感染経路で，献血時の血液検査が行われるようになってからはとくに母子感染が問題になっています．

母子感染でも**母乳による感染**が多いため，そうとわかれば人工乳で育てる必要が出てきますね．

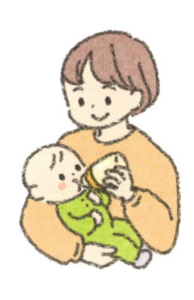

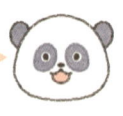

母乳感染が多いので人工乳で育てましょう

伝染性紅斑（リンゴ病）

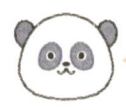

いわゆるリンゴ病です

伝染性紅斑はいわゆる「リンゴ病」．**ヒトパルボウイルスB19**が原因です．ワクチンがないので，妊娠中感染が怖いウイルスですよ．

妊娠初期感染はとくに胎児死亡（胎児水腫）が起こりやすくなりますが，妊娠後期でも胎児水腫は起こりうることは忘れずに．

その一方で，胎児期にヒトパルボウイルスB19に感染しても，全く問題なく成長・発育ができることもあります．

伝染性紅斑が流行しているとわかったならば，妊娠可能性のある人は人ごみを避けたほうがよさそうですね．

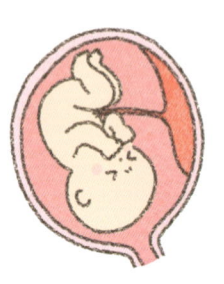

ワクチンがないうえに胎児死亡（胎児水腫）の危機！

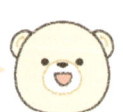

流行がわかったら人ごみを避けたほうがよいですね

HBV

血液感染
- B型（HBV）
- C型（HCV）→ インターフェロンが有効
- D型（HDV）→ ほかの型がいないと増えない

➡ B型に要注意！（感染力も高い！）

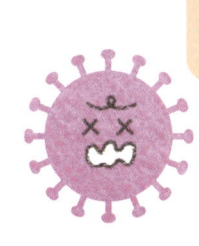

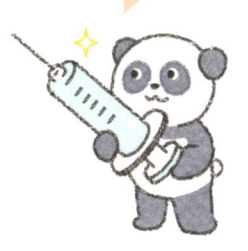

後期に内服と出生直後にワクチン接種ができれば（100％近い）母子感染を5〜10％にまで減らせます

HBVは**B型肝炎ウイルス**のこと．肝炎の原因の代表となっているウイルスで，A〜Eまでの型があります．

そのうち血液感染するのはB・C・D型で，C型はインターフェロンが効き，D型はほかの型と一緒じゃないと悪さをしない．だから針刺し事故をはじめ血液感染にとくに注意するのはB型で，ワクチン接種でちゃんと予防しましょう……と微生物学などで勉強したはずです．

母子感染でも同じこと．でも出産前から適切な対応ができれば，ほぼ100％の母子感染を5〜10％まで減らすことができます．

妊娠後期の**抗ウイルス薬**内服と，**出生直後**の**ワクチン接種**（2種類：HBVワクチンと免疫グロブリン）で対策できます．

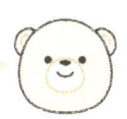

だから，妊娠したら抗体検査が必要なのですね

B群溶血性連鎖球菌

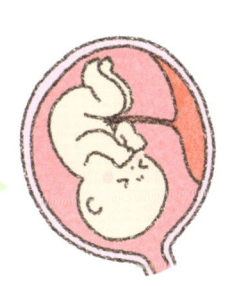

出産時に産道感染すると敗血症や髄膜炎の危険！

B群溶血性連鎖球菌は腟内の常在細菌で，2割くらいの女性の腟内で見つかります．

でも出産時に**産道感染**すると，赤ちゃんに**敗血症**や**髄膜炎**の危険がありますよ．

赤ちゃんが感染する可能性はそこまで高くはありませんが，出産前の検査で「いる！」ことがわかったら，薬で赤ちゃんへの感染を防ぎます．

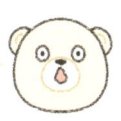

だから検査をしたうえで薬が必要なんですね

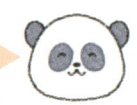

妊娠時の各種検査の重要性，みなさんはしっかり理解できたはずですよ．
微生物学の勉強がまだ始まっていない人は，これらの名前が出てきたら
とくに意識して聞いてくださいね．
きっと「だから妊娠時検査が大事だったんだ！」とわかるはずです

妊娠によって悪化する可能性がある疾患

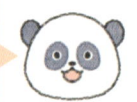

妊娠前に知っておきたいことは，感染症だけではありません．
「持病のある人」にとって，妊娠は持病悪化の危険を伴います．
「……妊娠する年齢で，持病もち？」と思うかもしれませんが，病気
の中には，好発年齢が早い（若年にある）ものもありましたね．
将来，小児看護実習などでこれらの患者さんを受けもつかもしれま
せん．
「退院して，落ち着いたら子どもが欲しいんだ……」
そんな話を聞いたときに，ちゃんと医師との事前相談の必要性を教
えてあげられるようになってくださいね

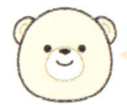

妊娠する年齢よりも前に好発年齢が
あるものには注意ですね！

妊娠により悪化の可能性のある疾患
- 心疾患一般
- 甲状腺機能障害
- 糖尿病
- 慢性腎炎
- 喘息

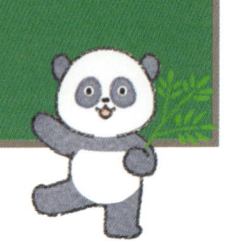

心疾患，甲状腺疾患（主に甲状腺機能亢進症），糖尿病，慢性腎炎，喘息．これらの患者さんでは妊娠が悪化リスクになります．

心拍出量増加，循環血液量増加で，とくに妊娠後期に心臓に大きな負担がかかり悪化しやすい**心疾患一般**．

早産の危険だけでなく，妊娠初期に悪化しやすい**甲状腺機能亢進症**．甲状腺機能低下症の場合は，母体の持病悪化よりも不妊や流産の可能性が高いことのほうが心配です．

インスリン必要量が増えて，とくに妊娠後期での悪化が怖いのが**糖尿病**．

母体本人の悪化だけではなく，胎児の流産・子宮内胎児死亡・早産も怖いのが**慢性腎炎**．

妊娠中期以降に悪化の可能性が高く，分娩時も危険を伴うのが**喘息**でしたよ．

とくに若年者に多いⅠ型糖尿病（インスリン
依存型糖尿病：IDDM）や，小児期から発症す
ることが多いアレルギー性喘息は，妊娠可能
年齢と重なる可能性があるので注意ですね

自己免疫疾患と精神疾患

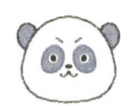

そして，もう少し追加しておきたいのが
自己免疫疾患と精神疾患です

▶ 自己免疫疾患

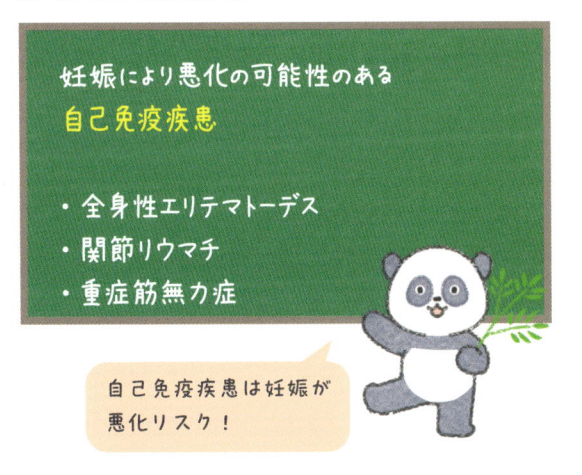

妊娠により悪化の可能性のある
自己免疫疾患

- 全身性エリテマトーデス
- 関節リウマチ
- 重症筋無力症

自己免疫疾患は妊娠が
悪化リスク！

自己免疫疾患は，自分の体に対しても異物認定してしまう病気．そこにさらに異物（胎児）が追加されると，悪化してしまうかもしれませんね．

全身性エリテマトーデス（SLE）や**関節リウマチ（RA）**，重症筋無力症では，妊娠により悪化リスクがあります．

それでも妊娠を希望する人は必ず医師と相談．事前に薬の減量や変更が必要になるかもしれないからです．少なくとも炎症が起こっていない寛解状態までコントロールできることが大前提．さもないと，母体も胎児も危険な状態におちいってしまうかもしれませんよ！

▶ 精神疾患

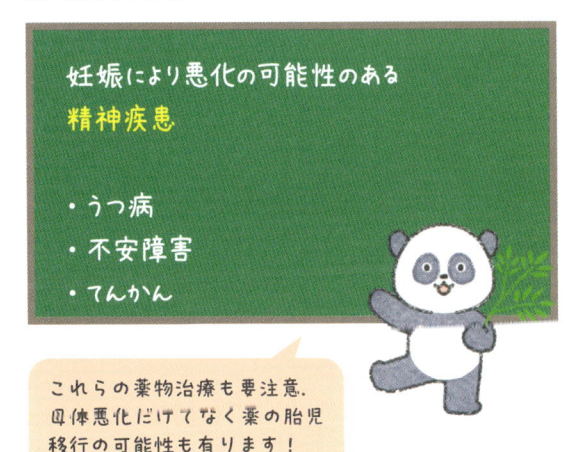

妊娠により悪化の可能性のある
精神疾患

- うつ病
- 不安障害
- てんかん

これらの薬物治療も要注意.
四体悪化だけでなく薬の胎児
移行の可能性も有ります！

精神疾患としては，**うつ病**や**不安障害**，**てんかんの薬物治療中**には要注意です．

いずれも使用薬物の胎児移行可能性に加えて，母体のホルモン変動などを受けて状態が悪化する可能性があります．

疾患がないときでも，妊娠中は精神状態の変動が激しくなりがち　そこに持病があったならば……注意がさらに必要になりますね．

要注意はてんかんの持病がある人．胎児の頭蓋内出血危険性のみならず，出産時の発作がとても怖いですね．母子ともに生命の危機です．

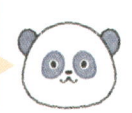

「持病によっては，妊娠で悪化する危険性がある」
みなさんはもうイメージできるようになったはずですよ．
妊娠中に問題になる「妊娠高血圧症候群」のところで，心疾患や糖尿病，
慢性腎炎に関係するおはなしがまた出てきますからね！
そして持病のある人以外でも「薬」には注意する必要があります．
次の「妊娠初期」でも，催奇形性に関係して薬のことが出てきますよ

SLE：systemic lupus erythematosus，全身性エリテマトーデス
RA：rheumatoid arthritis，関節リウマチ

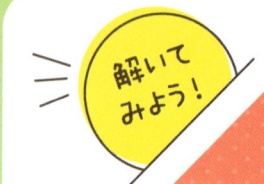 

国試関連問題

第112回 午後83問

女子の第二次性徴に最も関与するホルモンはどれか.

1. エストロゲン　2. オキシトシン　3. 成長ホルモン　4. 甲状腺ホルモン　5. テストステロン

第103回 午後5問

思春期に分泌が増加するホルモンはどれか.

1. グルカゴン　2. オキシトシン　3. カルシトニン　4. アンドロゲン

第103回 午後107問

次の文を読み問題2に答えよ.

Aさん(17歳, 女子, 高校生)は, 3か月前から月経初日に腹痛や腰痛が生じて, 学校を休むようになったため婦人科を受診した. Aさんの月経周期は26〜34日, 持続日数は4〜6日である. Aさんはコーヒーを毎朝1杯飲んでおり, 運動習慣はない. Aさんは身長162cm, 体重55kgであり, 既往歴に特記すべきことはない.

問題2

Aさんの月経のアセスメントで適切なのはどれか.

1. 月経前症候群　2. 月経困難症　3. 希発月経　4. 過多月経

第107回 午前119問

次の文を読み問題1に答えよ.

Aさん(17歳, 高校生). 身長158cm, 体重48kg. Aさんは最近, 月経時に下腹部痛が繰り返し出現し, 寝込むことが多くなった. 心配した母親と一緒に, Aさんは産婦人科クリニックを受診し, 医師から機能性月経困難症と診断された. 既往歴に特記すべきことはない.

問題1

Aさんの下腹部痛についての説明で適切なのはどれか.

1. プロスタグランディンの過剰産生によって起こる.　2. 無排卵性の月経によって起こる.
3. 卵巣内のうっ血によって起こる.　4. 経血の流出によって起こる.

第104回 午前63問

妊娠中の母体の要因が胎児に及ぼす影響について正しいのはどれか.

1. 飲酒の習慣による巨大児
2. 喫煙による神経管形成障害
3. 妊娠初期の風疹の罹患による先天性心疾患
4. ビタミンＡの過剰摂取による低出生体重児

第102回 午後77問

ヒト免疫不全ウイルス〈HIV〉が感染する細胞はどれか.

1. 好中球
2. 形質細胞
3. Ｂリンパ球
4. ヘルパー〈CD4陽性〉Ｔリンパ球
5. 細胞傷害性〈CD8陽性〉Ｔリンパ球

第102回 午前69問

性感染症〈STD〉について正しいのはどれか.

1. 経口避妊薬の内服が予防に有効である.
2. 患者のパートナーは治療の対象ではない.
3. 10代では性器ヘルペスの罹患が最も多い.
4. 性器クラミジア感染症の罹患は不妊症の危険因子である.

第100回 午後90問

女性の不妊症の原因になる可能性がある性感染症＜STD＞はどれか. 2つ選べ.

1. 梅　毒　　2. 淋菌感染症　　3. 性器ヘルペス　　4. 尖圭コンジローマ　　5. 性器クラミジア感染症

第102回 午前30問

母乳が主な感染経路となるのはどれか.

1. 成人Ｔ細胞白血病〈ATL〉ウイルス　　2. 単純ヘルペスウイルス〈HSV〉
3. サイトメガロウイルス　　4. 風疹ウイルス

答えと解説はp.196 ～ 197を確認！

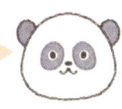

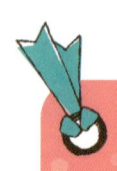

2. 妊娠初期（受精から妊娠4か月半ば）

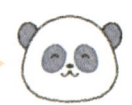

ここからは新しい生命が育まれていくおはなしです。
両性の生殖器の違い、生殖器の正常な機能については解剖生
理学などで勉強しましたね

減数分裂によって生殖細胞の精子と卵子ができ、性行為によって精子が女性腟内に到達。激しい競争を経て、卵子に到達した精子が出現すると、卵子周囲の膜が性質を変えてもう中に入ることはできません。精子と卵子の遺伝情報が1つになると受精卵が完成します。

受精卵を主役にすると「発生」のおはなしになりますが、ここでは新しい生命を育てていく母体のほうに注目です。

受精卵が子宮内膜に潜り込む着床から、ホルモンが大きく変化しますよ。

ホルモンの変化

ヒト絨毛性ゴナドトロピン（hCG）

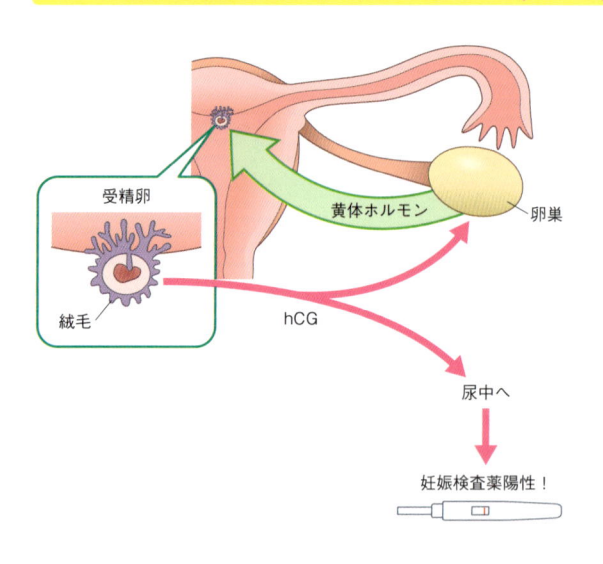

受精卵
絨毛
黄体ホルモン
卵巣
hCG
尿中へ
妊娠検査薬陽性！

受精卵が着床すると、ヒト絨毛性ゴナドトロピン（hCG）が出てきます。

ヒト絨毛性ゴナドトロピンは**胎盤から出るホルモン**。胎盤は母体と胎児が共同で作る器官で、**胎児にとって肺と腎臓**の代わりになる場所です。

ヒト絨毛性ゴナドトロピンが母体血中に出て、そこから尿中に出たものを見ているものが市販の妊娠検査薬。

「尿にhCGが出ていますよ！　胎盤がありますから、妊娠ですね！」これが妊娠検査薬の仕組みです。

> **m e m o**
> ヒト絨毛性ゴナドトロピンが出始めるのは受精後約10日、このころは「妊娠3週」になります。

でも、妊娠していなくとも胞状奇胎や絨毛上皮種などの特定の病気ではhCGが
作られることがありますが、これらはちゃんと治療が必要です。検査薬で妊娠
反応が出たら、心当たりがあってもなくてもちゃんと病院に行ってくださいね

黄体ホルモン（プロゲステロン）

◆月経・着床による体温変化

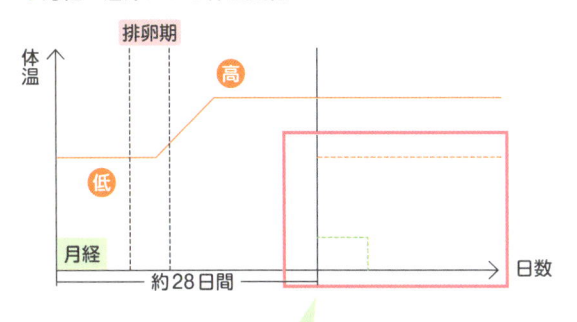

妊娠のため高温期は維持され、月経（生理）はきません

◆月経・着床によるホルモン量の変化

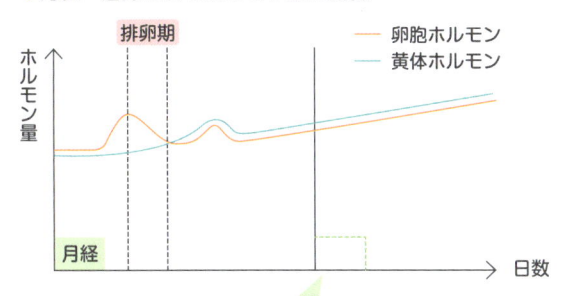

排卵がないのでずっと黄体ホルモンが優位に

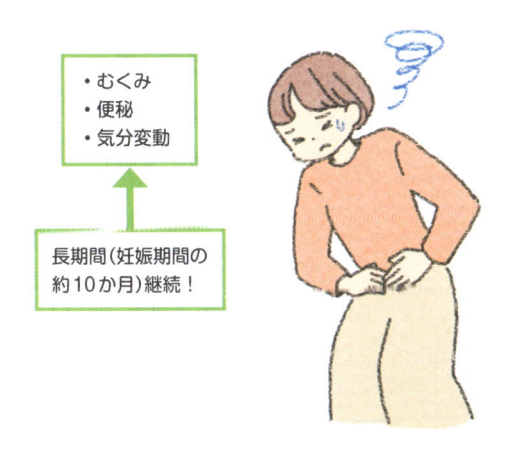

・むくみ
・便秘
・気分変動

長期間（妊娠期間の約10か月）継続！

変化するのはヒト絨毛性ゴナドトロピンだけではありません．着床をきっかけに，**黄体ホルモン**（総称：エストロゲン，代表：プロゲステロン）**優位**が**持続**します．

体温は高めの「**高温相**」で維持．受精卵を育てる必要がありますから，子宮内膜がはがれる「月経（いわゆる生理）」は到来しません．

月経は黄体ホルモン優位が**卵胞ホルモン**（総称：エストロゲン，代表：エストラジオール）優位に切り替わるきっかけでしたから，月経が来ない以上，出産まではずっと「高温相」ですよ．

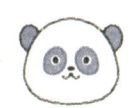

乳腺や子宮内膜の発育に関係する卵胞ホルモンも妊娠前と比べると分泌量が多くなります

黄体ホルモン優位になることで深部温が上がり，受精卵は細胞分裂に最適な環境で発生を進めていくことができます．

でも，母体にとっては**むくみがち**になり，**便秘がち**になるという困った状態が**約10か月続く**ことになります．

「水分をしっかり維持して新しい生命を育むぞ！」という黄体ホルモンのはたらきはたしかに大事ですが，母体側には微妙な不調が出て，それが長期間続くということを意識しておきましょうね．

しかも妊娠前と比べて多量の（2種類の）女性ホルモンが出続けるせいで，**気分の変動がとても激しくなります**．

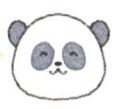

性ホルモンの変動が気分に影響することは，「更年期」のところで勉強しますが，母性でも最後のブロック「（出産後の）育児」のところで出てきますよ

妊娠月数の数え方

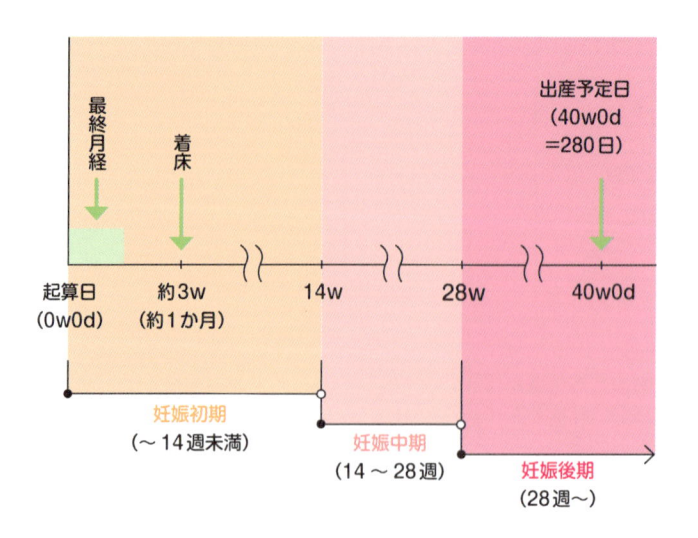

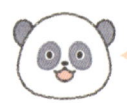

正確な受精日はわからないから確実に
わかる「最終月経開始日」を使います

ホルモンの変化により，胎児の発生具合に伴って母体にいろいろな影響が出てきます．

「妊娠〜週」の数え出しは最終月経開始日．正確に受精日がわかればいいのですが……それは難しいので，最終月経の始まった日を起算日として，「**40週0日（280日）**」が**出産予定日**になります．

妊娠週数の数え出しが特殊なので，妊娠の月数の数え方も特殊です．

妊娠0か月はなく，**妊娠0週〜3週**までが**妊娠1か月**．

妊娠4週からは，**妊娠2か月**の始まりですね．

妊娠初期は**妊娠14週未満**，**妊娠4か月**の途中までですよ．

妊娠中期は**妊娠14週以降28週未満**，**妊娠4か月後半から7か月まで**になります．

妊娠後期は**妊娠28週以降**，**妊娠8か月から出産まで**ですね．

この期間ごとに，胎児や母体に起こりうることに特色があるため，単に暗記するのではなくて，「何が起こっているか」を意識して理解していきましょうね．

胎児発生初期に起こりうる異常

　母体の妊娠初期は胎児にとって発生初期．この時期は，ごく小さな問題が生命維持に大きく影響します．

　細胞1個1個が大事な器官に分化していく「もと」になるため，1個の細胞のコピーミスも胎児の生命を脅かすことになるのです．

染色体異常

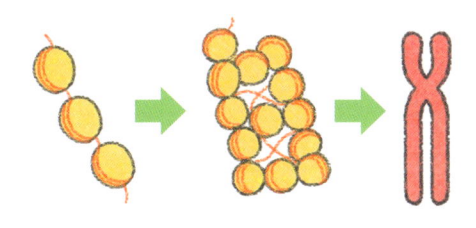

染色体の振り分け異常が起こるとその先全ての染色体が異常に……

　根本的な精子・卵子への情報振り分けミス「**染色体異常**」を確認しておきましょう．

　染色体は細胞分裂時にDNAをちゃんと振り分けるために思い切りぎゅぎゅっとまとめたもの．これなら細胞分裂にミスはないはずなのですが……残念ながら，それでも染色体の振り分けミスが起こってしまうことがあります．

　体細胞で振り分け異常が起こっても，ダメな細胞が細胞分裂できないだけで済みますが，生殖細胞で振り分け異常が起こると，受精卵の染色体が異常になり，その先全ての細胞が「**異常細胞**」です．

　これでは「自己の遺伝情報を残す」ことができ--なくなってしまいますよ．

▶ 常染色体の本数異常

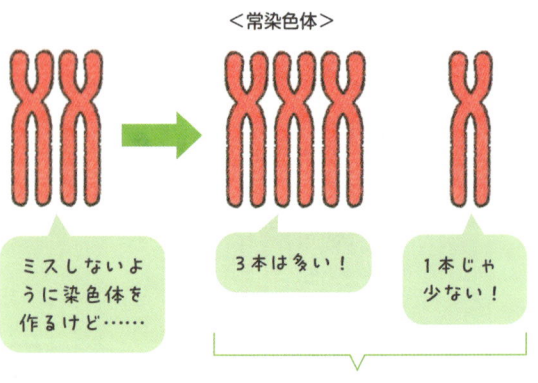

\<常染色体\>

ミスしないように染色体を作るけど……

3本は多い！

1本じゃ少ない！

多くても少なくても「ヒト」にはなれない

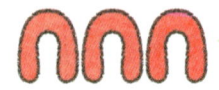

21トリソミー（ダウン症）

例外的にヒトになれるのは13，18，21のトリソミーですね

・心奇形
・難聴
・視力障害
　を始め全身に各種の障害

とくに深刻なのが，常染色体の本数異常．本来両親から1本ずつの2本で過不足ない情報のはずですから，1本や3本ではヒトの体を作り上げていくことができません．

このとき，受精卵は途中までは細胞分裂できますが，途中で分裂をやめてしまいます．「ヒトになれないなら，これ以上育つ必要ないや」ということですね．妊娠初期の胎児死亡の多くは，このような「生存不能な異常」によるものです．

例外的に「小さな常染色体が1つの細胞に3本入ってしまった」ときには，ヒトとして完成することができます．

常染色体13番，18番，21番の3本（トリソミー）ですね．

13番トリソミーや18番トリソミーは，ヒトとして完成できても，出生後数年生きられるかどうか……ですが，現代医療なら生きていけるのが21トリソミーの「ダウン症」です．

ダウン症では心奇形，難聴や聴力低下，視力障害を始め全身に各種の障害があるためきめ細かい医療介入が必要になります．

染色体異常には常染色体だけでなく性染色体の異常もありますが，性器及び内分泌系の異常にとどまり，胎児の生命を左右するものではありません．もちろん新しい生命の一生を考えたときには決して軽い異常ではないのですが，ここでは「生命に直結する異常ではない」ので省略します

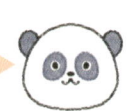

▌出生前染色体検査

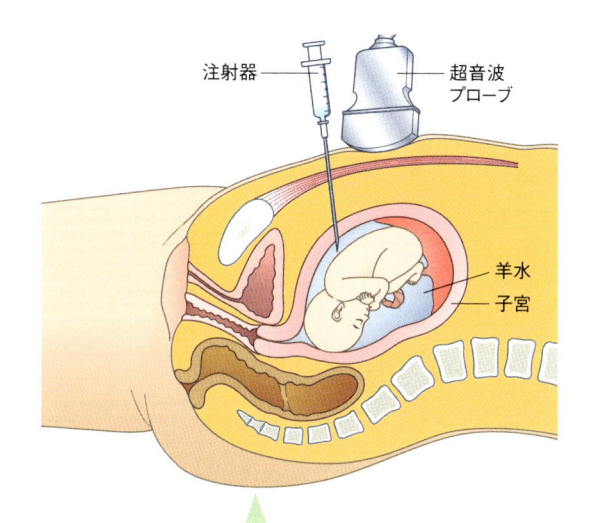

注射器　超音波プローブ

羊水
子宮

確定には絨毛や羊水検査が必要ですが，胎児の流産・死産（母体の子宮内感染）のリスクがあります

　胎児の出生前染色体検査には複数の種類があります．

　母体血のみを用いた検査ではいずれも21トリソミーを対象にしています．

　検査によって遺伝子異常の有無を「確定」するには胎児側の細胞が必要．このときには，絨毛や羊水（胎児の細胞が混ざっています）を調べることになりますね．

　ただし胎児に**流産・死産のリスク**があることを忘れないでください．母体にも**子宮内感染**や**多臓器損傷**などの可能性がありますよ．

　ヘパリンやアスピリンなどで抗凝固療法を受けている人は，検査の出血が止まりにくくなりますので医師に事前に申し出が必要です．

あと，血液型不適合の問題があるためRh（−）の人も医師に申し出ないといけませんね

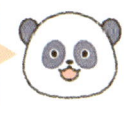

血液型不適合

Rh式血液型

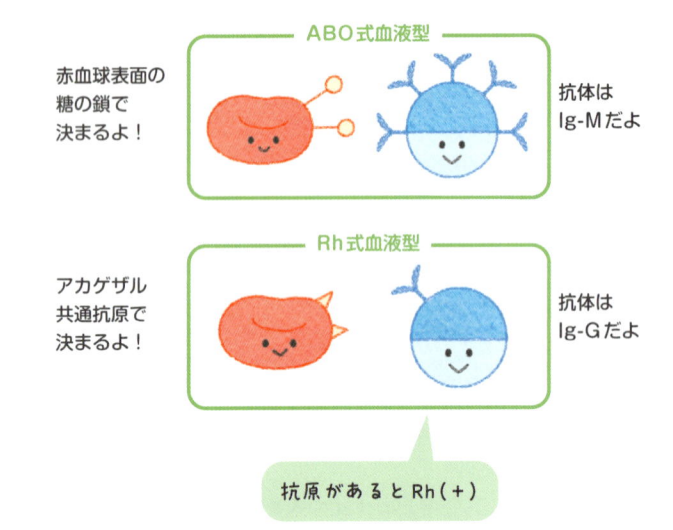

ABO式血液型

赤血球表面の
糖の鎖で
決まるよ！

抗体は
Ig-Mだよ

Rh式血液型

アカゲザル
共通抗原で
決まるよ！

抗体は
Ig-Gだよ

抗原があるとRh（＋）

　血液型不適合は，ABO式血液型ではなく**Rh式血液型**で問題になります．

　これは抗体の種類の違い．

　ABO式血液型は，赤血球の表面にある糖の鎖（糖鎖）で決まるもの．抗体はIg-Mなので，**胎盤を超える移動はできません**．

　Rh式血液型は，赤血球のアカゲザル共通抗原の有無で決まるものです．D抗原があるとRh（＋）（Rh陽性），D抗原がないとRh（－）（Rh陰性）．これに対する抗体はIg-G．**胎盤を抜けて胎児に届くことができます**．

　日本人はRh（－）は0.5％ほど．欧米ではRh（－）が15％ほどですから，かなり地域差がありますね．

だから献血の募集では「Rh（－）の方はぜひお願いします！」と引っ張りだこになっているのですね！

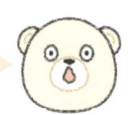

▶ Rh（−）の人による妊娠により生じる問題

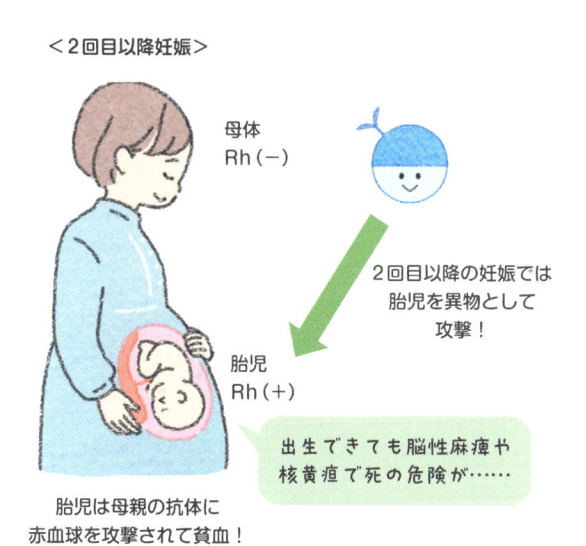

<初回妊娠時>

母体
Rh（−）

出産時に胎児血が
体内に入る

ムッ?!異物！
抗体作成！

胎児
Rh（+）

<2回目以降妊娠>

母体
Rh（−）

2回目以降の妊娠では
胎児を異物として
攻撃！

胎児
Rh（+）

出生できても脳性麻痺や
核黄疸で死の危険が……

胎児は母親の抗体に
赤血球を攻撃されて貧血！
（心不全や胎児死亡も）

このRh（−）の人が母親になるとき，パートナーは多くの場合Rh（+）のはず．胎児はRh（+），母体はRh（−）になると「**血液型不適合**」です．

胎児が初めての子ならば，出産まではなんの問題も起こりません．母体血と胎児血は胎盤内で混ざり合わず，母体血は胎児を(Rh上の)異物と認定せずに済みます．

出産時に胎盤が剥がれ，胎児の血液（赤血球）が母体内に入ることで，母体血白血球が胎児血中の赤血球[Rh（+）]を「異物」として抗体を作ります．

これ以降，母体内にRh（+）の赤血球があると異物として白血球に攻撃されます．

だから危険なのは第二子妊娠以降．

第二子は妊娠の最初から異物として赤血球を攻撃され，**貧血**になってしまいます．もっとひどくなると心不全，**胎児水腫**により胎児が死んでしまうことも．出生することができても**黄疸**が強く出て，**脳性まひ**や**核黄疸**による死亡原因にもなります．

そして，攻撃は妊娠回数が増えるにつれて激しくなっていきます．

怖いところは，中絶や死産もこの回数に含まれること．母体からすると「ようやく望んだ初めての子どもを妊娠」であっても，中絶1回，死産1回だとすると，胎児はいきなり激しい赤血球破壊を受けてしまいます．

▶ Rh（−）の人による妊娠における対処

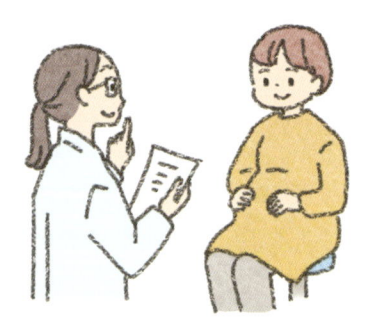

こんなことにならないように，まずは自分の血液型をRh型までしっかり把握しておくこと．次に，Rh（−）の人は妊娠時にそのことを**医師に申告すること**が大切です．

あらかじめRh（−）とわかっていれば，**随時胎児血（貧血）状態**を確認し，**胎児輸血**や**早期分娩**などの対処ができますからね．

また，出産後すぐに**抗Dヒト免疫グロブリン**の投与で，赤ちゃん赤血球を異物と認定する抗D抗体ができるのを防ぐこともできます．

抗D抗体は流産や人工妊娠中絶時にも産生されますので，やっぱり妊娠が判明したときには医師に申告が必要です．

血液型をRh型まで確認して，Rh（−）なら医師に申告しておくことが大切ですね

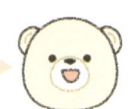

献血をするとABO型だけでなくRh型もわかりますよ

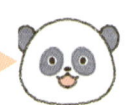

放射線による異常

▶ 放射線のはたらき

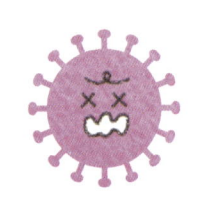 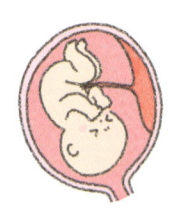

放射線はがん細胞や細菌のDNAを邪魔しますが，正常なヒト細胞にも影響が！

がん治療や**滅菌**に使われる**放射線**も胎児の生命に影響する可能性があります．

どうしてがん細胞や細菌に効くのかというと，放射線が細胞のDNAにはたらいて細胞分裂を邪魔するから．そのおかげでがん細胞や細菌は増えられず，目的を達成できますが，ヒトの細胞も，放射線で死んでしまう可能性があります．

▶ 放射線の用語の整理

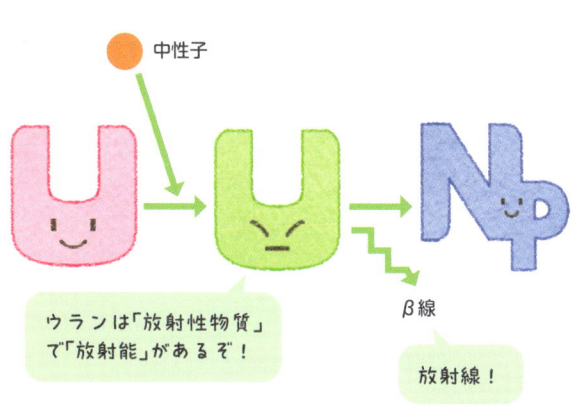

中性子

ウランは「放射性物質」で「放射能」があるぞ！

β線

放射線！

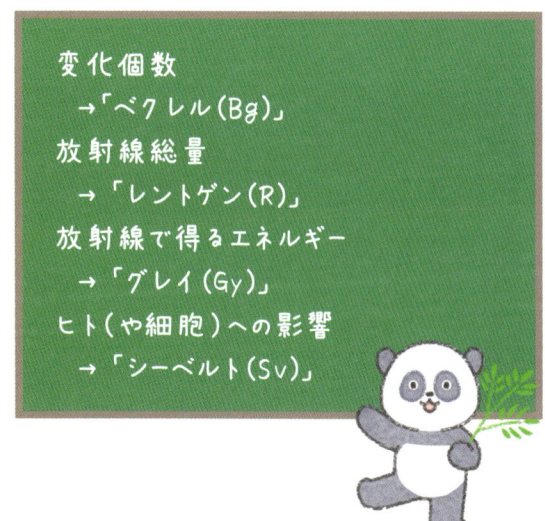

変化個数
　→「ベクレル(Bq)」
放射線総量
　→「レントゲン(R)」
放射線で得るエネルギー
　→「グレイ(Gy)」
ヒト(や細胞)への影響
　→「シーベルト(Sv)」

　放射線関係はどうしても用語が多く，混乱してしまうところ．

　「**放射能**」は，あるものが別なものに変わる能力のこと．

　「**放射線**」は，あるものが別なものに変わるときに出るもの（線）のこと．

　「**放射性物質**」は，放射能を有するもの（物質）のことです．

　ウラン238は，中性子というボールがぶつかるとウラン239になり，ウラン239が放射線（β線）を出

してネプツニウム239になります．このときウランが「放射性物質」，β線が「放射線」で，「ウランは放射能がある」という関係になりますよ．

　さらに単位が複数使われていることも混乱の一因．

　放射能のある物質が1秒あたり何個変化するかに注目すると「**ベクレル(Bq)**」，放射線の総量に注目すると「**レントゲン(R)**」．放射線で得たエネルギーに注目すると「**グレイ(Gy)**」で，放射線を受けた人体・臓器への影響に注目すると「**シーベルト(Sv)**」ですね．

受精卵と放射線量

受精から約1週間までの間に100mGy以上の放射線を浴びると，動物実験では受精卵が死んでしまいます．

100mGyは，がん治療で使われるぐらいの放射線で，X線検査なら約20回になります．1週間にそんなにX線検査をすることはありませんし，X線検査の前に「妊娠していないこと」を確認されますよ．

受精から8週間までの間に100mGy以上の放射線を浴びると，これまた動物実験ではいろいろなところに奇形が出てきます．骨格のような見た目でわかりやすい奇形のほかに，心臓のような「わかりにくいけど重大な奇形」も出てきますからね．

同様に動物実験によると，受精から8〜15週の間に100〜200mGyの放射線では精神発達に影響が，受精から16〜25週の間に100〜200mGyでは発育に影響が出てきます．

一般の診断用医療機器では，そのような強い放射線を扱うことはありません．最初から「悪くなった細胞のDNAをおかしくするぞ！」という治療目的のときに，妊娠していないことを確かめてから使うぐらいです．

そして単位からもわかるように，動物実験で出た値（単位がGy）をもとにして，ヒトには万に一つの悪影響も出ないようなところから妊娠有無を確認していきます．

> 100mGyはX線検査20回分！

> 100〜200mGyは一般の診療では使われない線量です

受精〜1週間に100mGy以上
→受精卵死亡
受精〜8週間に100mGy以上
→どこかに奇形
受精から8〜15週間に100〜200mGy
→精神発達に影響
受精から16〜25週間に100〜200mGy
→発育に影響

> X線検査は動物実験よりはるかに弱い放射線量とはいえ，間違っても胎児に影響が出ないように検査前に妊娠の有無を確認するのですね

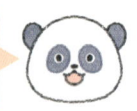

> 目に見えないものなので，どうしても気になってしまう人はいるかも知れませんが，とはいえ，地球上に暮らす以上は環境から放射線を浴びているのも事実です

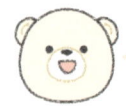

> そのなかで何事もなく人は生活しているのですから，気にしすぎは体に毒ってことですね！

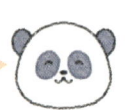

> 「診断用医療機器から出る放射線は胎児に悪影響を与えるレベルのものではない……それでも念のため妊娠有無は確認」というスタンスを頭に入れておいてくださいね

薬による催奇形性

胎盤のはたらきと薬

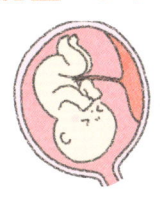

胎盤はフィルターの役割も果たしているけれど，分子1,000以下の薬と脂溶性の薬は胎盤を通り抜けやすい！

薬が胎盤に届いてしまうと「望まないはたらき」が出る場合があります

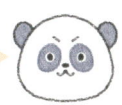

胎児奇形が起こる原因には「薬」もあります．

薬は細胞のいろいろなところにはたらくもの．「胎児に届く」と，胎児に望ましくないはたらきをするものが出てきます……が，そんなことにならないよう，胎盤がフィルターのはたらきをしてくれます．

だけど「分子量1,000以下の薬」や「脂溶性の薬」は胎盤を抜けやすいものです．

胎児奇形が起こりやすい薬

代謝異常に関する薬，高血圧に効く薬，抗炎症薬

➡ 脂溶性ホルモンに形を似せて作成

脂溶性ホルモン
（甲状腺ホルモン，副腎皮質ホルモン，hCG を除く性ホルモン）

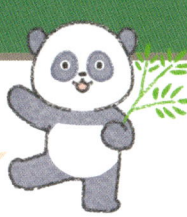

形を似せた以上，性質（脂溶性）も似る可能性がありますね

分子量については説明書（添付文書）に書いてあります．

たとえば，統合失調症の薬ハロペリドール（セレネース）は375.86．どうやら，胎児に届いてしまう薬のようですね．

「脂溶性かどうか」については，ホルモンの区分を思い出してください．ホルモンには脂溶性と水溶性があって，脂溶性ホルモンのほうが少ないので覚えやすい……と勉強したはずです．脂溶性ホルモンは代謝に関係する甲状腺ホルモンと，副腎皮質ホルモンとhCGを除く性ホルモン．ここに効く薬は，脂溶性の可能性がありますよ．

もう少し具体的に確認するなら，代謝異常に関係する薬や，高血圧に効く薬，抗炎症薬にはこれらホルモンの形を似せて作られたものがあります．

形を似せた以上，性質（脂溶性）も似る可能性がありますよ．

▶ 胎児奇形が起こりやすい身近な薬

・咳止め
・痛み止め
・抗生物質
・睡眠薬

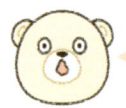

えっ!?
これも赤ちゃんに
悪影響が!?

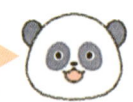

妊婦さんへの健康指導のときに,
ぜひ服用の有無を確認しましょう

多分，ここまでなら「そんな薬飲んでないから大丈夫！」と考える人が多いはず.

確かに，明らかに細胞に悪さをしそうな抗がん薬（例として**ドキソルビシン塩酸塩**）を使用中の人が妊娠中とは考えにくいですね．同様にHCV治療中の人（**インターフェロンと併用されるリバビリン（レベトール**）に催奇形性）でも，治療終了前に妊娠するのはちょっと想像しにくいはず.

だけど「**咳止め**」「**痛み止め**」「**抗生物質**」「**睡眠薬**」の使用中だったら？　「えっ!？　それって赤ちゃんに悪影響あるの？」とびっくりした人，多いのではないでしょうか．その驚きを忘れずに．妊婦さんに健康指導をするときに，この情報を伝えられるかもしれません.

「普段使っている薬があったら，お医者さんに相談してくださいね．赤ちゃんにとって悪さをする薬かもしれませんから.」

この一言で，胎児奇形が減るかもしれないのです.

HCV：hepatitis C virus，C型肝炎ウイルス

催奇形性のある薬でよく見かけるもの

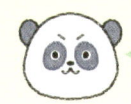 せっかくなので「催奇形性のある薬でよく見かけるもの」を確認しましょう

痛風の薬

代謝異常としては，タンパク質の代謝障害「痛風」の薬，**コルヒチン**に催奇形性があります．

排卵誘発剤

甲状腺をコントロールする視床下部・下垂体にはたらく薬（そして性ホルモンの薬）として排卵誘発剤の**クロミフェンクエン酸塩**も催奇形性があります．

高血圧の薬

高血圧の薬としては，**ジルチアゼム**（**ヘルベッサー**）や**カプトプリル**に催奇形性があります．

抗血栓薬

血圧・血管系の薬として注意が必要なのは**ワルファリン**．抗血栓薬の代表格ですが，これにも催奇形性があります．意識しておかないと，「使用中」と申告があっても聞き流してしまうかもしれません．

抗炎症薬

先ほど「胎児に届く可能性のある薬」として大まかに注意する薬を確認しましたが，そのうちの1つ，「抗炎症薬」を目にしたら催奇形性を疑ってください．気管支炎に使われる**フルタイド**はその例ですね．

・消炎鎮痛薬

抗炎症薬と一緒に覚えておきたいのは消炎鎮痛薬．

「**糖質コルチコイド**は，炎症のもと（炎症物質）を作らせないから抗炎症薬（ステロイド薬）であって，消炎鎮痛薬でもある」からですよ．

・NSAIDs（非ステロイド系消炎鎮痛薬）

じゃあ，妊娠中の痛み止めとして**NSAIDs**（**非ステロイド系消炎鎮痛薬**）なら大丈夫かというと　残念ながら，これもダメです．

こちらは催奇形性ではなく，**早産危険**の意味から「**妊娠中の使用禁忌**」になります．

催奇形性の視点から注意する薬は，胎児の細胞分裂が盛んな妊娠初期が問題になるのに対し，早産危険のNSAIDsは「予定日12週以内」の妊娠中期～後期が問題ですよ．

催奇形性ではなく「早産危険」の意味で予定日12週以内の使用禁止

テトラサイクリン

NSAIDsと同様に妊娠中期が問題なのが抗生物質の**テトラサイクリン**.

テトラサイク!リンは細菌を殺すのではなく静かにさせる（殺菌ではなく静菌）薬．その方法は「（細菌のサイズの）リボソームにはたらいてタンパク質合成を邪魔する」です．

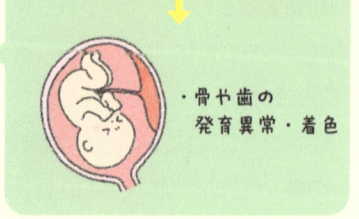

ところがこの「タンパク質合成の邪魔」が，関係ないはずのヒト細胞でもはたらいてしまいます．その結果，胎児の骨や歯に異常（発育異常，着色，エナメル質形成不全）が出ます．

「妊娠中期になって，安定期だからもう安全！」ではないことに注意しましょうね．

鎮咳薬（咳止め）

抗炎症薬ではありませんが，先ほど「気管支」が出てきたので鎮咳薬（咳止め）にも注意しましょう．咳止め薬のコデインリン酸塩水和物には催奇形性がありますよ．しかも乳汁にも移行するので，出産後にも注意です．

乳汁移行によって赤ちゃんに「モルヒネ中毒症状（呼吸困難，傾眠）」が出てしまうかも！

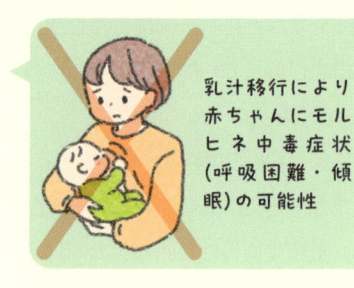

麻酔薬

「モルヒネ」は「鎮痛作用のある麻薬」のことでしたね．そして麻酔薬でも催奇形性に注意する必要があります．

全身麻酔の前処置に使う**スキサメトニウム塩化物水和物**は，添付文書に「（妊婦などに対しては）安全性未確立」と書いてあります．

また**亜酸化窒素（笑気ガス：N_2O）**では「やむをえぬときのみ」と書いてありますね．妊娠中に手術を要することになるのはまさに緊急事態．そんなときでも「ほかに手段がない！」ときだけ使うように記載されているのです．

「もはや胎児の安全は保障できない，母体の生命救急を最優先！」

そのような状況だと思ってください．

中枢に作用する薬

あとは「中枢に作用する薬」も胎児に移行しやすいグループ.

これは最初に統合失調症やそう病の薬ハロペリドール（セレネース）で確認済み.

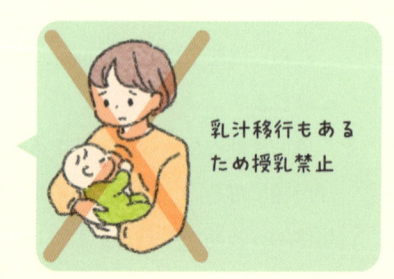

ほかにもうつ病や双極性障害の薬**イミプラミン塩酸塩**，抗てんかん薬の**クロナゼパム**で催奇形性があることが知られています．

睡眠薬の**トリアゾラム**（**ハルシオン**）にも催奇形性がありますよ.

しかも多くは乳汁にも移行するため，授乳も禁止．母体から抗体（乳汁経由のIg-A）を渡せないため，赤ちゃんの免疫状態も心配になってきますね.

アルコール（お酒）

なお「百薬の長」ともされるアルコール（お酒）．これにも催奇形性がありますよ.

妊娠初期のアルコールは**胎児奇形**（**心臓，関節，小頭症など**），**妊娠中期以降**のアルコールは**中枢神経障害**や**発育遅延**や**成長障害**を引き起こす可能性があります.

1日アルコール量が90mLを超えると胎児に異常が出やすいとされます.

ワインのグラス1杯（ビールなら350mL缶1本）がアルコール15mL相当.「乾杯の1杯」を気にする必要はなさそうですが，習慣として飲酒している人は，妊娠中は禁酒が必要ですよ！

以上「よく見かける催奇形性のある薬」の確認でした.

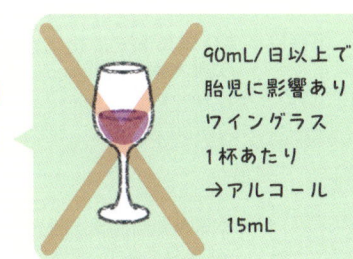

90mL/日以上で
胎児に影響あり
ワイングラス
1杯あたり
→アルコール
15mL

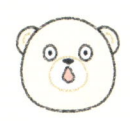

こんなにいっぱい，
覚えられません！

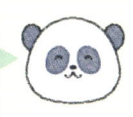

その通り．覚えられないので，毎回ちゃんと添付文書を確認してください．
禁忌や原則禁忌，「妊婦，妊娠可能性のある女性」に対して使って大丈夫な薬か，「薬には催奇形性があるかもしれない」と，しっかりチェックしましょうね

人工妊娠中絶の限界

　受精卵の発生途中にあまりに大きな異常があったとき，その受精卵は生きていくことができませんが，そこまで大きな異常とはいえない場合，胎児に大きな奇形が生じることがあります．

　その際，選択肢の1つになるのが「人工妊娠中絶」です．

▶ 母体保護法

人工妊娠中絶は母体を守るために認められているんですね

「強姦を受け望まぬ妊娠をした」「胎児に生存不能な奇形が見つかった」などが代表例ですが，その多くは「親の経済的都合」による人工妊娠中絶です

　日本では**妊娠22週未満（21週6日）**までは**人工妊娠中絶**が認められています．

　根拠になる法律は「**母体保護法**」．法律の名前からわかるように，「妊娠を継続したら母体の生命が危険……仕方がない，中絶」というのが本来の使われ方です．

　だから母体保護法に定めてあるときのみ，人工妊娠中絶が認められることになります．

▶ 墓地埋葬法

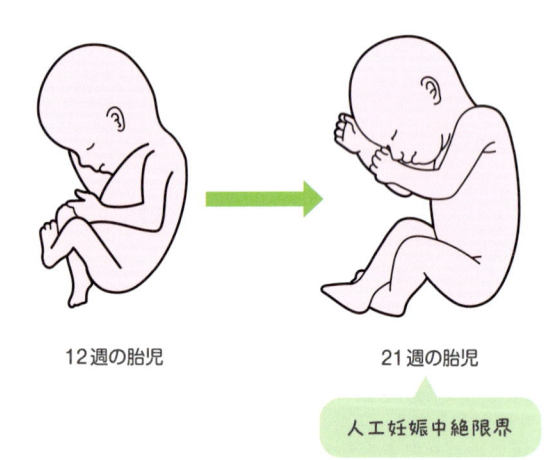

12週の胎児　　　　　　　21週の胎児

人工妊娠中絶限界

中絶した12週以降の胎児は法律上は埋葬が必要な「ヒト」なんですね

　「中絶した胎児」は埋葬する必要のある「ヒト」．

　埋葬について定めた**墓地埋葬法**は「**（妊娠）12週以降（の胎児）**」を対象としています．

　妊娠12週の胎児は身長9cm，体重20gほど．大脳はしわがなくてつるつるですが，見かけはすっかり「ヒト」ですよ．

　人工妊娠中絶限界の妊娠21週では，心拍も聴診器でしっかり聴き取れます．手足の指紋もあり，神経や筋肉ができてくるため指しゃぶりを始めるほどです．

　胎児が生存不能であるなら致し方ないのかもしれませんが，親の一方的な都合で新しい生命を終わらせるものが人工妊娠中絶．「性行為をすれば，妊娠する（新しい生命が誕生する）可能性がある」みなさんはこのことを忘れないでくださいね．

栄養摂取と母体の各種変化

　胎児は自分で食事をとることができないため，お母さんの血液中にある栄養がすべてです.

　胎児の成長に必要な栄養が足りないとき，母体はためてあった栄養を胎児のために放出してしまいます.

　放出した分は食べ物から補給しないと……母体がすかすかになってしまいますよ.

　だから，妊娠したら今まで以上に食事には気をつけてほしいもの.

　カロリーそのものよりも，栄養のバランスが大事になってきます.

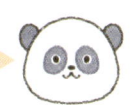

妊娠初期のうちに「食事」のおはなしもしておきましょう

母体に必要な栄養素

  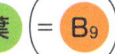　細胞分裂セット

  　ぼくらも必要だよ！

　普段から必要だけど胎児の細胞については死活問題！

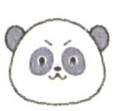

サプリメントは要注意！　とくに怖いビタミンAの過剰症「催奇形性」の存在を忘れてはいけません

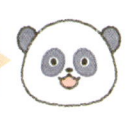

今までの勉強から，とくにどんな栄養が必要かイメージできますか？

　発生は受精卵から細胞分裂の繰り返し. 細胞分裂といえば，**ビタミンB$_{12}$**と**葉酸（ビタミンB$_9$）**のセットは欠かせません.

　細胞が生きていくために必要なミネラルもたくさんありましたね. **ナトリウム**，**カリウム**，**カルシウム**の細胞内外の分布を思い出してほしいところです.

　あとは普段から欠乏しがちな**鉄**. 妊娠していないときの貧血だって，細胞にとっては大ピンチ. それが妊娠中では，母体だけでなく胎児の細胞にとっても大ピンチになってしまいます.

　酸素が足りないと1個のグルコースからできるATP量が激減すること，ちゃんと思い出せましたか？

　「そんなにたくさん考えなきゃいけないなら，サプリメントでいいや……」なんて考えてはいけませんよ. **サプリメント**頼りでは「**過剰症**」の危険が出てきます.

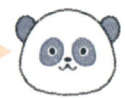

ここからは，妊娠週数（月数）と母体の変化も加えつつ確認です

妊娠3週（受精後約10日）の状態

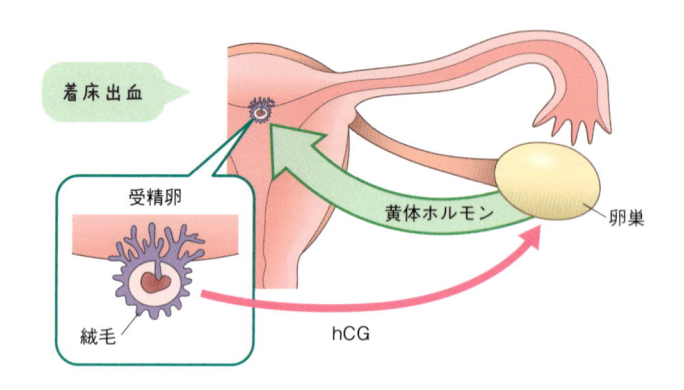

着床出血

受精卵

黄体ホルモン

卵巣

絨毛

hCG

妊娠3週（受精後約10日）は着床して，胎盤ができ始めるころ．着床は，子宮内膜にとっては「内膜を裂いて受精卵が入り込んでくる」こと．だから出血（着床出血）が出てもおかしくありません．とはいえ，このころは「もうそろそろ次の生理か……」という時期のため，月経の始まりか，着床出血か区別ができないかもしれません．

胎盤ができると，ヒト絨毛性ゴナドトロピン（hCG）の産生が始まります．早い人ではおなかや乳房の張りを感じるかもしれませんが，これは子宮内膜肥厚と乳腺・脂肪細胞の増殖が始まったサイン．ヒト絨毛性ゴナドトロピン（hCG）が出始めたことで，黄体ホルモンや卵胞ホルモンの増量も始まった証拠です．

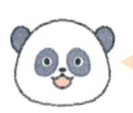

黄体ホルモンと卵胞ホルモンの増量により，早い人はお腹や乳房の張りがあります

妊娠6週ごろの状態

頻尿・便秘

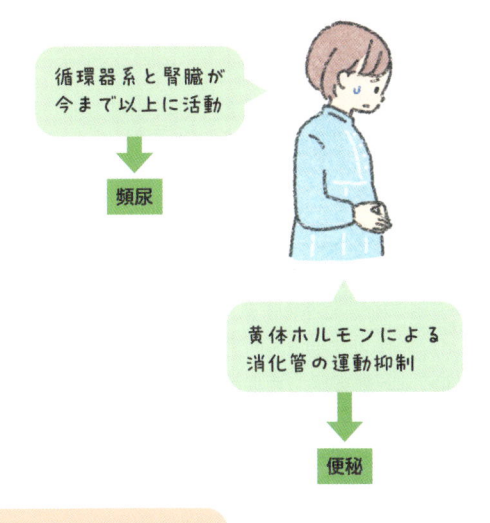

循環器系と腎臓が
今まで以上に活動

↓

頻尿

黄体ホルモンによる
消化管の運動抑制

↓

便秘

ここで水分制限をして
しまうと便秘の一因に！

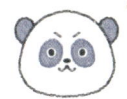

出すことができないと，
食べ物を体の中に入れ
ることができませんね

妊娠6週ごろになると，胎児は動物としての基本構造ができて，心臓が動き出し，血液もめぐりはじめます．

血液がめぐるためには，母体から水分などが十分に供給される必要がありますが，水分は「ただあればよい」ものではなく，構成成分のバランスを取りつつ，不要物（老廃物）を押し流す必要もあります．

母体の循環器系と腎臓が，今まで以上に頑張るため，母体では**頻尿**が出始めます．これは胎児の分の不要物（老廃物）も体から排出させるせい．頻繁にトイレに行くのが嫌だからといって，**水分制限をしてはいけませんよ！** 水分が足りないと，不要物を体の外に押し出すことができなくなってしまいます．

しかもこのころから**黄体ホルモン（プロゲステロン）**増加のせいで，**便秘**になる人が増えてきます．

これは黄体ホルモンが**消化管の運動を抑制する**方向にはたらくためです．便秘になりやすい腸管機能抑制時に水分不足では，出るはずの便さえも出なくなってしまいますよ．

つわり

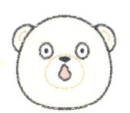

hCG
嘔吐中枢刺激

＋

黄体ホルモン
消化管の運動抑制

＋

不安・ストレス

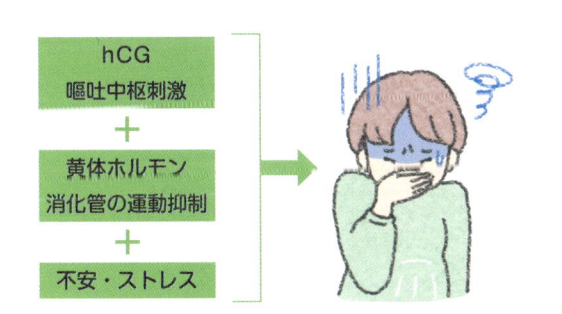

そして個人差はありますが，このころから「**つわり**」になる人が増えてきます．

「つわり」は妊娠初期に多く見られる，嘔吐を伴うこともある吐き気のこと．ちょうどこのころに分泌量がピークを迎えるヒト**絨毛性ゴナドトロピン（hCG）**が**嘔吐中枢を刺激**するせいと考えられています．

そこに**黄体ホルモンの消化管の運動抑制**も加わり，**精神要因（各種不安やストレスなど）**も重なることで出てくる症状です．

つわりのときの食事

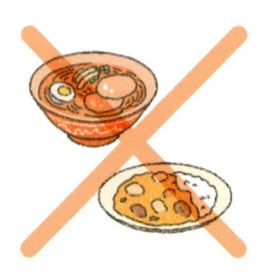 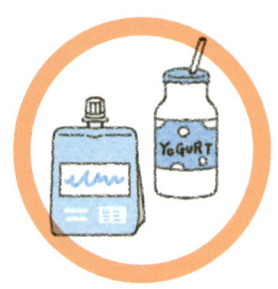

辛いもの・こってりした
ものは避ける！

乳製品や飲み物で
脱水を予防！

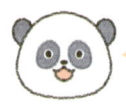
嘔吐したときは，代謝性アル
カローシスになっています

つわりのときには，**食事量を減らして回数を増やして**ください．

胃腸の刺激にならないよう，辛いものやこってりしたものは避けるほうが無難．固形物がつらいなら，のどを通りやすい乳製品などや飲み物で脱水にならないように注意です．

あとはよく噛んで，ゆっくりと食事を．

吐き気だけでなく嘔吐したときには，**代謝性アルカローシス**になっています．

体には対償機構や赤血球の炭酸水素緩衝系などがあり，「つわりで吐いた」影響を最小限にするしくみがフルパワーで頑張ってくれるはず．

妊娠悪阻（おそ）

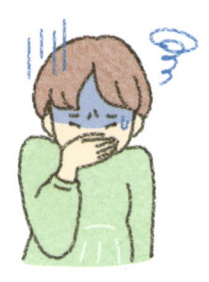

・吐いてばかりで水も
　食べ物も一切受けつけない
・体重がガクンと減る

↓

妊娠悪阻（おそ）

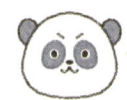
放置すると肝機能障害や脳神経障
害になってしまうため病院での
治療が必要です

でも，ひどくなると……すぐに入院しないと生命に危険が及ぶこともあります．

「吐いてばかりで水も食べ物も一切受けつけない」「体重がガクンと減った」……こんなときにはすぐ病院！

嘔吐と脱水から腎臓機能障害と**電解質異常**，飢餓から**代謝性アシドーシス**．放置すると**肝機能障害**や**脳神経系障害**にもなってしまいます．

この「病院で治療を受けないといけない状態」になってしまったものを「**妊娠悪阻**」とよびます．

妊娠8週ごろの母体の変化

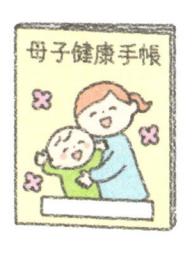

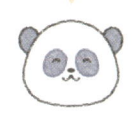
母子健康手帳を発行
してもらいましょう

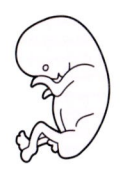

胎児の様子
- 心音の観測
- 指が分かれ始める

妊娠8週ほどで，画像診断方法（エコー）から心音の観測ができるはず．丸い手先が5本の指に分かれ始めるころですね．

生理が来なくなってから1か月．もしやと思って市販薬で検査したら陽性反応が出て，かけこんだ病院で「おめでとうございます」の声が聞かれるころです．

市区町村の窓口（市役所など）で，母子健康手帳を発行してもらってくださいね．母子手帳は母と子のカルテ．予防接種をはじめ大事な情報を記載しておくところです．そして母子手帳と一緒に，妊娠健康診査の案内と回数つき健診利用券ももらえるので，面倒くさがらず，ちゃんと取りに行くように伝えましょう．

体と皮膚の変化

胃酸逆流

胃

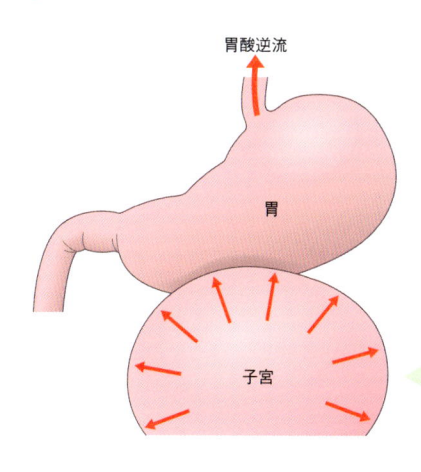

子宮

やがて子宮
が消化器系
を圧迫！

このころになると，母体が子宮を支えるための変化が始まり，腰や背中が痛くなり始める人もいますね．内臓の位置も子宮に押されていきますから，ホルモンの影響以上に消化器系への負担が増えますよ．

変化は皮膚でも起こり，メラニン色素が増えるせいで，色素沈着が出てきます．顔で起こってしまうと「シミが増えた！」です．

これはこれからの各種刺激に備えて，メラニン色素があらかじめ防御を固めるために起こるもの．刺激が加わる局所（陰部や乳頭部）だけではなく，全身的にメラニン色素が準備されているのですね．

顔に出てしまった妊娠時色素沈着（妊娠性肝斑）は，出産後ホルモン量が元に戻ると色が薄くなって消えていきますが，色素沈着が完全に消えるかどうかには個人差があります．

色素沈着を防ぐため，
帽子や日傘で紫外線
を避ける

「妊娠したら必要以上の紫外線を浴びない，
浴びるなら顔以外で」の意識でいたほうがよ
さそうです

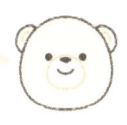

妊娠11週終了ごろの母体の変化

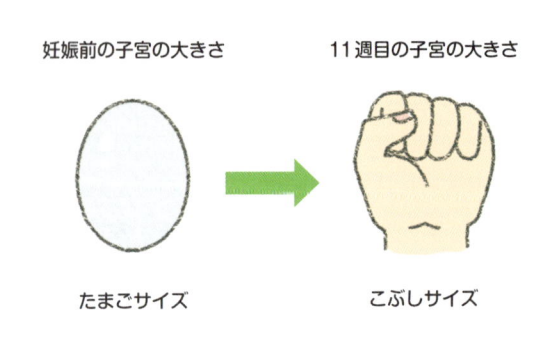

妊娠前の子宮の大きさ　　　11週目の子宮の大きさ

たまごサイズ　　　　　　　こぶしサイズ

妊娠11週終了（妊娠3か月満了）ほどになると，胎児の内臓がほぼ完成して，目や耳といった感覚器の形成も進んでいます．

このころに母体の体形変化が目に見えて始まります．妊娠前は鶏卵大だった子宮が握りこぶし大ほどになり，**乳房が大きくなり，腰回りにも次第にふくらみを感じる**はず．

その一方で，つわりが治まってくる人が出てきます．

妊娠中に食べてはいけないもの

ようやく十分な栄養を取れるときですが……ちょっと注意．
「食べなくてはいけないもの」は先に確認しました．
「食べてはいけない（または注意しないといけない）」ものも確認していきましょう

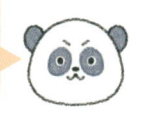

刺身（アニサキス症）

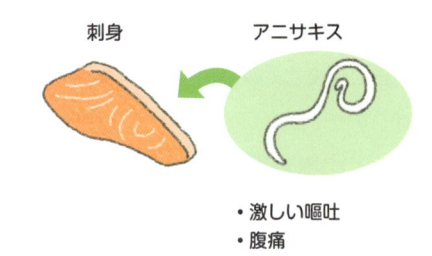

刺身　　　　アニサキス

・激しい嘔吐
・腹痛

刺身は非妊娠時でも**アニサキス症**の危険がありました．

数時間から十数時間で，**激しい嘔吐，腹痛**が出るのが**急性胃アニサキス症**でしたよね．これが妊娠時に起こると……妊娠悪阻の状態になること，わかりますね．

生もの（リステリア菌）

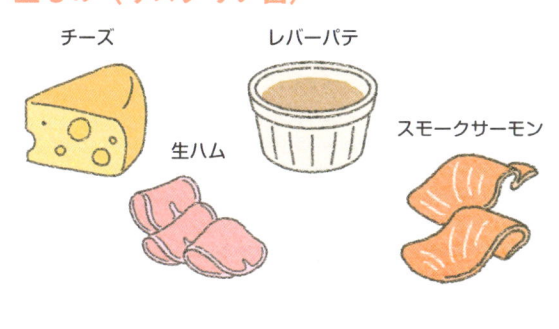

チーズ
レバーパテ
生ハム
スモークサーモン

生ものにはリステリア菌
食中毒の危険が……！

そもそも生もの一般に気をつけたほうがいいのがこの時期.

非加熱チーズ，**生ハム**，**レバー**などのパテや**スモークサーモン**も注意対象. これらは美味しいものですが，**リステリア菌**による食中毒の危険性がありますね.

冷蔵庫（5℃）でも増えるので，加熱殺菌をしていない場合はかなり危険な食中毒原因菌です.

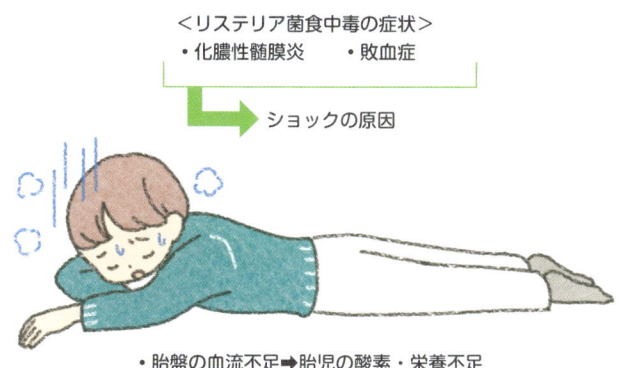

＜リステリア菌食中毒の症状＞
・化膿性髄膜炎　　・敗血症

ショックの原因

・胎盤の血流不足➡胎児の酸素・栄養不足
・胎児に菌が移行➡流産・早産の危険

不安な日々を過ごすくらいなら，妊娠期間の200日
ぐらいは生ものを避けたほうがよさそうですよ

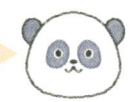

しかも多い症状は**化膿性髄膜炎**と**敗血症**.

細菌が増殖して血液と一緒に全身を巡ることで重い全身症状と重要器官の機能不全が起きるだけでなく，ショックの原因にもなっています.

ショックは**急性全身循環不全**ですから……胎盤ももちろん**血液不足**. これでは胎児に**酸素**と**栄養分**が届きません.

さらに**髄膜炎**でも**発熱**，**意識障害**に伴い**けいれん**が起こります. けいれん（意思とは無関係の筋肉収縮）で，胎盤に向かう血液が減ると胎児は生命のピンチに！

血液中の菌は胎盤経由で胎児にも移行して，**流産**や**早産**の危険も出てきます. 早産した新生児が敗血症で数日内に亡くなってしまうことも起こりえますよ.

体内に入ったあと，潜伏期間が長く，かつ幅が大きい（3週間目安だけど，24時間未満も1か月以降もあり）ので，不安が長引きます.

カフェイン

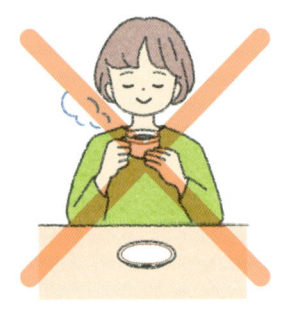

＜胎児＞
・胎盤への血流量減少による栄養，酸素不足
＜母体＞
・中枢神経症状
（興奮，震え，不眠）
・消化器症状
（吐き気，嘔吐，下痢）

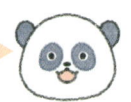

試験前勉強でコーヒーを飲みすぎて，これらの症状を体験してしまった人もいるのでは？

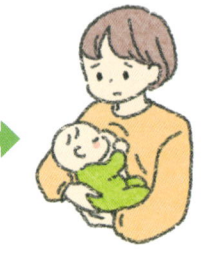

カフェインは乳汁移行するので授乳中の赤ちゃんの寝つきも悪くなる

カフェインの安全限度
200〜300mg/日が目安！

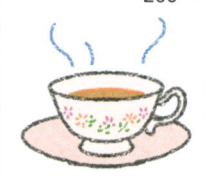

紅茶は
4杯

緑茶は
6杯

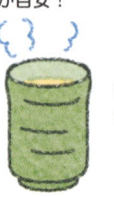

そして**カフェイン**も注意したいものの1つ．

カフェインは血管を収縮させるため，胎盤に流れる血液量が減り，胎児が苦しくなってしまいます．

しかも母体肝臓は胎児の分も一生懸命不要物を分解してはたらいているため，カフェインの分解が遅くなり（カフェイン分解に手を回せない！），中枢神経系と消化器系に過剰な刺激症状が出やすくなります．

中枢神経系症状は**興奮**，**震え**，**不眠**が代表．消化器系症状は**吐き気**，**嘔吐**，**下痢**が代表ですね．

さらに乳汁経由で赤ちゃんに移行すると，赤ちゃんの寝つきが悪くなってしまいます．

赤ちゃんの肝臓機能は未熟ですから，成人よりもカフェイン過剰状態がひどく，長く続いてしまうことになりますよ．

妊娠中の**カフェイン安全限度は1日200〜300mg**．大まかな目安としては，**コーヒーなら1日2杯**．**紅茶なら4杯**，**緑茶**や**ウーロン茶なら6杯**ほどになります．コーヒーのカフェインだけでなく，お茶や紅茶にも注意しておきましょうね．

「デカフェ」は思ったよりもカフェインが抜けていないこともあるので，「ノンカフェイン」や「カフェインレス」にしたほうが安心．

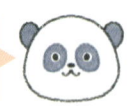

ハーブティーは安全と思われがちですが，意外と「妊娠中は避けてください」が多いですよ

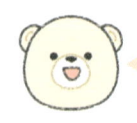

最初から水や牛乳，（糖分の追加がされていない）100％果汁を飲んだほうがよさそうですね

胎児以外の子宮内容物

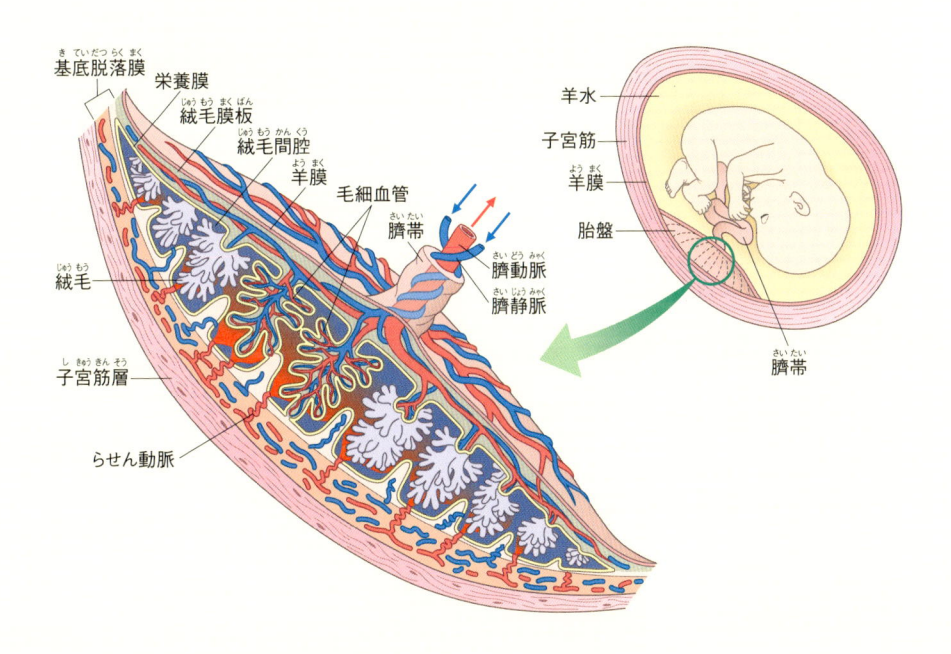

基底脱落膜 · 栄養膜 · 絨毛膜板 · 絨毛間腔 · 羊膜 · 毛細血管 · 臍帯 · 臍動脈 · 臍静脈 · 絨毛 · 子宮筋層 · らせん動脈

羊水 · 子宮筋 · 羊膜 · 胎盤 · 臍帯

ここで胎児以外の子宮内容物を確認しておきましょう.

羊水は胎児を保護する無色透明の液体. 血漿成分がしみ出したものなので, 血液とおなじ弱アルカリ性です. 胎児の消化管を通って循環するので, 胎児の成分(分泌液や脱落した上皮など)も含まれますよ.

羊水が満ちている袋が**卵膜**. 皮膚や粘膜と同じく3相構造です.

内側から**羊膜**, **絨毛膜**, **脱落膜**. 内側2つは胎児由来, 残りの脱落膜は母体由来です. 母子の共同作業でできているところですね.

胎盤も母子の共同作業. ポイントは「母子の血液は混ざり合わない」ことです.

胎盤は胎児にとって**肺と腎臓の代わり**をしてくれるところ.

酸素や二酸化炭素, 栄養物や不要物の移動は, 主に「拡散(ぎゅうぎゅうからすかすかへ)」で行われます. 肺胞で, 毛細血管とのあいだでガス交換(酸素や二酸化炭素の移動)ができることと同じことですね.

とくにグルコースやアミノ酸のように胎児へと運びたいものは, ATPを使った能動輸送が行われますよ.

母体由来が**基底脱落膜**, 胎児由来が**絨毛**. ここから胎児へと向かうのが**臍帯(へその緒)**ですね.

以上, 胎児以外の子宮内容物でした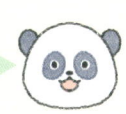

妊娠15週終了ごろの母体の変化

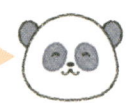
妊娠15週終了（妊娠4か月満了）になると，胎児の腎臓が動き始め，子宮内の羊水が増え，胎児血液の産生もどんどん進んでいき，もう少しで胎盤完成です．これらによって母体の消化器系と循環器系への負担がさらに増えてきます

▶ 子宮増大による症状

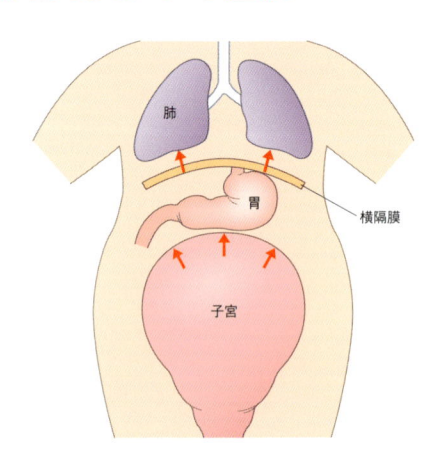

肺 / 胃 / 横隔膜 / 子宮

- 内臓圧迫（胃・腸など）による胸やけ，消化不良
- 横隔膜挙上による呼吸苦
- 下肢静脈瘤
- 体重増加

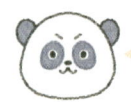
体重増加による妊娠糖尿病や妊娠高血圧症候群に注意！

つわりは治まっても子宮が大きくなって内臓を圧迫しているため，**胸やけ**や**消化不良**が起こりやすくなります．横隔膜が下（腹腔）から押し上げられることで，腹式呼吸がしにくくなっているため，**呼吸のしづらさを感じる人**もいます．

下肢に静脈瘤ができてくる人や**体重がぐぐっと増えてくる人**もいます．

これらは胎児へ水分はじめミネラル・栄養を提供するため，母体が体内循環量を増やして頑張っている結果出てくるもの．体重の増えすぎは**妊娠糖尿病**や**妊娠高血圧症候群**が心配になりますが，ある程度までは自然な経過ですから，心配無用です．

とはいえ妊娠健康診査でちゃんと血糖値や血圧を測る必要がありますよ．

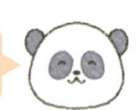
これらの病気の中身については「妊娠中期（p.60〜73）」のところでおはなししますよ

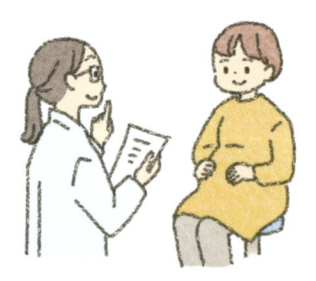
不安に思ったこと，気づいたことはこまめにメモをとって相談できるようにしましょう

妊娠4か月半ばまでが妊娠初期．短いあいだに，おなかの中でさまざまなことが起こっていましたね．

母体は心身ともにこの変化に追われがちです．

不安に思った，気づいたことがあったらこまめにメモを取って，妊娠健康診査のときに医師に確認するよう妊婦さんに伝えてくださいね．

質問でそれまでの不安が解消できてリラックスできれば，お母さんの心の安定だけでなく，おなかの赤ちゃんにとってもいい環境を提供できることになりますよ．

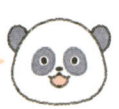
妊娠健康診査の言葉が出てきましたが，ちょうどよいタイミングですので，次の「妊産婦に対する法制度」のおはなしに入ることにしましょう

m e m o

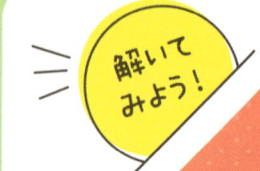

国 試 関 連 問 題

第107回午前69問

性周期が規則的で健常な成人女性において，着床が起こる時期に血中濃度が最も高くなるホルモンはどれか．

1. アルドステロン
2. プロゲステロン
3. エストラジオール
4. 黄体形成ホルモン〈LH〉
5. 卵胞刺激ホルモン〈FSH〉

第102回 午前6問

Down〈ダウン〉症候群を生じるのはどれか．

1. 13トリソミー
2. 18トリソミー
3. 21トリソミー
4. 性染色体異常

第108回 午後58問

出生前診断を目的とした羊水検査で適切なのはどれか．

1. 先天性疾患のほとんどを診断することができる．
2. 診断された染色体異常は治療が可能である．
3. 合併症として流早産のリスクがある．
4. 妊娠22週以降は検査できない．

母体保護法に規定されているのはどれか.

1. 産後の休業
2. 妊娠中の女性の危険有害業務の就業制限
3. 妊娠したことを理由とした不利益な取扱いの禁止
4. 経済的理由により母体の健康を著しく害するおそれのある場合の人工妊娠中絶

Aさん(28歳, 初産婦)は, 妊娠11週である. 身長160cm, 体重52kg(非妊時体重50kg)である. 現在は身体活動レベルⅠ(非妊時は身体活動レベルⅡ)で妊娠経過は順調である.
現時点で非妊時と比べて食事に付加することが望ましいのはどれか.

1. 糖　質
2. 葉　酸
3. 蛋白質
4. カリウム
5. カルシウム

次の文を読み問題1に答えよ.
Aさん24歳, 初産婦, 会社員は, 現在, 両親と妹の4人で暮らしている. パートナー(24歳, 会社員)と結婚する予定である. Aさんは, 妊娠8週の妊婦健康診査で「朝起きると気持ちが悪くあまり食べられません. 台所から食べ物の匂いがするだけで吐き気がします」と話している.
問題1
Aさんへの食事指導で最も適切なのはどれか.

1. 水分は温かい飲料にする.
2. 栄養のバランスのよい食物を摂取する.
3. 1回量を少なくして食べる回数を増やす.
4. カロリーの高い食物を積極的に摂取する.

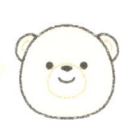

答えと解説はp.197 〜 198 を確認！

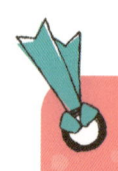

3. 妊産婦に対する法制度

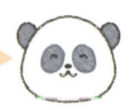

「法律」「制度」と聞いただけで，逃げ出したくなる人がいるかもしれませんが，「どんなきまりが，どんな方法で妊産婦を守ってくれるか」を確認していくことと思えば，難しくありません．
できるだけ簡単におはなししていきますからね

妊産婦についての法制行政を理解するには，その土台から理解していくことが一番．

「人」は，憲法では「尊重される平等な存在」と定められています．ここから自己決定権やインフォームド・コンセントの必要性が出てくるのですが，今回は妊産婦に関係するおはなしに注目していきますよ．

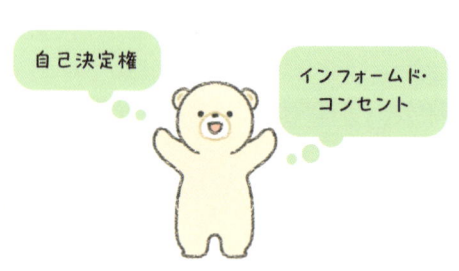

働く女性を守る法律

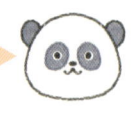

出産（初産）年齢の上昇から考えると，「仕事をしている」状態で妊娠する女性が多いでしょう．
ですので，母性の観点から，「働く女性をどのように守っているのか」ということからみていきますよ

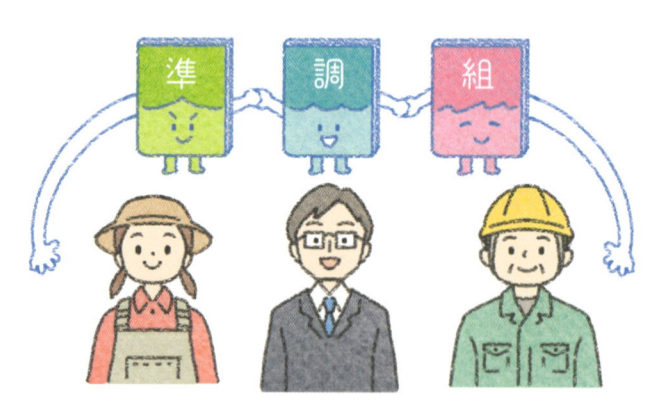

妊産婦に関係する話の出発地点は，民法の労役関係．「就職して，働いて給料をもらう」おはなしです．

人（民法では会社のような法人も「人」です）は自由で平等ですから，どんな条件でもお互いが合意をしたなら，その約束を守りましょう……というのが原則です．

でも，雇われる人のほうが弱い立場にあり，雇う人と雇われる人が対等・平等とはいえませんよね．そこで，「雇われる人をもっと保護してあげましょう」と定められたのが，**労働基準法**，**労働関係調整法**，**労働組合法**の労働三法です．

労働基準法

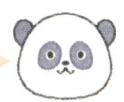

ここでは，男女同一賃金といった原則，労働時間などの契約内容について定めている労働基準法についておはなしします

▶ 妊産婦の就業制限

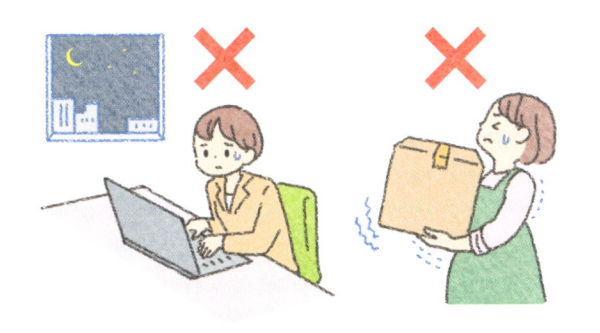

労働基準法は，単に「男女間の平等」を守るだけではありません．妊娠した女性がいるとき，「労働者を使用する者（会社や病院など）」は女性本人と，おなかの子の安全・健康を守らなくてはなりませんよ．具体的には，鉱山での業務や有害薬品を扱う業務の就業制限があります．

また，**妊産婦が請求した場合**には，**時間外労働時間**や**深夜業**をさせることはできませんし，妊娠中の女性から請求があれば，ほかの軽い業務に転換する必要があります．

▶ 産前産後休業・育児休業

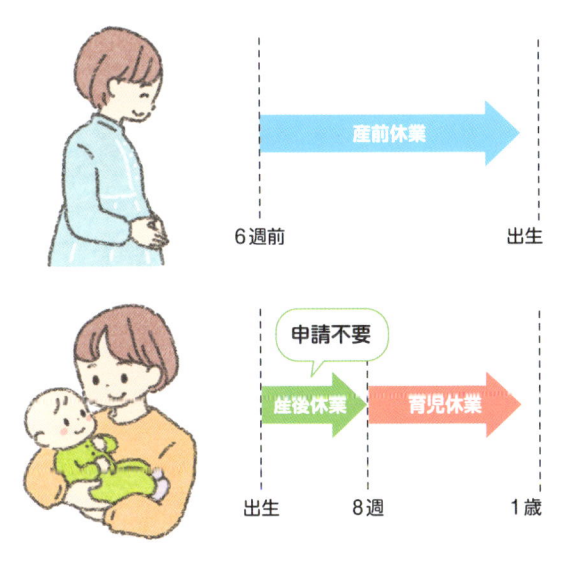

産前産後休業，育児休業についても労働基準法に定められています．

請求すれば，「**出産予定日の6週前（双子以上なら14週前）**」から，**産前休業**を取ることができます．**産後休業**は「**出産の翌日から8週間**」．こちらは請求（申請）不要です．

だけど「働かないと収入がない！」人まで休ませるのはよろしくないので，出産後6週間経過し，医師が問題ないと認めたならば，産後でも早く働き始めることができます．

これらの休業は主に「申請」が条件です．妊産婦が「休みます」と言い出さないと休めませんよ．

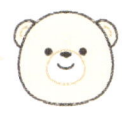

妊娠の前提部分にある生理に対しても，「著しく困難な女性が請求したとき」には生理日の就業を「させてはならない」と定めているんですよね

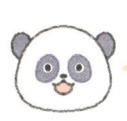

ほかにも，雇用時点での男女平等や，介護休業に対して定めた法律がありますよ

妊婦健康診査に関する法律

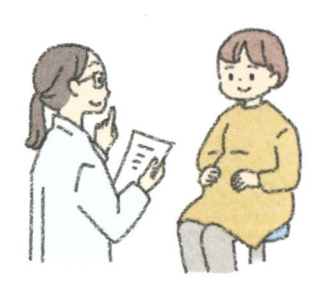
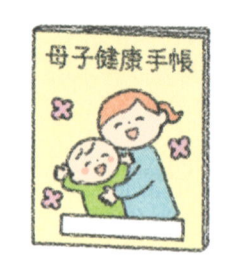

妊婦健康診査について定めているのは**母子保健法**. 健診を行うのは, 母子にとって最も身近な行政主体の市町村です. 妊娠したときに, 市町村に届け出なくてはいけないのもこの定めのため. その代わり, 市町村は母子健康手帳を交付してくれますね. また, 妊婦講座などで保健指導も実施してくれるはずです. 4週間に1回は健診を受けて, 母体と赤ちゃんの状態を確認します.

低出生体重児(体重2,500g未満)が生まれたときにも現在地の市町村に届ける義務があります. 低出生体重児には医療の提供が必要になる可能性が高く, 入院することになったら市町村が必要な費用を支給します. 新しい命を守るために, 「届出(低体重児出生届)」という少々面倒な手続きを取らざるをえないのです.

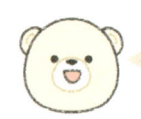

出産後は体も大変ですが, 機会を逃さないように予定をあけて, ちゃんと申請するようにしたいですね!

法律と聞くと「めんどくさくて嫌!」と思うかもしれませんが, 知らないままでは損をしてしまいます. 「やらなくちゃいけない」義務も, そのあとの「こんなことをしていいからね」という権利の前段階かもしれませんよ

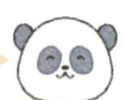

> **memo**
>
> 赤ちゃんが生まれたときにも「届出(出生届)」を行います. これは戸籍法で定められた義務で, 出生後14日以内に, 性別, 出生年月日時分・場所, 父母の氏名・本籍を届け出る必要がありますよ.
>
> 届出の項目に「命名」の要素はありませんが, 戸籍には氏名を記載しないといけないので, 届出義務のある父または母(結婚していないなら母)が「名付け」をすることになります.

人工妊娠中絶に関する法律

すでにおはなししましたが，人工妊娠中絶について定めているのは**母体保護法**です．あくまで法律の目的が「母体の生命健康を保護すること」にあるのがポイントでしたね．

一方，中絶後の胎児を「ヒトとして埋葬しましょう」と定めてあるのは**墓地埋葬法**．この法律の目的は，「埋葬が，国民の宗教的感情に適合し，かつ，公衆衛生その他公共の福祉の見地から支障なく行われること」です．つまり「人々が弔いたい」と思う対象に，中絶後の胎児が入っている……ということですね．

法律の目的によって，同じときの同じ対象であっても「保護される・されない」が変わることに注意しましょう．

母体保護法，墓地埋葬法については p.40 を確認！

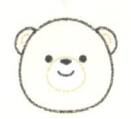

m e m o

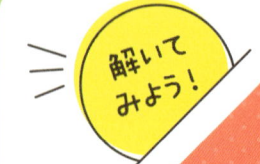

国 試 関 連 問 題

第101回 午前3問

勤労女性に関して労働基準法で規定されているのはどれか.

1. 介護休業
2. 子の看護休暇
3. 産前産後の休業
4. 雇用における女性差別の禁止

第105回 午前55問

就労している妊婦に適用される措置と根拠法令との組合せで正しいのはどれか.

1. 時差出勤 ― 母子保健法
2. 産前産後の休業 ― 児童福祉法
3. 軽易業務への転換 ― 母体保護法
4. 危険有害業務の制限 ― 労働基準法

第102回 午後30問

労働基準法において, 就業中の妊産婦から請求がなくても使用者が処遇すべきなのはどれか.

1. 産前6週間の就業禁止
2. 産後6週間の就業禁止
3. 深夜業の就業禁止
4. 育児時間の確保

第107回 午前86問

労働基準法で定められているのはどれか. 2つ選べ.

1. 妊娠の届出
2. 妊婦の保健指導
3. 産前産後の休業
4. 配偶者の育児休業
5. 妊産婦の時間外労働の制限

答えと解説はp.198 〜 199を確認！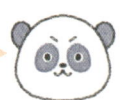

memo

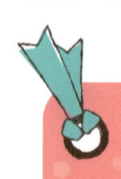

4. 妊娠中期（妊娠5か月から7か月）

　妊娠5〜7か月までが「妊娠中期」．胎盤が完成し，胎児への栄養供給問題も一段落して，一般には「安定期」とよばれる期間です．とはいえ，実際にはいろいろな問題が起こります．

　つわりは妊娠中期ではなくなる（ごく軽度になる）人が大部分ですが，長期間続く人がいることも事実です．また，職場に産前休業を申請していても，まだ休業期間前．軽い作業に転向させてもらっても，テレワークが認められていないと通勤問題は緩和されませんね．

　そこに追加されると怖い「**妊娠高血圧症候群（HDP）**」からおはなししましょう．

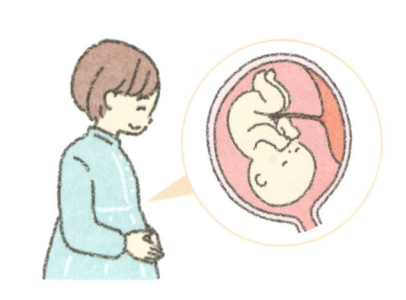

妊娠高血圧症候群 （HDP）

──── 妊娠高血圧症候群(HDP) ────

　妊娠高血圧症
　妊娠20週以降の高血圧
　（収縮期血圧140mmHg以上
　または拡張期血圧90mmHg以上）

＋

　尿中タンパク質が1日0.3g以上出る
　妊娠高血圧腎症

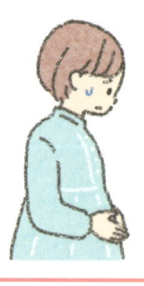

　妊娠高血圧症候群(HDP)は従来の「妊娠中毒症」のこと．名前のとおり，妊娠時に高血圧になることです．「症候群」とあるので，1つではなくいろいろな病態をまとめていますね．

　妊娠20週以降の高血圧（収縮期血圧140mmHg以上または拡張期血圧90mmHg以上）があれば**妊娠高血圧症**．

　さらに尿中タンパク質が1日に0.3g以上出ると**妊娠高血圧腎症**です．

　持病（腎臓病，高血圧症，糖尿病）のある人，肥満，母体年齢が高い（40歳以上）ときに起こりやすくなります．

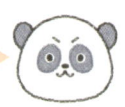

初めての妊娠や，過去に妊娠高血圧症候群になったことのある人でも起こりやすいですね

HDP：hypertensive disorders of pregnancy，妊娠高血圧症候群

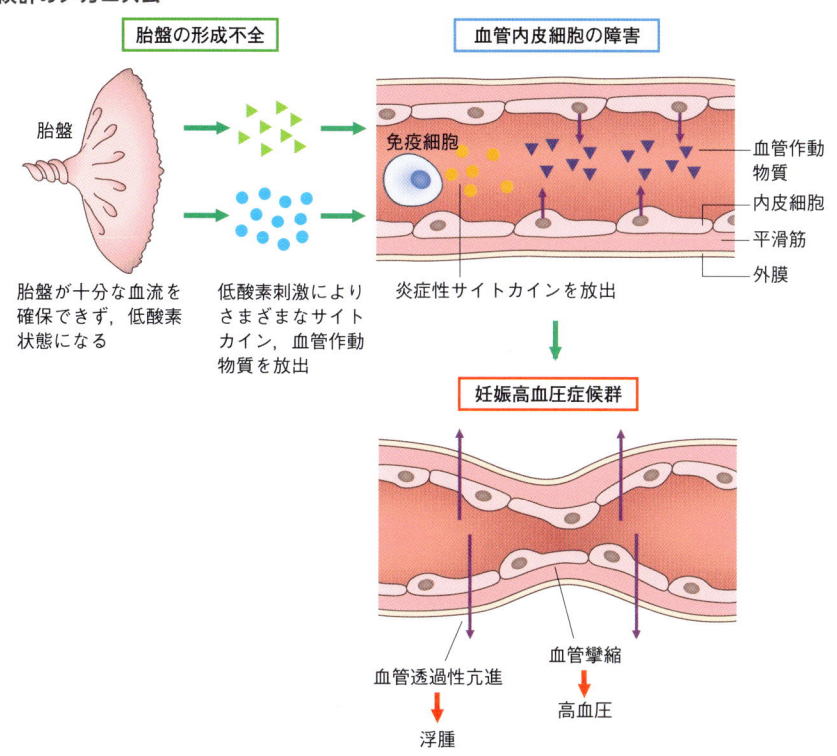

◆妊娠高血圧症候群のメカニズム

胎盤の形成不全

血管内皮細胞の障害

胎盤

免疫細胞

血管作動物質
内皮細胞
平滑筋
外膜

胎盤が十分な血流を確保できず，低酸素状態になる

低酸素刺激によりさまざまなサイトカイン，血管作動物質を放出

炎症性サイトカインを放出

妊娠高血圧症候群

血管透過性亢進

血管攣縮

浮腫

高血圧

　こんなことが起こる理由は研究中なのですが，胎盤がうまく機能していないときに，胎盤が必死に赤ちゃんに栄養や酸素を提供しようとしているせいだと考えられています．

　胎盤は胎児にとって肺と腎臓の役目を果たすところ．この2つの機能が不十分では，生命維持ができなくなってしまいます．だから母体の血圧を上げて，組織（胎盤）に十分な血液が届くようにすることで，「妊娠高血圧」となるのです．

　ところが血圧が高い状態が持続すると，腎臓の糸球体（毛細血管）がダメージを受けてしまいます．そのせいで原尿に本来抜けてこないはずの血漿タンパク質（アルブミン）が糸球体を抜け，尿に出る「妊娠高血圧腎症」になるのです．

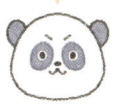

妊娠高血圧腎症で起こりやすくなってしまうのがHELLP症候群と子癇です

HELLP症候群

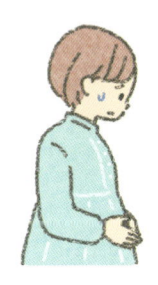

・溶血

➡ 胎児酸素不足・母体急性腎不全

・肝酵素上昇

➡ 逸脱酵素が血液中に流出

・血小板減少

➡ 播種性血管内凝固症候群（DIC）

HELLP症候群は，溶血（Hemolysis），肝酵素上昇（Elevated Liver enzymes），血小板減少（Low Platelets）の3徴候が出てしまう症候群で，3徴候の頭文字をとって，「HELLP」です．

肝動脈の毛細血管がおかしくなって，肝細胞が死んでしまうと，逸脱酵素であるLDH，AST，ALTが血液中に流れ出てきます．

毛細血管異常をなんとかしようと血小板が使われて血小板数減少．しかも溶血が起こるせいで全身の酸素が不足．これでは胎児の生命危機！

また，溶血であふれ出たヘモグロビンが腎臓糸球体に詰まると，急性腎不全の危険があり，血小板減少によって播種性血管内凝固症候群（DIC）が発症・悪化してしまう可能性もあります．これでは母体も生命の危機です．

memo

心窩部痛や上腹部痛が出たら，HELLP症候群を疑いましょう．嘔吐，不快感，強い倦怠感しか出ないこともありますので，痛みが出ない可能性も頭の片隅に置いておいてください．

急激に悪化しやすく，根本的解消法は妊娠終了のみのため，母体生命に注意しつつ，早産（帝王切開）になることもあります．

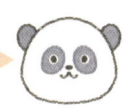

HELLP症候群は妊娠高血圧腎症の1〜2割で出現します．
妊娠27週以降から出産後48時間まで気を抜けないのもつらいですね

DIC：disseminated intravascular coagulation，播種性血管内凝固症候群

▶ 子癇（しかん）

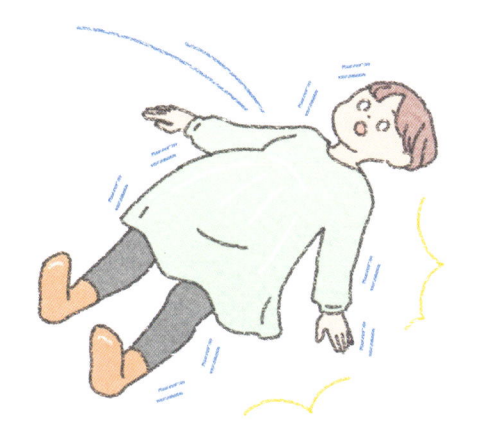

HELLP症候群で引き起こされやすいのが**子癇**．妊娠20週以降に，初めて起きたけいれん発作のことです．妊娠高血圧症候群の時点で発生注意報．HELLP症候群では発生警報です．

けいれんは大脳で起こった異常な電気刺激発生で，脳の血管に異常が出たことで引き起こされます．光や大きな音がきっかけで出現してしまうことが多いようです．

けいれん発作中は意識を失うため，転倒の危険があるだけでなく，呼吸停止も起こります．そうなると，おなかの赤ちゃんをはじめ，全身細胞が酸素欠乏状態になってしまいますね．

けいれん発作が繰り返されると全身酸素状態は悪くなる一方なので，早く薬（抗けいれん薬など）でコントロールしないと，母子ともに生命の危機です．

▶ 妊娠高血圧症候群の治療

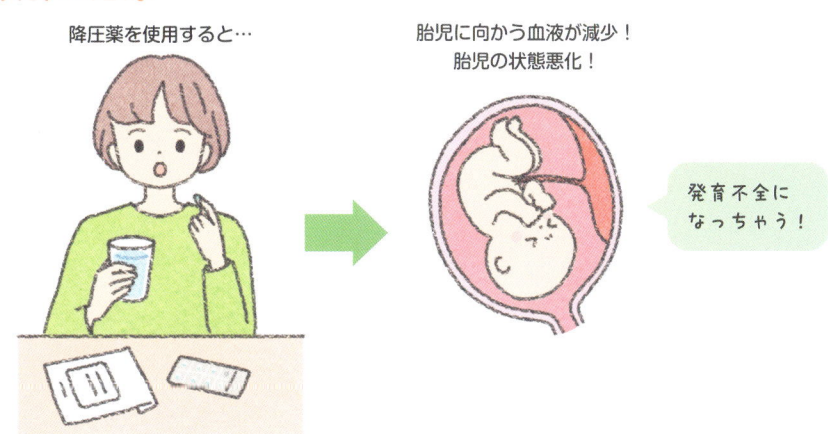

降圧薬を使用すると…

胎児に向かう血液が減少！
胎児の状態悪化！

発育不全になっちゃう！

HELLP症候群や子癇の発生可能性を高めてしまう妊娠高血圧症候群の治療は，**安静と入院が中心**．「こうすれば治る！」という根本治療はありません．

血圧が高いから下げてしまえばいい……と降圧薬を使ってしまうと，（胎児に向かう血液も減って）胎児の状態が悪くなってしまいます．一般的な高血圧で行わ

れる水分制限や塩分制限は，母体内循環量と胎児の関係を考えると，あまりよい手段ともいえませんね．

出産してしまえば，妊娠高血圧症候群は改善します．

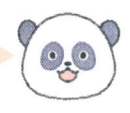

だから母体・胎児の状態によっては，予定よりも早く出産させることもありますよ

妊娠糖尿病

妊娠高血圧症候群の原因の1つになるのが，妊娠糖尿病．
これは「妊娠中に初めて糖代謝異常になった」ことのため，妊娠前から
糖尿病にかかっている人は含まれません．でも，その人はもっと妊娠
高血圧症候群の危険が高まっていることに注意ですよ

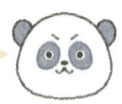

糖尿病の三大合併症
- 網膜症
- 腎症
- 末梢神経障害

　母体が高血糖だと，胎児も高血糖になります．常時
高血糖状態（糖尿病）の怖さは，成人の糖尿病で勉強し
ましたよね．

　三大合併症は高血糖を薄めようとした水分で毛細血
管や細胞が変になってしまう「**網膜症**」「**腎症**」「**末梢神
経障害**」．

　細胞が糖を取りこめないせいでおなかがペコペコに
なって易感染性と創傷治癒遅延が起こり，そのせいで
脂質からATPを作り出して，ケトン体により代謝性
アシドーシスの状態に……ということが母体と胎児で
起こってしまいます．

ｍｅｍｏ

◆妊娠糖尿病による胎児への影響

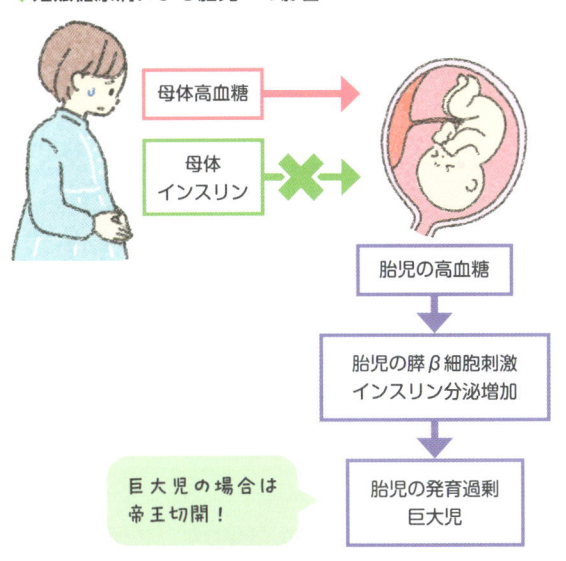

母体高血糖 →
母体インスリン ✕

胎児の高血糖
↓
胎児の膵β細胞刺激
インスリン分泌増加
↓
胎児の発育過剰
巨大児

巨大児の場合は
帝王切開！

その結果，母体は血糖を薄めようとした水分過多による妊娠高血圧症候群や羊水過多となります．網膜症や腎症も起こりますし，もともと持病だった人はさらに悪化する危険性があります．

胎児では，まず流産・胎児死亡の可能性があり，生存できても心肥大や多血症のある巨大児（高出生体重児）になりやすくなります．

多血症は血液に対して赤血球が多い血液の状態．酸素を必要としている細胞がたくさんあるという証拠です．そんな血液を全身にめぐらせるには，心臓に必要以上の力がかかります．そのために心臓の筋肉が増えたものが心肥大です．

巨大児は本来の胎児よりも大きい，出生児体重4,000 g以上が該当します．巨大児は出産時に，経腟分娩では肩が引っかかって難産（肩甲難産）になりやすく問題になってきます．生まれてきたあとも，新生児黄疸がひどくなりやすい，低血糖や低カルシウム血症になりやすいなどの危険性がありますよ．

さらに肥満やメタボリックシンドロームにもなりやすい……
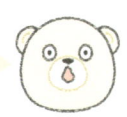

無事に生まれてくることができても，問題が山積みのようです
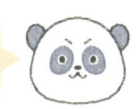

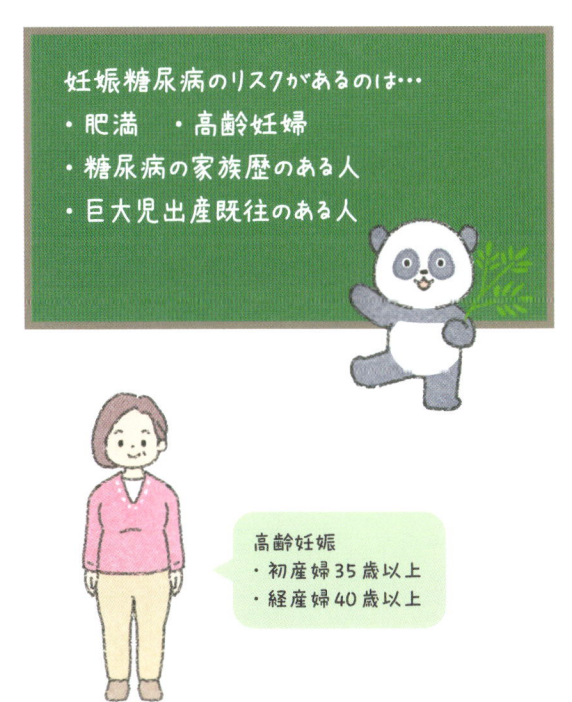

妊娠糖尿病のリスクがあるのは…
・肥満　・高齢妊婦
・糖尿病の家族歴のある人
・巨大児出産既往のある人

高齢妊娠
・初産婦35歳以上
・経産婦40歳以上

ハイリスクなのは肥満，糖尿病の家族歴のある人，高齢妊婦，巨大児出産既往のある人．

妊娠で「高齢」に入るのは35歳以上となり，初産婦35歳以上，経産婦40歳以上は「高齢妊娠」です．『国民衛生の動向』のような統制資料を見ると，出産年齢が年々上昇しています．ほかの要因に引っかからずとも，年齢で妊娠糖尿病ハイリスクになってしまう人が増えるかもしれませんね．

対策はとにかく血糖値をしっかりとコントロールすること．空腹時血糖100mg/dL以下，食後2時間血糖120mg/dL以下に抑えましょう．

1日3食を4〜6食にする分割食でコントロールできないなら，すぐにインスリン注射でのコントロールになるはずです．

さもないとケトン体が出てアシドーシスになってしまい，胎児の細胞に悪い環境が出る危険があります．

インスリン抵抗性

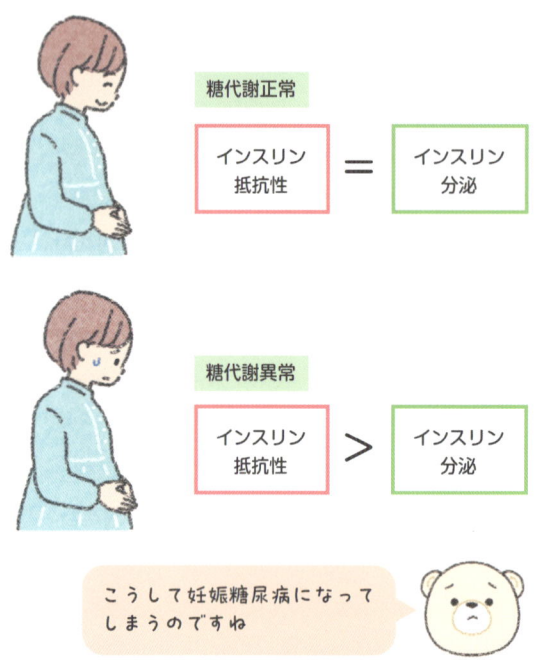

糖代謝正常

| インスリン抵抗性 | ＝ | インスリン分泌 |

糖代謝異常

| インスリン抵抗性 | ＞ | インスリン分泌 |

こうして妊娠糖尿病になってしまうのですね

今まで問題のなかった人が妊娠時に糖尿病になる理由は，**インスリン抵抗性**のせいです．

インスリンは血糖値を下げる唯一のホルモンで，細胞に糖を取り込ませ，肝臓にグルコースからグリコーゲンを作らせるはたらきがありました．

ところが妊娠すると，胎盤でインスリンに拮抗するはたらきのホルモンである，ヒト胎盤性ラクトーゲン（hPL）が作られ，血糖値を上げるように作用するため，結果としてインスリンのはたらきが弱くなり，血糖値が下がりにくくなります．これが「インスリン抵抗性」です．

抵抗されたインスリンは，「足りないなら増やす！」と増産されるはずですが，もともとの産生量が不足気味の人では，産生を増やすことができずに血糖値が糖尿病該当ラインまで上がってしまいます．

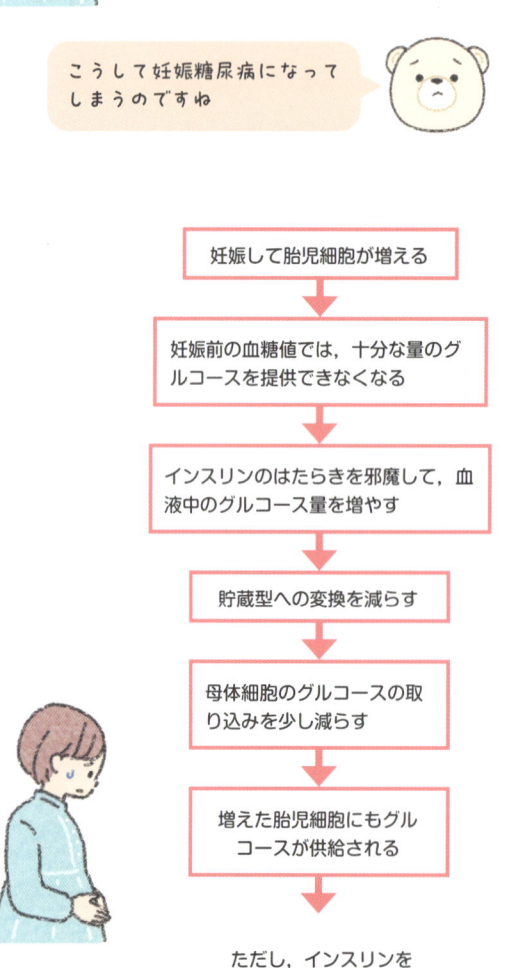

妊娠して胎児細胞が増える

↓

妊娠前の血糖値では，十分な量のグルコースを提供できなくなる

↓

インスリンのはたらきを邪魔して，血液中のグルコース量を増やす

↓

貯蔵型への変換を減らす

↓

母体細胞のグルコースの取り込みを少し減らす

↓

増えた胎児細胞にもグルコースが供給される

↓

ただし，インスリンを邪魔しすぎると不具合が！

これは胎児細胞基準に考えると，途中までは「とてもよいこと」が起こっています．

妊娠前の血糖値は，妊娠前の体細胞を養うのにちょうどいい量でしたが，妊娠して胎児細胞が増えてくると，妊娠前の血糖値（血液中グルコース量）では，すべての細胞に十分な量のグルコースを提供できなくなってしまいます．

だから少しばかりインスリンのはたらきを邪魔して，血液中を流れるグルコース量を増やしてもらうのです．

細胞内への取り込みは，最低限度分はインスリンの号令なしで可能です．肝臓に蓄える貯蔵型への変換を減らしてもらい，母体細胞のグルコースの取り込みを少し減らす……そうすれば増えた胎児細胞もちゃんとグルコースを手に入れることができますよね．

ただし，あまりにもインスリンを邪魔しすぎて血糖値が高くなると……今度は糖尿病で勉強した各種不具合が出てきてしまいます．

ちょうどいい加減にコントロールできないなら，医療介入（インスリン注射）が必要になってきます

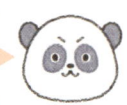

タバコ（喫煙）が母子に及ぼす影響

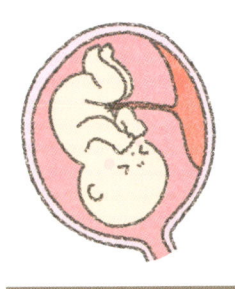

喫煙による末梢血管の収縮で
胎児の発育不良に……

↓

SFD児，低出生体重児のリスク

- 超低出生体重児
  ＝ 出生体重1,000g未満
- 極低出生体重児
  ＝ 出生体重1,500g未満
- 高出生体重児（巨大児）
  ＝ 出生体重が4,000g以上

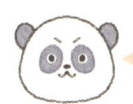
どんな機能が完成する前に産まれてきてしまうのか，体重を1つのヒントとして，意識して読み進めてくださいね

胎盤のはたらきが不十分だから……と血圧を上げたことが問題になってしまったのが妊娠時高血圧症候群でした．

胎盤をめぐる血液が減ってしまったら，そのはたらきが不十分になってしまうのですが……胎盤だけでなく全身の血流減少につながるのが**タバコ（喫煙）**です．

タバコを吸うと，主に末梢の血管が収縮します．これは，胎盤や胎児にとっては大ピンチです．胎児に向かう酸素や栄養分が届かなくなることで，胎児の発育が悪くなります．喫煙妊婦平均で200g（ヘビースモーカーでは400g以上）ほど，胎児の体重が軽くなるといわれています．

そのため，在胎週数のわりに体重の軽い**SFD（small for dates）児**や，**出生体重2,500g未満**の**低出生体重児**が生まれやすくなります．

いわゆる「正常」は**出生体重2,500g以上4,000g未満の正出生体重児**です．

近年，低出生体重児が増えていることも頭の片隅に入れておきましょう．

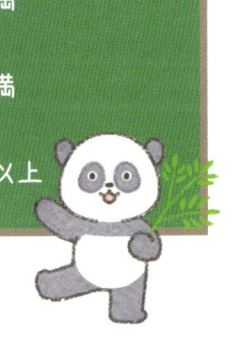

喫煙により
流産，早産，
胎盤早期剥離の
リスクが2〜3倍に！

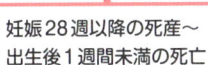
＝ 周産期死亡が増える

妊娠28週以降の死産〜
出生後1週間未満の死亡

タバコの害のおはなしに戻って．

胎盤に十分な血液がめぐらない以上，**流産**や，**胎盤早期剥離**などによる**早産**になるかもしれません．タバコを吸う妊婦は，吸わない妊婦と比べて流産，**早産，胎盤早期剥離のリスクが2〜3倍**になるとの報告がありますね．

だからこれらのリスクをまとめて「**周産期死亡が増える**」ということもあります．「**周産期死亡**」は「**妊娠28週以降の死産から出生後1週間未満までの児の死亡**」を指す言葉．『国民衛生の動向』の統計資料でよく出てきますからね．

これは妊婦の喫煙だけでなく，家族の喫煙による「**受動喫煙**」でも起こることです．

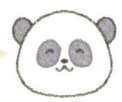
一家そろって「最低限，妊娠中は禁煙」してください

胎児の状態と流産・早産

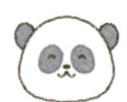

統計資料用語が出てきたので，この時期の母体・胎児の状態と医療統計用語の確認をしておきましょう

妊娠16週の様子

<胎児>

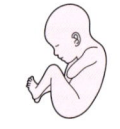

身長：25cm
体重：250gほど

<母体>

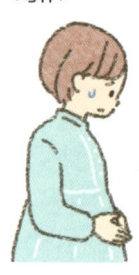

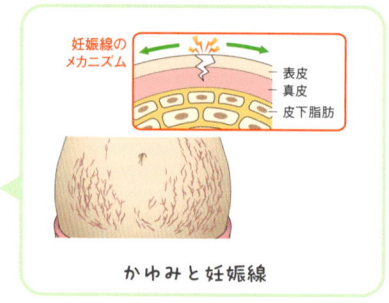

妊娠線のメカニズム

表皮
真皮
皮下脂肪

かゆみと妊娠線

妊娠16週は妊娠5か月の始まり．

胎児は**身長25cm**，**体重250g**ほどで，頭が鶏卵<ruby>大<rt>だい</rt></ruby>になってきました．まだ子宮内部に余裕があるため，内側からお腹を蹴ることが多い時期です．

母体においては下腹部がつき出してくるころ．寝るときの姿勢に工夫が必要になりますね．そして皮膚が押し広げられるため，**かゆみ**と**妊娠線**が出始めます．どちらも保湿をすることで和らぎますので，入浴後はうまく保湿していきましょう．

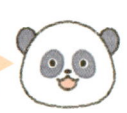

下半身の静脈瘤も目立ってくるころですね

流産

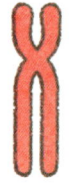

流産（妊娠22週前の妊娠終了）の8割以上は妊娠12週以内

その多くは染色体異常！

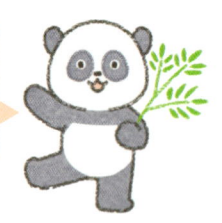

もし母体がRh（ー）なら，流産時に免疫グロブリンの注射が必要になることはおはなししましたよ

「**流産**」は**妊娠22週前に妊娠が終わる**こと．この妊娠22週は胎児が母体外で生きていけない生存限界にあたります．生きていけないからこそ，母体保護法で人工妊娠中絶をしても許されるのですね．

流産自体は8割以上が妊娠12週以内に起こり，原因の多くは**染色体異常**です．少なくとも妊娠の15％（もっと多い可能性あり）では，流産が起こっていると思ってください．流産が2回続く反復流産になり，3回以上の習慣流産を起こす人もいます．

> **m e m o**
>
> 「切迫流産」は流産の一歩手前で，まだ妊娠を継続できる可能性のある状態です．そのため，流産しないように，即入院・安静になることが多いです．

妊娠20週の様子

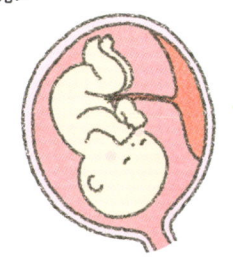

<胎児>

> 身長：30cm
> 体重：650gほど
> お腹に耳をつけると
> 心音が聞こえる！

<子宮底長>

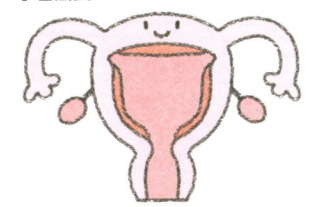

> 18 ～ 20cm

<母体>

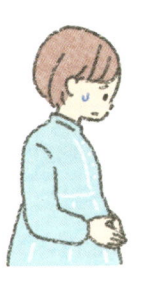

> お腹が大きくなり，
> 足元が見えにくい
> ため転倒に注意！

妊娠6か月の始まりは妊娠20週ですよ．

胎児は身長**30cm**，**体重650g**ほど，心音がかなり大きくなり，聴診器はもちろん「おなかに耳をつけても聞こえる」くらいになります．外の音にも反応しはじめます．

母体にはかなり負担がかかってきて，恥骨から子宮上端までの長さを示す「**子宮底長**」は**18 ～ 20cm**ほどになっています．

循環血液量が増えているため，とくに下肢に負担がかかり続けています．時間があったら横になって心臓に血液を戻しやすくしてあげましょう．

むくみにも要注意です．とくに「痛みのあるむくみ」は，病院にかかる必要がありますよ．

そして屋内での**安全対策**は大丈夫ですか？　おなかが大きいと足元が見えなくなるため，階段はもちろん，小さな段差も転倒の原因になります．

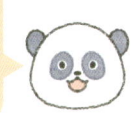

> 学生のうちに，妊婦ベストなどでどれぐらい足元が見えなくなるのか体験をして，改めて「どんな安全対策が必要か」を考えてみてください

早産

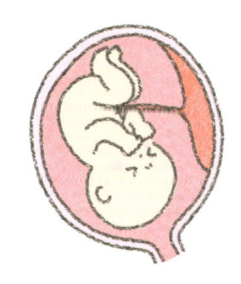

> 正産期：37w0d ～ 41w6d
> 早産：27w0d ～ 36w6d
>
> w：week
> d：day

> 約5％は早産！

妊娠22週以降の出産は「**早産**」になります．

正期産は**37週0日から41週6日**までの出産ですから，**早産**は**22週0日から36週6日**までの出産になります．出産の約5％は早産とされていますね．

早く生まれてしまうということは，まだ子宮外で生きていくための準備ができていないということ．いくら生存限界を超えたからといって，早産児が生存するためには高度な医療の提供が必要です．

たとえば，出生体重の正常値は3,000gですが，妊娠22週の胎児体重は500gほど．体重が足りないということは必要な臓器が完成していないということですから，長期の新生児集中医療室（NICU）は避けられません．

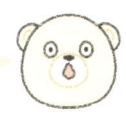

> これはまだ子宮外で生きていくための準備が出来ていないということ！

早産になりやすい人の特徴

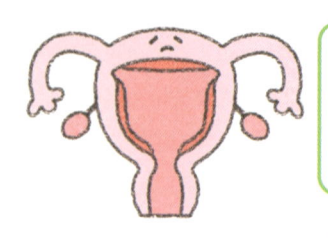

— 早産リスク —
- 過去に早産だった人
- 多胎妊娠
- 細菌性腟炎
- 子宮頸部が短い人

子宮頸がんの
円錐切除術後

早産になりやすいのは，これまでに**早産になったことのある人**や**多胎妊娠**，**細菌性腟炎**のある人．**子宮頸部が短い人**も早産になりやすくなります．ここに，「**子宮頸がんで円錐切除術を受けた人**」も含まれますよ．

あとは**NSAIDs使用中の人も**早産の危険が高まります．「予定日（妊娠40週）12週以内」が使用禁止ですから，妊娠28週（妊娠8か月の始まり）になったら使えませんからね．

— 人工早産の適応 —
- 胎盤早期剥離
- 前置胎盤
- 胎盤機能不全
- 妊娠高血圧症候群

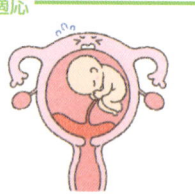

生存のためには
仕方ない状態ですね

児の生育を考えれば早産にはしたくないのですが，仕方なく人工的に早産にすることもあります．**胎盤早期剥離**や**前置胎盤**，**胎児機能不全**や**妊娠高血圧症候群**のときです．

「胎盤機能が失われつつあり，そのままでは胎児が生存不能」「胎盤の位置が経腟出産不能なので，陣痛（子宮収縮）が始まる前に出産必要」「胎児が母体内で死亡する危険がある」「母子ともに高血圧の悪影響で危険」……というときですね．

前置胎盤については「妊娠後期」のところ
（P.76〜77）でもう少しおはなししますよ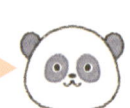

切迫早産

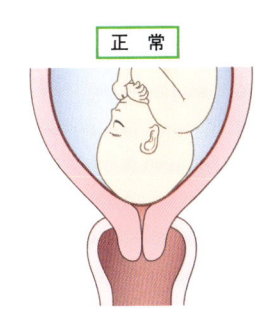

正常

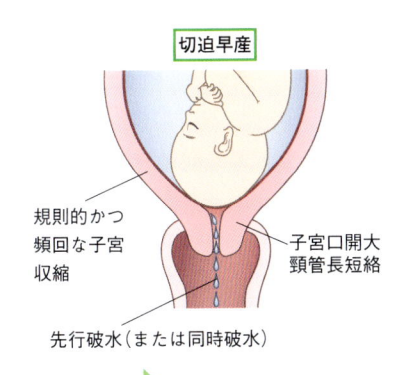

切迫早産

規則的かつ
頻回な子宮
収縮

子宮口開大
頸管長短絡

先行破水（または同時破水）

感染の危険

「切迫早産」も切迫流産同様，早産の一歩手前です．

具体的には「子宮収縮が規則的かつ頻回に起こる」「子宮口が開きかけている」状態です．先行破水（または同時に破水）があることもありますね．

破水は羊水が流出してくること．羊水は胎児にとって母体の衝撃を和らげるゆりかごのようなもので，脳脊髄液のように大事なものを包むクッションだと思ってください．羊水が減ることで胎児が直接圧迫されて苦しいだけでなく，感染危険や陣痛開始にもつながります．

また，早産の原因のおよそ3分の1は子宮内感染症である「絨毛膜羊膜炎（CAM）」であるといわれているため，炎症のマーカーである白血球やCRP値に要注意！

軽度の切迫早産なら外来通院で済むこともありますが，即時入院で，子宮収縮抑制剤の点滴をしつつ絶対安静になる場合もあります．

切迫早産は
絶対安静になる場合も……！

一応，妊娠34週（妊娠9か月半ば）までは抗菌薬で胎児の感染を抑えて，妊娠継続へ全力を注ぐのが基本です

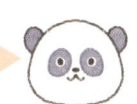

知っておこう！ 切迫流産と切迫早産の違い

- 切迫流産：妊娠22週未満で流産の可能性がある場合．
- 切迫早産：妊娠22 ～ 37週未満で早産の可能性がある場合．

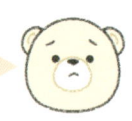

どうして34週なのですか？

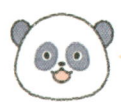

その理由は「肺胞内のサーファクタント」にあります

新生児呼吸窮迫症候群（RDS）

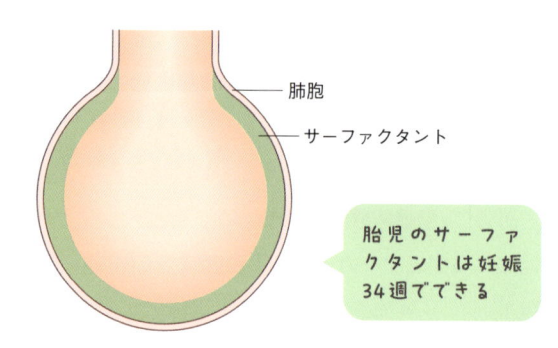

肺胞

サーファクタント

胎児のサーファクタントは妊娠34週でできる

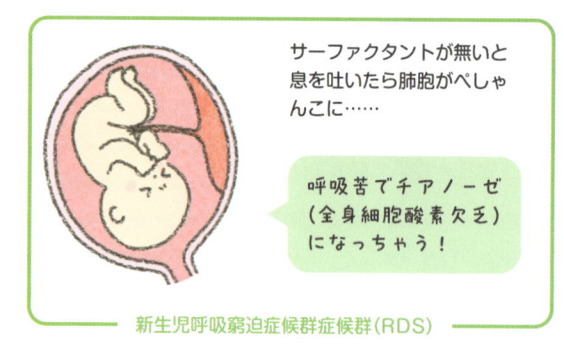

サーファクタントが無いと息を吐いたら肺胞がぺしゃんこに……

呼吸苦でチアノーゼ（全身細胞酸素欠乏）になっちゃう！

新生児呼吸窮迫症候群症候群（RDS）

息を吐ききったあと，肺胞がぺちゃんこにつぶれないように内側にあるものが**サーファクタント**ですが，出現の目安は妊娠34週．だからその前にやむをえずに出生すると，**新生児呼吸窮迫症候群（RDS）**の危険が高まります．

サーファクタントがない（もしくは不十分）だと，肺胞が呼吸のたびにつぶれてしまい，再度空気を入れるためには，余計な力をかけなくてはなりません．

また，「余計な力」で消耗するだけでなく，十分な呼吸ができずにチアノーゼが出てきてしまいます．チアノーゼは全身細胞の酸素欠乏サイン．酸素投与や人工呼吸器管理が必要になります．これが新生児呼吸窮迫症候群です．

妊娠28週未満の出生では約60％，妊娠28週から34週未満の出生では約30％に新生児呼吸窮迫症候群が出てしまいます．

だけど妊娠34週以降なら，胎児のサーファクタントが完成しますので，自力呼吸が可能に！

だから妊娠34週以降では妊娠継続ではなく，そのまま「出産！」になることもありえますからね．

RDS：respiratory distress syndrome，新生児呼吸窮迫症候群

妊娠28週の様子

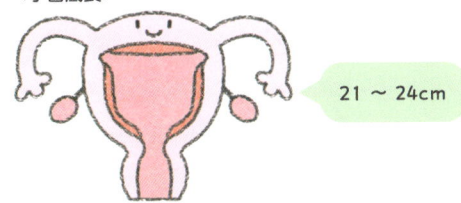

＜胎児＞

身長：35 〜 40cm
体重：1,100g

＜子宮底長＞

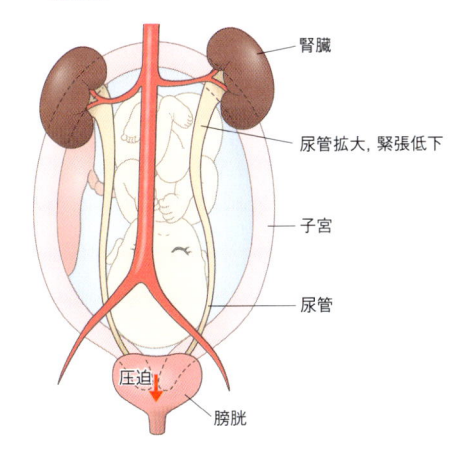

21 〜 24cm

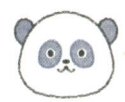

腎臓

尿管拡大，緊張低下

子宮

尿管

圧迫

膀胱

妊娠28週が妊娠8か月の始まり.

胎児は**身長35 〜 40cm**，**体重1,100g**ほどになり，ようやく超低出生体重児（出生時体重1,000g未満）脱出です．胎児に多少は皮下脂肪がついてきて，「体はひととおり作り終わった．外界で生きていくための仕上げが始まった」という状態です.

子宮底長は**21 〜 24cm**．もう妊婦健診は2週間に1回の頻度に増やした方がよいでしょう.

このころから胎児の頭が下になり，頭部が骨盤内にはまり出しますよ．そのせいで母体では胎児頭部によって膀胱が圧迫されて頻尿に．でも子宮底が少し下がりますので，呼吸は楽になるかもしれません.

それでもおなかが大きくていろいろと大変な時期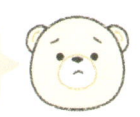

前かがみの姿勢が取れないだけではなく，体養時にも工夫が必要です．安楽な姿勢をとれるように，クッションなどをうまく使ってくださいね

一応の「安定期」とはいえ，さまざまな危険性（可能性）があることがわかったはず．里帰り出産を考えている人は，帰省先の病院と連絡を取る必要がありそうです.

産婦人科を見ることのできる病院は，じわじわと減っています．妊娠・出産自体は「異常・病気」ではないのですが，本来いつ死に直面してもおかしくない事象（イベント）．過度の心配は体によくありませんが，**「もしものときに連絡する病院」**は必ずメモして，すぐに電話をかけられるようにしておいてください.

スマートフォンなどの電話帳に病院の番号が登録してあっても，家族がわからないのでは，もしものときに大きな時間のロスになります．誰でも緊急時に連絡できるよう，**わかりやすい場所にメモしておきましょう**.

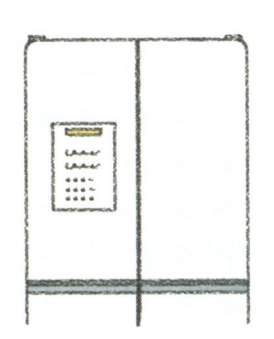
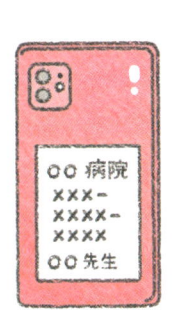

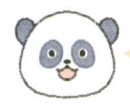
病院の連絡先は常に持参して，家族の見えるところにも貼っておきましょう！

外出時には財布などに緊急連絡先を入れておくこともお忘れなく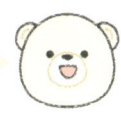

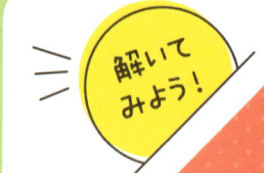

国試関連問題

第101回 午前71問

ハイリスク妊娠について正しいのはどれか.

1. 多胎妊娠では過期産となりやすい.
2. 妊娠糖尿病では低出生体重児となりやすい.
3. 前置胎盤のリスクは妊娠中の喫煙量に比例する.
4. 妊娠高血圧症候群では胎児発育不全になりやすい.

第101回 午前115問

次の文を読み問題1に答えよ.
Aさん(28歳, 初産婦)は, 妊娠30週である. 今朝から性器出血が少量認められたため外来を受診した. 受診時, 子宮収縮は1時間に4, 5回認められ, Aさんは時々, 軽い痛みを訴えた. 今までの妊娠経過では, 異常は認められていない. 身長160cm, 体重60kg(非妊時54kg)である.
問題1
診察の結果, 切迫早産と診断された. その他の異常は指摘されていない.
注意すべき検査項目はどれか.

1. CRP
2. 尿蛋白
3. AST＜GOT＞
4. ヘモグロビン
5. プロトロンビン時間

第102回 午前90問

妊娠高血圧症候群について正しいのはどれか. 2つ選べ.

1. 有酸素運動で軽快する.
2. 高蛋白質食で軽快する.
3. 肥満妊婦に生じやすい.
4. 病型の1つとして子癇がある.
5. 胎児の健康状態への影響はない.

第110回 午後60問

早産期の定義はどれか.

1. 妊娠21週0日から36週6日
2. 妊娠22週0日から36週6日
3. 妊娠22週0日から37週6日
4. 妊娠23週0日から37週6日

第112回 午前108問

次の文を読み問題1に答えよ.

　Aさん（33歳,初産婦,会社員）は夫と2人で暮らしている.妊娠28週5日,夕方から下腹部に生理痛のような痛みを感じ,少量の性器出血があったため来院した.来院時,子宮口2cm開大,未破水,8分おきに20秒持続する子宮収縮があり,切迫早産と診断された.子宮収縮抑制薬（リトドリン塩酸塩）の点滴静脈内注射と安静による治療が開始された.

問題1

　Aさんは妊娠36週5日,8時に分娩が開始した.16時30分に子宮口全開大,16時35分に自然破水,18時30分に男児を出産した.分娩時出血量は350mL,児のApgar〈アプガー〉スコアは1分後8点,5分後9点であった.

　Aさんの分娩のアセスメントで適切なのはどれか.

1. 早期産である.
2. 異常出血である.
3. 前期破水である.
4. 新生児仮死である.

第112回 午前64問

新生児の呼吸窮迫症候群〈RDS〉で正しいのはどれか.

1. 呼吸数が減少する.
2. 過期産児に発症しやすい.
3. 生後24時間ころから発症する.
4. 肺サーファクタントの欠乏が原因で生じる.

答えと解説はp.199〜200を確認！

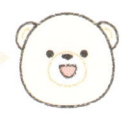

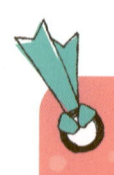

5. 妊娠後期（妊娠8か月から出産）

　赤ちゃんに会える日が近づいていますが，家の中は安全な環境にできていますか？出産のため入院をする人が大多数でしょうから，入院用のカバンを準備しておいたほうがよい時期です．

　それくらい「いつ産まれてもおかしくない」のが妊娠後期．だけど，赤ちゃんはぎりぎりまで「準備中！」の状態にあります．準備中といえども，出産までのんびり待っていられない前置胎盤のおはなしから始めましょう．

前置胎盤

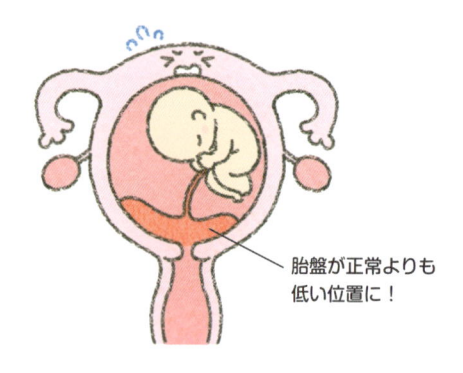

胎盤が正常よりも低い位置に！

　前置胎盤とは，胎盤が正常よりも低い位置にくっついているため，内子宮口の一部から全部が胎盤で覆われてしまっている状態のことです．

　そのまま経腟出産をすると，胎児より先に胎盤が母体外に！　これでは胎児が酸素欠乏状態におちいってしまいますので，前置胎盤のときには**帝王切開**になりますよ．

　原因は不明ですが，高リスクは喫煙者，多胎，以前子宮の手術を受けたことのある人．「子宮の手術」には人工妊娠中絶も含まれます．また，高齢妊娠も高リスクです．近年，妊娠年齢が上昇しているために，前置胎盤も増えてきていますよ．

◆**癒着胎盤の種類**

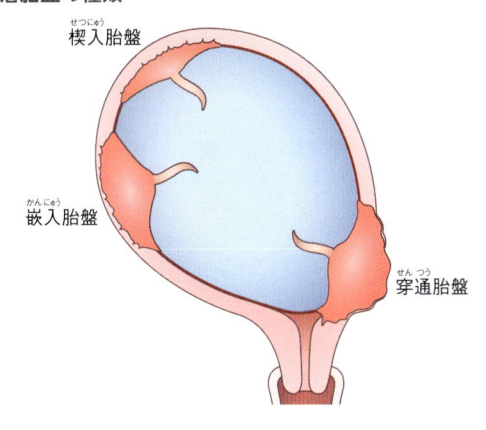

楔入胎盤（せつにゅう）

嵌入胎盤（かんにゅう）

穿通胎盤（せんつう）

多くは無症状のまま，妊婦健診の超音波検査で見つかりますが，痛みがないままいきなり出血することも．「出血があったら，すぐに受診！」ですね.

妊娠30週（妊娠8か月半ば）までに前置胎盤といわれていても，胎児と子宮が大きくなることで場所がずれる（内子宮口を覆わなくなる）こともあります．でも，妊娠32週（妊娠9か月の初め）で前置胎盤といわれたら，「帝王切開になるんだな」と思ってくださいね.

前置胎盤では5〜10％が，胎盤が娩出されない**癒着胎盤**になります．自然に娩出されるのを待てればいいのですが，多くは仕方なく子宮全摘出になってしまいます．そしてこのとき，万全の医療体制で臨んでいても，一定割合で母体死亡が起こりうることを覚えておきましょう．妊産婦死亡率は下がってきたものの，年に50人前後の妊産婦が命を落としているのです.

前置胎盤と診断がついたら，安静に．帝王切開やそのあとの「もしも」に備えて，**自己血貯血**が始まるかもしれません．前置胎盤で出血があったら即入院です.

あとは**子宮収縮抑制剤**を使いつつ，妊娠37〜38週まで待って帝王切開をするのが大まかな流れです．妊娠36週が妊娠10か月の始まりですから，そのころまでの我慢になります.

出血があったら
即入院！

・子宮収縮抑制剤を使う
・妊娠37〜38週まで待って帝王切開

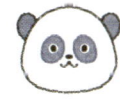
どうしてそこまで出産をあとにずらしたいのでしょうか？

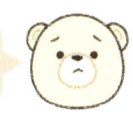
その理由は「低出生体重児」にありますよ

低出生体重児と前駆陣痛

出生体重が 2,500g 未満だと低出生体重児です．これが問題になる理由を，正常発育週数から確認していきましょう．もちろん一緒に母体変化もみていきますよ

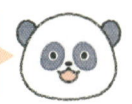

妊娠8か月

<胎児>

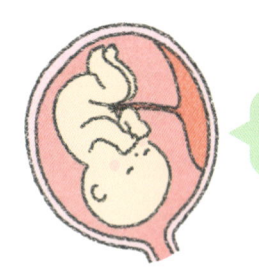

・身長　40cm
・体重　1,600g

入院用カバン，入院連絡先のメモなどの準備は，遅くともこのころには終わらせておく必要があるんですね

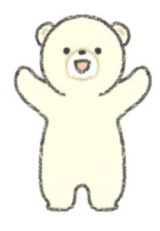

妊娠8か月（妊娠28〜31週）の胎児の身長は **40cm**，体重は **1,600g** ほどです．やっと極低出生体重児（出生時体重 1,500g 未満）でもなくなりましたね．

体の機能はひととおり完成しましたが，まだ準備不足．さらに，皮下脂肪もたまり始めたものの，まだ貯蔵は可能です．子宮外で生きていくための準備はしばらく続きますよ．

また，子宮底長は **25 〜 28cm** ほどになります．このころは母体の精神変化が激しいのが「普通」です．リラックスできたほうが母子ともによいことはわかっていても，どうしてもソワソワ，イライラしてしまいます．精神変動はたくさん分泌されている性ホルモンによるもの．自分を責めることなく，楽しいもの・ことをどんどんイメージしていきましょう．

水分補給は今まで以上にしっかり行います．胎児が頑張って代謝してできた不要物（老廃物）を水分で押し流してあげてください．当然，水分と子宮の圧迫によって頻尿になりますが，「大事な運動だ！」と思ってトイレに向かってほしいですね．

妊娠9か月

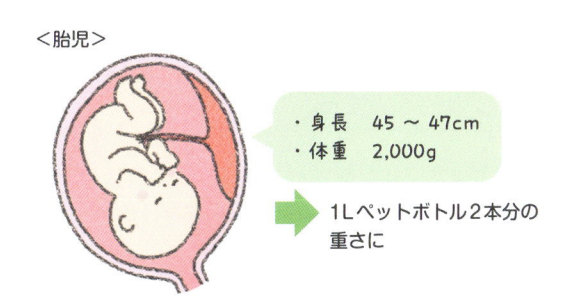

＜胎児＞

・身長　45 ～ 47cm
・体重　2,000g

➡ 1Lペットボトル2本分の
　重さに

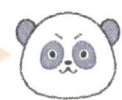

逆子や前置胎盤では
帝王切開を行う時期です

妊娠9か月（妊娠32 ～ 36週）の胎児身長は**45 ～ 47cm**，体重は**2,000g**．ここまできてようやく未熟児（出生時体重2,000g：母子保健法）の目安を脱出です．かなりずっしりと重くなりましたね．

だけど，衛生統計の観点からはまだ，**低出生体重児**（出生児体重2,500g未満）になってしまうことに注意しましょう．体の機能はひととおりできた，皮下脂肪もたまってきた．それでも「子宮外で生きていくにはちょっと不安．医療が適切に提供されないとせっかくの生命が失われるかもしれない」と市町村が医療サービスを提供して保護する対象に含まれるのです．

とはいえ，逆子や前置胎盤では帝王切開に踏み切るころ．ここまで大きくなれば一応は安心ですが，もしもの可能性は忘れずに！

＜子宮底長＞

30cmほどに！

36週直前に子宮底長が**30cm**ほどになり，胸骨の剣状突起下三横指にまで届きます．そのあと，子宮は出産に備えて骨盤内へと下がっていきます．子宮が骨盤内にはまれば，呼吸はだいぶ楽になるはず．そのかわり，かなり頻尿になります．頻尿を嫌がって水分不足になってはいけませんよ．

精神面乱高下は，引き続き，性ホルモン分泌によるものです．

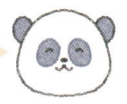

もういつ産まれてもおかしくありませんし，そろそろ名前を決めなくてはいけませんね．出産後14日以内に提出する出生届には赤ちゃんの名前を記入する必要がありますよ

▶ 前駆陣痛

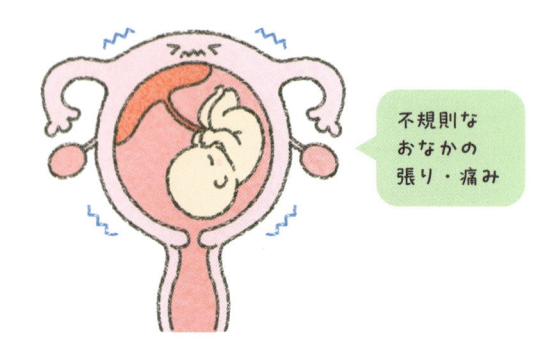

不規則な
おなかの
張り・痛み

前駆陣痛は不規則に生じるおなかの張り・痛みのこと．出産に向けた子宮の準備・練習だと思ってください．

散歩のように体を動かしたあとに生じることが多く，休憩すると治まるのが通常ですが，個人差がかなりあります．まったく感じないくらい弱い前駆陣痛しかない人も，突然の激しさに「ついに陣痛が！」と病院に駆け込む人もいますからね．

さらに，練習段階の前駆陣痛から本番の陣痛までのあいだが数時間しかない人や，1か月近く空く人もいますよ．

▶ 前駆陣痛と陣痛の違い

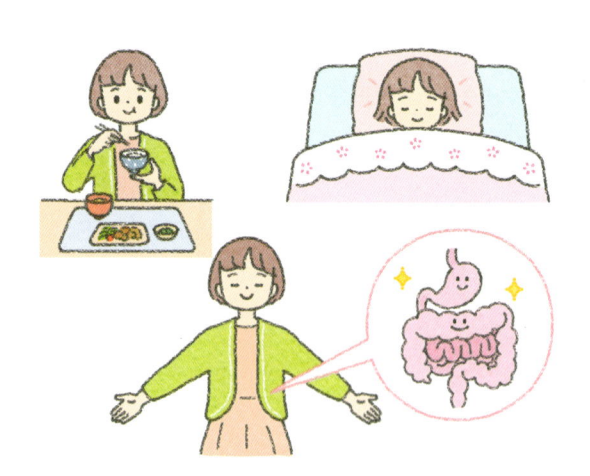

前駆陣痛と陣痛の違いは「**規則性**」にあります．陣痛は規則的なおなかの張り・痛み．背中の下のほうが痛むのも陣痛に多いですね．「規則的」なので，痛いときと痛くないときのサイクルがあります．

子宮が収縮しているときには何をしても痛いので，無理をしないこと．痛くないときが来たら，少しでもいいので食べて，寝ておいてください．さもないと「いざ出産！」というときに力が入らず，母子ともに苦しい時間が長引いてしまいます．

筋肉が収縮したいときにフルパワーで収縮できるよう，グルコース（や貯蔵型のグリコーゲン）をしっかり蓄えておきましょう．そのためには消化器系に頑張ってもらう必要がありますね．消化器系がフルパワーではたらけるのは，**副交感神経系優位状態**（リラックスモード）．寸暇を惜しんで，全力で副交感神経系優位状態を作り出しましょう．

病院に連絡するべき陣痛の目安は「1時間6回以上，10分間隔の痛み」です．ただし，健診時に「子宮口が開いてきている」と言われた人や，経産婦ではもっと早く（15分間隔）に連絡を取ります

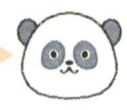

こんなときはすぐに病院へ！

基本的に，前駆陣痛なら病院に行く必要はありませんが，「前駆陣痛だけどすぐに病院！」という場合もあります

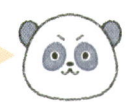

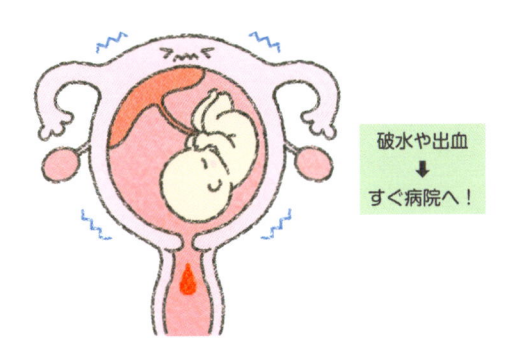

破水や出血
↓
すぐ病院へ！

破水や**出血**があったらすぐに病院へ行く必要があります．胎児感染の危険と，**胎盤剥離**による胎児生命危険が迫っているかもしれません．破水以降は，胎児の頭部が外界に触れている状態ですからね．とくに途切れない痛みや張りは，胎盤剥離の可能性が高いです．

もちろん，**胎動を感じなくなったとき**もすぐに病院です．いくら骨盤内に頭が入り，子宮内が窮屈とはいえども，胎児は動くことができるはず．それが急に止まったときは……胎児の生命が危険にさらされているかもしれません．

妊娠10か月

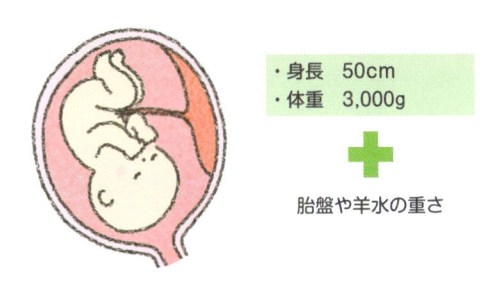

・身長　50cm
・体重　3,000g

＋

胎盤や羊水の重さ

妊娠10か月（妊娠36〜39週）の胎児は身長**50cm**，体重**3,000g**ほど．1.5Lのペットボトル2本が，常におなかの中にあるような状態です．実際は胎盤が500gほどで，ここに羊水の重さも追加されます．

さすがにいつ産まれてもおかしくない状態なので，妊婦健康診査は週1回ですよ．

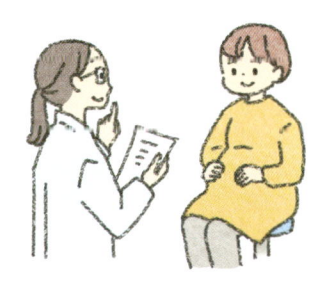

妊婦健康診査は
週に1回！

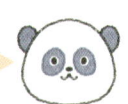

もういつ産まれても
おかしくないですよ！

帝王切開

帝王切開になるのはどんなとき？

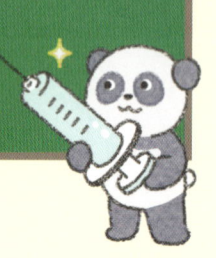

帝王切開になるのは…
- 妊娠高血圧症候群　・前置胎盤
- 胎盤早期剥離　・子宮頸がんによる手術歴
- 感染症　・早産　・巨大児　・分娩停止
- 胎児機能不全　・胎位異常
- 臍帯脱出　・胎児奇形
- 妊婦が希望したとき

帝王切開とは，母体に麻酔をかけて，腹壁や子宮を切開して行う分娩のことで，経腟分娩による各種リスクを回避することができます．手術の安全性が高まっただけではなく，適応状態も増えたため，珍しいものではなくなっていますね．

帝王切開適応は，妊娠高血圧症候群，前置胎盤，胎盤早期剥離，子宮頸がんによる手術歴などがあげられます．産道感染が怖い感染症や，早産や巨大児のときにも帝王切開になります．分娩停止や胎児機能不全，胎位異常，臍帯脱出，胎児奇形も帝王切開の対象です．妊婦の強い希望で帝王切開になることもありますよ．

麻酔

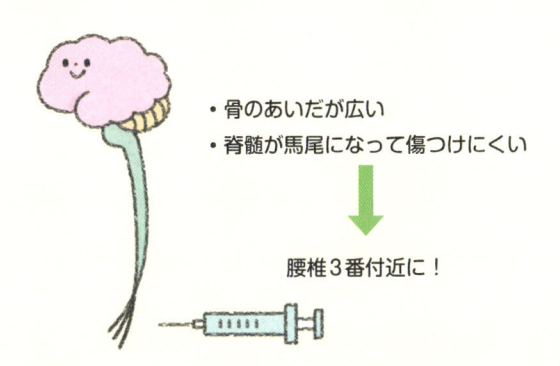

・骨のあいだが広い
・脊髄が馬尾になって傷つけにくい

腰椎3番付近に！

母体のおなかを切り開くことになるので，当然麻酔をかけますが，麻酔にも種類があり，どれも一長一短です．

全身麻酔以外では，脊髄やそこから出る神経に麻酔を効かせることになります．その場所は**腰椎3番付近**．ルンバール（腰椎穿刺）が行われる場所も腰椎3番でしたね．理由は「骨のあいだが広いから」「脊髄が馬尾になって傷つけにくいから」ですよ．

帝王切開が始まって10分ほどで児が娩出．あとは胎盤を娩出して，縫い合わせて（縫合）……約1時間かかります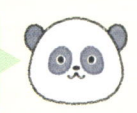

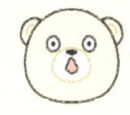 自然分娩とは大違いですね!?

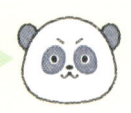 でも，よいことばかりではありませんよ

リスク

産褥熱

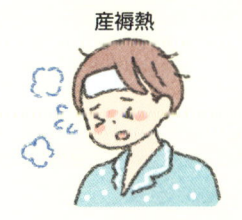

尿路感染

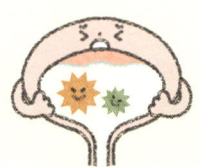

腸閉塞

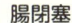
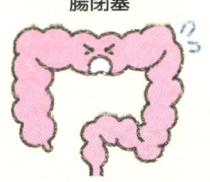

子宮復古不全

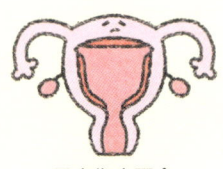

細菌感染による熱性疾患（**産褥熱**）の発生可能性は，自然分娩の5〜30倍ともいわれています．

麻酔や鎮痛薬で消化管の動きが止まる**腸閉塞**（・イレウス）や，カテーテルを入れることによる**尿路感染**なども起こりやすくなっています．

さらには，陣痛時に出るはずだったプロスタグランジンやオキシトシンが出ませんので，子宮が収縮しにくい状態です．その結果，術後出血は止まりにくく，**子宮復古不全**も起こりやすくなることに注意してくださいね．

出産

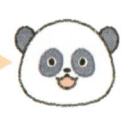

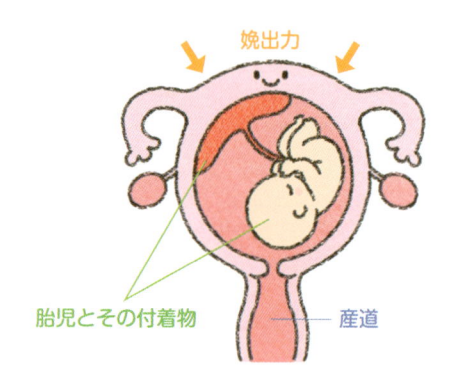

娩出力

胎児とその付着物

産道

　分娩は「胎児とその付着物」を「娩出力」によって，「産道」を通して母体から娩出または排出させること．

　産道は経腟分娩をイメージするとわかりやすいですね．骨格部分（骨盤）を「骨産道」とよんで，やわらかい部分の「軟産道」と分けますよ．軟産道に含まれるのは子宮下部，子宮頸部，腟，外陰および会陰です．

　娩出力は赤ちゃんをおなかから押し出す力．子宮の収縮による陣痛と「いきみ」でかかる腹圧が含まれます．

　「**胎児とその付着物**」に含まれるのは，赤ちゃん本体と**胎盤**，**卵膜**，**羊水**，**臍帯**です．赤ちゃんを取り囲んでいたものすべてがお母さんの体の外に出ますからね．

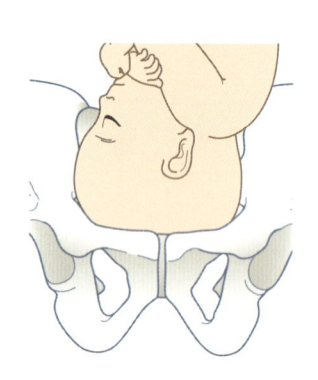

　出産の前兆については今までおはなししてきました．

　まず，子宮全体が下がって骨盤内へ．これによって膀胱が圧迫されて頻尿にはなりますが，胃はすっきりと楽になるはず．食欲がわいてくる人もいるかもしれませんね．

　赤ちゃんの頭が骨盤にはまるため，動き（胎動）はちょっと少なくなります．でも，胎動が完全になくなるわけではありませんよ．「急に，まったく動かなくなった？！」なんてときにはすぐに病院へ行きましょう．

　出産が近づくと，準備運動として前駆陣痛が出てきたり，通り道になっている腟の分泌液が増えます．「帯下増加」ですね．このときに出る血性分泌物が**産徴**（いわゆる「**おしるし**」）です．子宮頸部と赤ちゃんを包む卵膜のあいだが開いてきて，卵膜が剥離すると出血します．この出血と大量の分泌液が混ざったものが産徴ですね．

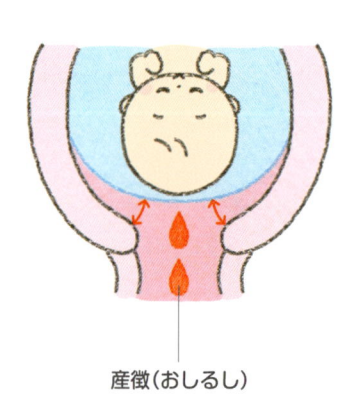

産徴（おしるし）

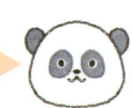

分娩第1期（開口期）

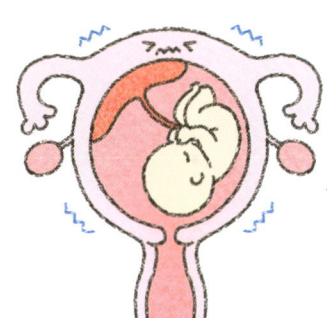

断続的な陣痛が
10分以内の周期で来た！

持続的な陣痛が10分以内の周期で来たときに**分娩第1期（開口期）**がスタート．もう入院しないといけませんね．1時間に6回以上の陣痛が来たときも同じですよ．あらかじめ準備しておいた入院バッグを持って，決めておいた病院に直行です．

分娩第1期の始まりは子宮の定期的収縮による陣痛で，終わりは子宮口が全開状態になるまでです．子宮頸部は約10cmに開くのですが……ここまでの時間には個人差があります．初産婦では10〜12時間，経産婦でも4〜6時間かかりますね．はっきり言って，長期戦です．

入院当時（分娩第1期開始時）には歩いて話もできるはず．次第に，陣痛時には話すことができず，呼吸も乱れがちになります．最終的には陣痛のあいだの数分間もぐったり……なんてことになります．

帝王切開なら問題になりませんが，経腟出産には母体の娩出力が必要です．第1期で体力を消耗すると，娩出力が弱まり，母子ともに長時間苦しむことになります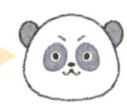

 第1期のキーワードは「体力温存」ですね．では，体力温存のために何をすればよいのでしょうか？

▶体力温存のためにできること

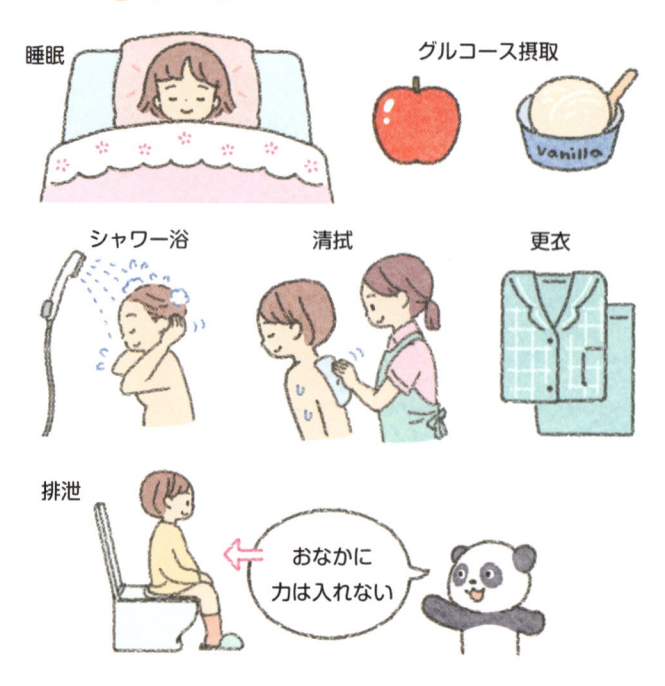

睡眠　　　　　　　　　　グルコース摂取

シャワー浴　　　清拭　　　更衣

排泄　　　　　　　おなかに力は入れない

体力温存に必要なのは，休めるときに休むこと．陣痛のあいだ，眠れるならば眠ってしまいましょう．そのため，眠りやすい環境を整えたいところです．

そして，筋肉の収縮のためにはATPが必要ですので，ATPのもとになるグルコースも口にしておきたいですね．汗をかくことになるので，水分をたっぷりとれて，早く血糖値を上げることができるものがいいですね．果物やゼリー，アイスなど，好みにあったものを選んでください．

「汗をかく」以上，放置すると不快な状態に．だから短時間でもシャワー浴や入浴ができるとさっぱりします．ただし，破水していたら感染の危険性があるので，清拭と更衣を行います．

それから排泄も忘れてはいけません．膀胱に尿がたまっていると，胎児が子宮頸部の方へ下がってくるのを邪魔してしまうため，少なくとも2〜3時間ごとにトイレに行ってもらいましょう．

> **m e m o**
> 「トイレで用を足す姿勢」は，胎児が骨産道に沿って下がっていきやすい角度です．これは，腹圧をかけやすい姿勢でもあります．子宮口が開ききる前に腹圧がかかってしまうと，胎児の頭や肩で会陰裂傷などの「裂け傷」ができてしまいます．痛いですし，治るまでに時間もかかってしまうので，「トイレに行って用は足すけど，おなかに力を入れない」ように気をつけましょう．

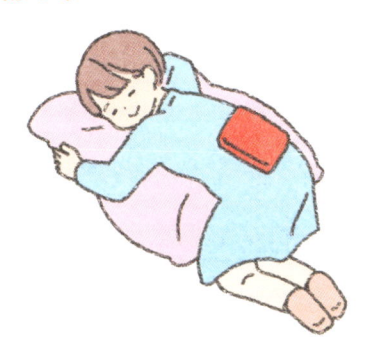

▶ 陣痛を和らげる方法

　少しでも痛みを和らげるためには，**温罨法**と**深呼吸**が重要です．これらは，副交感神経系優位状態を作り出してくれます．消化器系に頑張ってもらって，体を休める……第1期に適した状態です．副交感神経系優位状態だと，痛みをいくぶん感じにくくなりますよ．

　そして，深呼吸をすることは，血液pHを守ることにもつながります．痛みや不安によって第1期に過換気を起こしてしまう人がいます．過換気症候群は**呼吸性アルカローシス**の原因でしたよ．このとき全身の血管が「なんだかピンチ？　とりあえず生命維持優先させておこう」と末梢血管を収縮させてしまいます．これでは胎盤に向かう血液が減少し，胎児に送る酸素が減ってしまうことに！

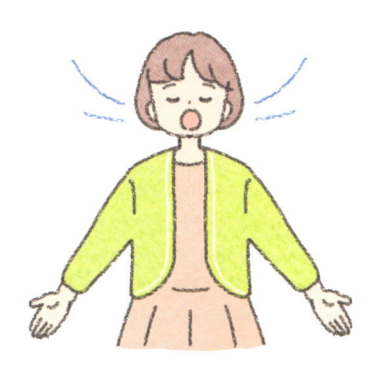

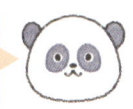

第1期から苦しいと胎児が大変！
痛いからこそ，おなかを温め，意識的に
深呼吸をする必要があるのです

▶ 無痛分娩

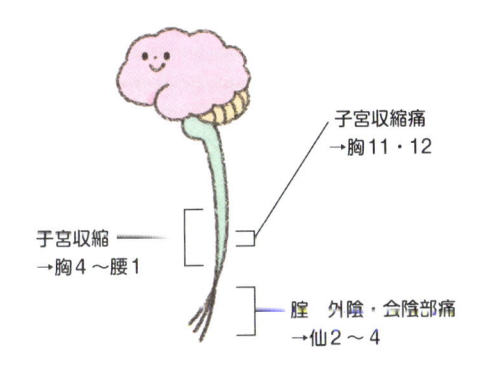

子宮収縮痛
→胸11・12

子宮収縮
→胸4〜腰1

腟　外陰・会陰部痛
→仙2〜4

　どうしても痛いときには**無痛分娩**になることもあります．子宮の収縮による痛みは胸髄11番・12番，腟と外陰・会陰部の痛みは仙髄2〜4番が担当しています．子宮の収縮運動は胸髄4番から腰髄1番までが広く担当しますよ．

　この皮膚分節（デルマトーム）に対応する部分に麻酔をかけて痛みをブロックするのが，無痛分娩です．

　ただし，「完全に痛くなくなる」わけではありません．しかも運動担当の神経まで情報伝達がブロックされてしまい，娩出力が弱まります．その結果，分娩自体が長引く（遷延する）危険があることを頭に入れておきましょうね．

▌スムーズな出産のための工夫

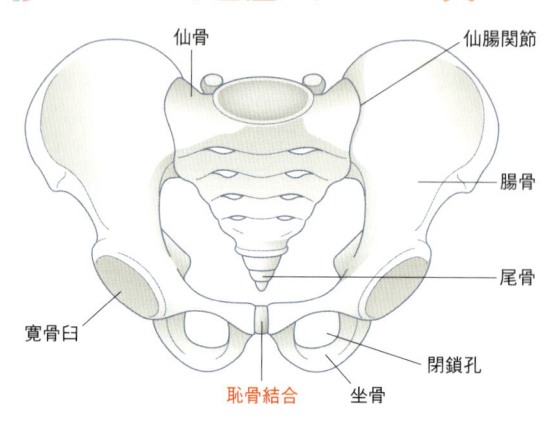

仙骨
仙腸関節
腸骨
尾骨
寛骨臼
閉鎖孔
恥骨結合
坐骨

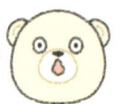

スムーズに生まれるための，母子による骨レベルの努力ですね

子宮口が開くまでのあいだ，胎児は頭を下にして骨産道にはまっていきます．いくら女性の骨盤内腔が円状になっているとはいえ，胎児の頭が通り抜けるのは至難のわざ．そこで役立つのが**恥骨結合**と**頭蓋骨**です．

骨盤はいくつかの骨が組み合わさってできていました．その前面のつなぎ目が恥骨結合．恥骨結合の人体が緩み，ほんの少し内腔が広くなります．

ヒトの頭蓋骨も複数の骨でできていましたね．これは出生後に脳が成長するための空間を確保するためであり，出生時に骨のへりどうしを重ね合わせて児頭をできるだけ小さくするためでもあります．だから生まれたばかりの赤ちゃんの頭は少しいびつな形になりますよ．

▌胎児の位置

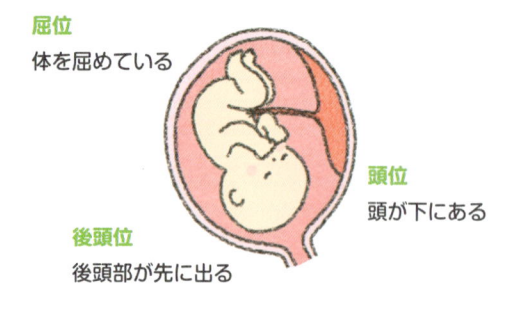

屈位
体を屈めている

頭位
頭が下にある

後頭位
後頭部が先に出る

「児の頭」が先頭になっていないと，赤ちゃんの骨レベルの努力が役立ちません．そのため，胎児の位置はとても重要です．

胎児が体を屈めて（**屈位**），頭が下にあり（**頭位**），後頭部が先に出る（**後頭位**）のが正常．「おしりが下」の骨盤位や，横向きの横位では，帝王切開になる可能性があります．

また，頭位でも額や顔面が一番先に出る姿勢は，うまく回って出てくることができない可能性があるので注意．姿勢自体は正常でも，臍帯が巻きついて先に出てくるときなどは帝王切開になりますよ．

分娩第2期（娩出期）

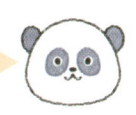

子宮口が10cmほどに開いたら，分娩第2期（娩出期）です．
第2期の終了は児の娩出．やっと赤ちゃんに会えますね！
初産婦で1.5時間から2時間，経産婦では30分から1時間
かかるのが目安です．
分娩台に移動して，いざ，娩出開始！

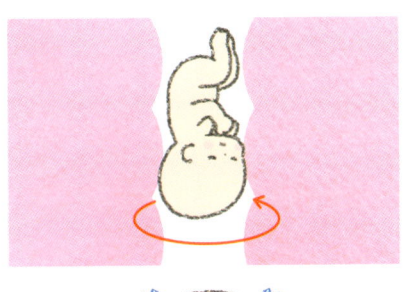

回りながら
出てくる！

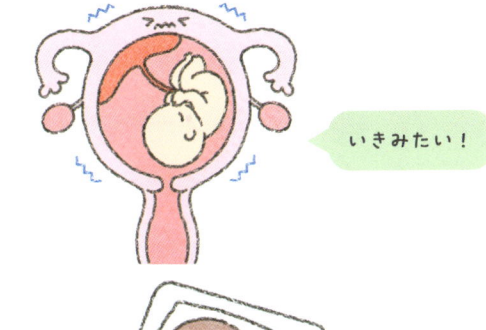

いきみたい！

水分補給も
忘れずに！

胎児は，骨産道の形に合わせて，「回りながら」出てくることになります．

子宮を出るときには横向き．そこから次第に肛門のほうを向いて，母体から顔を出します．肩を出すときにはもう一度横を向きますからね．

胎児の頭が子宮頸部神経叢を刺激するため，自然と腹圧をかけたい（いきみたい）状態になります．ここで注意が必要です．

腹圧をかけるとき，どうしても呼吸が止まってしまいます．呼吸が止まると，血液中の酸素濃度が下がって，母子ともに苦しくなってしまいますね．しかも腹圧がかかっている状態（いきみ中）では，腹圧によって血管がつぶされ，胎盤に向かう血流量が減ってしまいます．その結果，赤ちゃんは二重に苦しくなってしまいますよ．

だから，いきむときには「短時間の繰り返し」が大切．短く力を入れて，ちゃんと呼吸することを意識するよう指導しましょう．

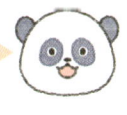

陣痛のあいだは貴重な休息時間！
汗がどんどん出ますので，水分補給を
忘れないでください

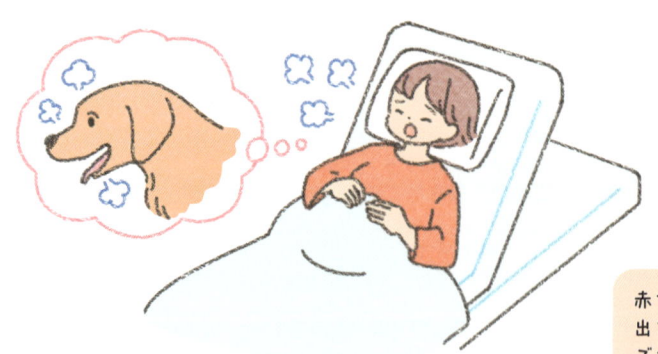

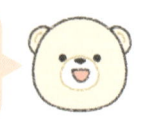
赤ちゃんの全身がするりと
出てきたら……おめでとう
ございます！

娩出力がかかり，児の頭が出たら「いきみ禁止！」です．「まだ硬いものがあるから出してしまいたい」ところですが，肩が勢いよく通過すると会陰が裂ける危険があります．肩が出るまでは運動後の犬のようにハッ，ハッと力を逃す「短息呼吸」で我慢です．

どうしても頭や肩が出てこないときには会陰部切開で「裂ける」ことを防ぎます．「切った」傷は，「裂けた」傷と違って治りやすいです．それでもできるだけ傷を作らないために，「頭が出たら，いきみ禁止」ですよ．

「トイレに行きたい」と言われたら？

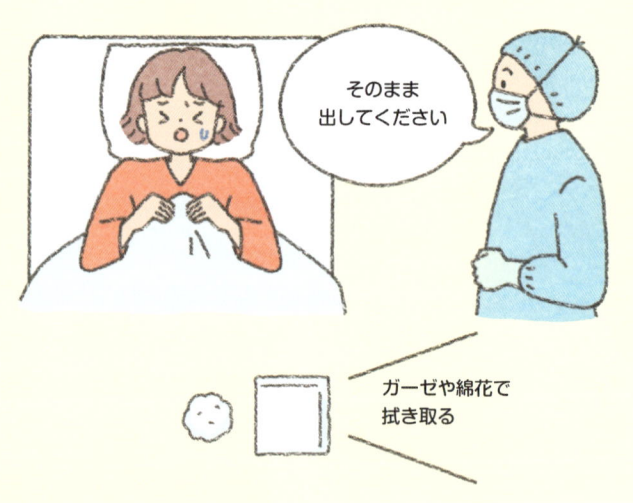

そのまま
出してください

ガーゼや綿花で
拭き取る

第2期で急に「トイレに行きたい！」と口にする人がいますが，これはごく自然なこと．胎児の頭で直腸が圧迫されたせいで，排便中枢に「便がある！　排便！」と判断されてしまうことが原因です．

でも，ここで分娩台を降りてトイレに行くと，腹圧がかかって一気に胎児が娩出され，「トイレで出産！」なんてことになります．それは母子ともに危険かつショックが大きいので，「そのまま出してください，赤ちゃんにはつかないので大丈夫ですよ」と伝えましょう．腟と肛門の位置関係がわかっていれば，安心してアドバイスできますね．

排便があったら，肛門を圧迫しつつ綿花やガーゼで拭き取って処分しましょう．

分娩第3期（後産期）

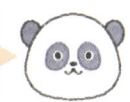

児の娩出から胎盤娩出までが分娩第3期(後産期).
時間にして10〜30分ほど. 赤ちゃんの泣き声が聞けて,
ひと安心しているころですね. 痛みのピークは過ぎましたよ

▶ 早期母子接触

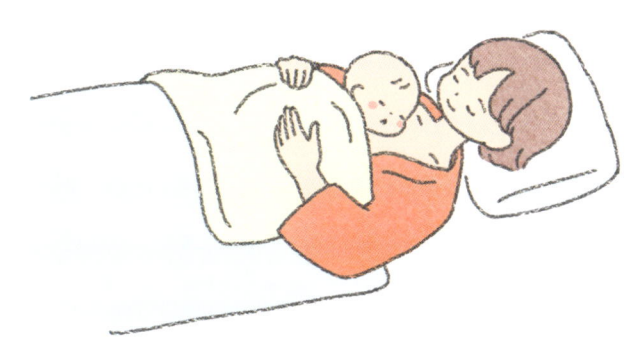

　生まれた赤ちゃんとお母さんをできるだけ早く触れ合わせようというのが「**早期母子接触**」. **カンガルーケア**ともよばれますね. こうすることで, 赤ちゃんは温かいお母さんに触れて保温されます.

　また, 羊水が自然に出てきやすい姿勢になるので, 呼吸が早く安定します. 本能的に泣く(啼泣)ことが減るので, **代謝性アシドーシス**からの回復も早くなりますよ.

Column

赤ちゃんが代謝性アシドーシスになるのはなぜ？

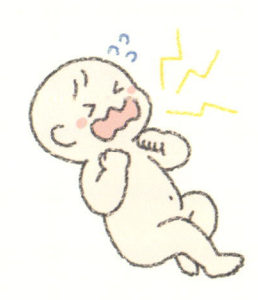

体内で乳酸が作られている
➡代謝性アシドーシスに！

　赤ちゃんが代謝性アシドーシスになっているのは, 出産時に胎盤からの酸素が少なくなって, 全身で乳酸が作られているからです. 乳酸は, 筋肉が酸素のない状態(少ない状態)で運動するときにできるもの. 酸素が少なくくも, 心臓などの全身の筋肉は収縮しないといけませんからね.

　しかも体外に出ると循環が切り替わります. 産声によって胎児循環から通常の循環に切り替わるため, 最初の「おぎゃあ！」は大事です. でも, そこで泣きすぎると, 酸素が不十分なまま筋収縮が増えることに……. だから泣きすぎないことで, 「乳酸による代謝性アシドーシスから早く回復してほしい」のです.

▶ 後産期陣痛（胎盤娩出）

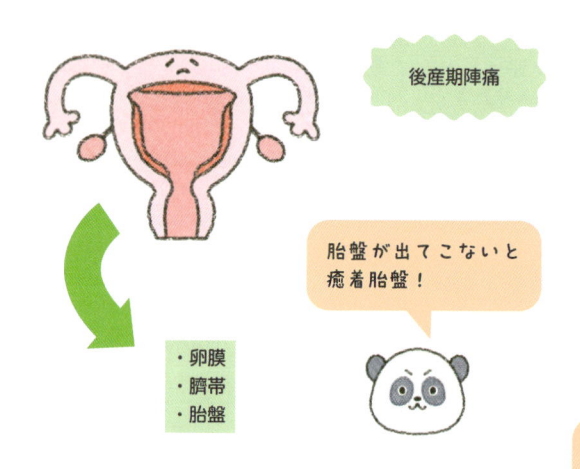

後産期陣痛

胎盤が出てこないと
癒着胎盤！

・卵膜
・臍帯
・胎盤

助産師や看護師が各種処置をしているあいだ，分娩台の上で再度痛みが出てきます．出産後5～15分で出てくる，この痛みが**後産期陣痛**．子宮全体がぎゅっと収縮し，胎盤を排出するための陣痛です．

卵膜，臍帯，胎盤が自然に全部出てきたらひと安心．でも，ここで胎盤が出てこない癒着胎盤だと問題です．各種の胎盤娩出法（場合によっては手を使って剥がし取る）を使ってもダメなら，子宮全摘出になる可能性もあります．

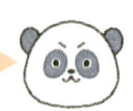

お母さんはひと安心できるころですが，医師や助産師，看護師にとっては胎盤娩出までは気の抜けない時間が続きます

分娩第4期

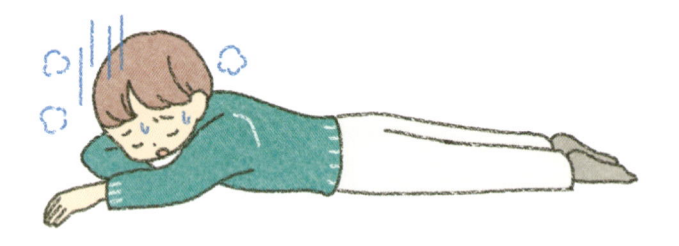

分娩後2時間までが分娩第4期．ここは異常出血に注意が必要な時間帯です．

第1期〜第4期に500mL以上出血した場合は異常出血．**ショック**を起こす危険性がありますよ．ショックは全身の酸素欠乏危険状態です．いち早く気づいて対処するために，しっかりと状態を観察しましょう．

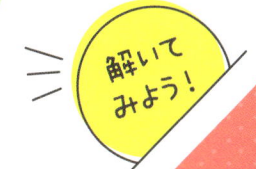

国 試 関 連 問 題

第100回改変 午前74問

前置胎盤について正しいのはどれか.

1. 出血は主に内出血である.
2. 妊娠高血圧症候群（HDP）に合併する.
3. 出血は痛みを伴わない場合が多い.
4. 胎盤の下縁が内子宮口に達しないものをいう.

第102回 午後65問

正常に経過している分娩第1期の産婦への説明で適切なのはどれか.

1. 「食事は摂らないようにしてください」
2. 「ベッド上で安静にしていてください」
3. 「2，3時間に1回は排尿をしてください」
4. 「眠気を感じても眠らないようにしてください」

第105回 午前109問

次の文を読み問題1に答えよ.

Aさん（36歳，経産婦）は，夫と長男（3歳）との3人で暮らしている．妊娠40週0日，午前9時にAさんは陣痛のため入院した．このときは未破水であった．午後1時，体温36.8℃，脈拍64／分，血圧126/70mmHgであった．Aさんに分娩監視装置を装着したところ，陣痛間欠4分，胎児心拍数基線は140bmpで，一過性徐脈はみられなかった．午後2時，破水感があり医師が診察したところ，子宮口は7cm開大であり，羊水の流出がみられた.

問題1

この時点でのAさんのアセスメントで適切なのはどれか.

1. 胎児頻脈
2. 前期破水
3. 分娩第1期
4. 妊娠高血圧症候群

第102回 午前11問

分娩第2期はどれか.

1. 陣痛開始から子宮口全開大まで
2. 排臨から発露まで
3. 子宮口全開大から胎児娩出まで
4. 胎児娩出から胎盤娩出まで

答えと解説はp.200を確認！

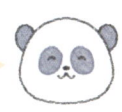

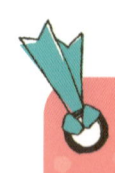

6. 出産後

　出産という一大イベントが終わり，心身はゆっくりと元の状態に戻っていきます．でも隣には赤ちゃんがいますね．

　「出産しておしまい」ではなく，「そのあと」があることを忘れてはいけません．

出産後1日目

出産後のお母さんは，とにかく休息をとることが大事です．助産師や看護師が，赤ちゃんの身長・体重，呼吸状況，消化器系の開通状態などを調べています．赤ちゃんのことは心配せずに，休めるときに休んでもらいましょう．
さもないと，できることすらできなくなってしまいますよ

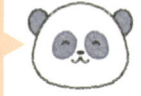

ビタミンKシロップ

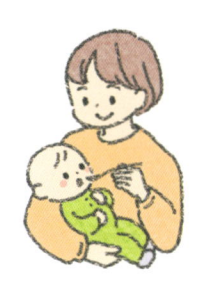

ビタミンKシロップ
与える

　お母さんが休んでいるあいだに，赤ちゃんには**ビタミンKシロップ**を与えます．

　母乳の泣き所は，止血に必要なビタミンであるビタミンKが不足していることでした．消化管出血で**新生児メレナ**になってしまわないように，出生後と退院前，生後1か月健診までビタミンKシロップを飲ませましょう．そこまで待てば，腸内細菌が目覚めてビタミンKを作ってくれるようになりますからね．

母乳

◆ オキシトシンのはたらき

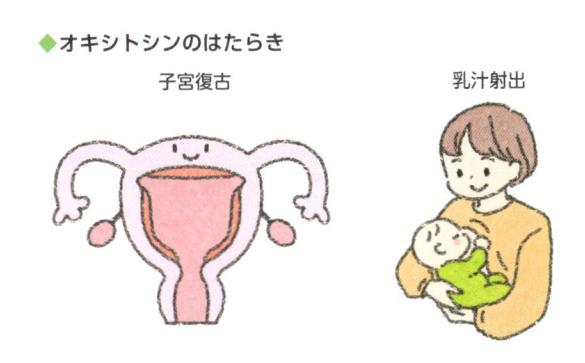

子宮復古　　　　　　　　乳汁射出

いきなり「母乳」前提のおはなしになってしまいましたが，栄養の面からも，抗体(Ig-A)の面からも，可能ならば母乳を提供してほしいものです．少なくとも初乳は赤ちゃんに飲んでもらうことで，抗体が供給され，**子宮復古**に役立つ**オキシトシン**の分泌も促進されます．

オキシトシンは下垂体後葉ホルモンで，**乳汁射出**にもおおいに関係します．赤ちゃんが母乳を飲む際に乳頭が刺激され，オキシトシンの分泌が盛んになります．そして，下垂体前葉ホルモンの**プロラクチン**によって産生された乳汁が射出します．

エンドクリンコントロールとオートクリンコントロール

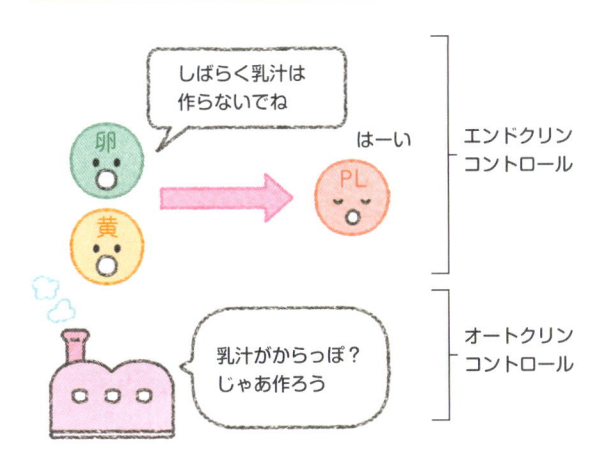

しばらく乳汁は
作らないでね

卵

は一い

黄

PL

エンドクリン
コントロール

乳汁がからっぽ？
じゃあ作ろう

オートクリン
コントロール

妊娠中は，胎盤から出る卵胞ホルモンや黄体ホルモンのせいで，プロラクチンが分泌されても乳汁はあまり作られませんでした．出産で胎盤がなくなると，プロラクチンは「乳汁産生」という本来のはたらきに専念できるようになります．このようなホルモン（内分泌）どうしによるコントロールを**エンドクリンコントロール**とよびます．

一方，出産後10日ほど経つと，乳房内からなくなった分だけの乳汁を再生産することができるようになります．これはホルモンとは関係のない（乳腺内圧による）コントロールなので，**オートクリンコントロール**といいます．

身体の変化

子宮復古

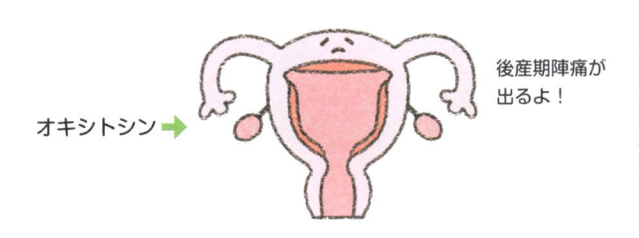

オキシトシン →

後産期陣痛が
出るよ！

オキシトシンは空っぽになった子宮が元の大きさに戻ること（子宮復古）を手伝ってくれます．

出産時に胎盤や卵膜が剥がれ，子宮の内側は「傷ついた」状態です．出血を止めるために，子宮は強く収縮して硬く締まります．このときに出る下腹部痛が**後産期陣痛**．出産後1日目が一番強く痛みますが，数日で治まるはずです．

▶ 悪露

赤色悪露	・出産後3日 ・赤色〜暗赤色 ・新鮮血性 ・流動性，凝血塊なし ・甘酸っぱい特有のにおい
褐色悪露	・出産後1週間〜10日 ・赤褐色〜褐色 ・血液成分，白血球減少 ・血色素が変色して褐色化 ・軽い臭気
黄色悪露	・黄色〜クリーム色 ・漿液あるいはクリーム状 ・血球成分は白血球が主体
白色悪露	・出産後4〜6週間 ・灰白色〜透明 ・子宮腺分泌成分が主体 ・血液成分はほとんどなくなる

子宮の内側が傷ついたことで出てくる血液などの分泌物が **悪露**. 出産後3日ほどは **赤色悪露**，出産後1週間〜10日で **褐色悪露** になります．出血が治まり，白血球が増えてきたためですね．

褐色悪露が **黄色悪露** になると，本来の腟からの分泌液と同様，酸性に変わります．それまでは血液成分が多いので弱アルカリ性ですよ．

白色悪露 になるのは出産後4〜6週間．もう子宮の傷が治ったころです．そのときには，卵胞ホルモンと黄体ホルモンの分泌量も妊娠前の状態に戻ります．

先述の理由から，できれば母乳を飲んでほしいのですが，一部の感染症では「母子感染」の問題があることを忘れてはいけません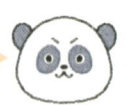

母子感染

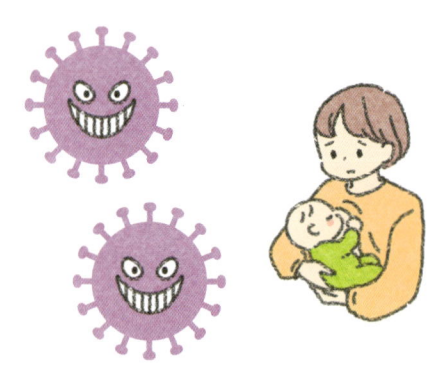

母子感染 にはいろいろな形がありましたが，ここで問題になるのは「**母乳経由による感染（母乳感染）**」です．

サイトメガロウイルス感染症 だと，場合によっては母乳を冷凍する必要がありました．冷凍さえすれば心配不要になるので，少なくとも赤ちゃんの免疫問題はひと安心です．

「母乳に移行してしまうので飲ませちゃダメ！」なのが **HIV** と **HTLV-1関連疾患**．このときは最初から人工乳になります．母乳による抗体（Ig-A）移行がありませんので，早いうちから熱を出し，慌しくなるかもしれません．でもHIVやHTLV-1関連疾患になるよりは格段にましです．

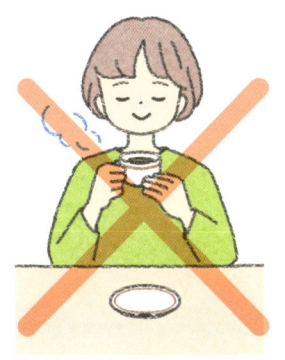

「母子感染」ではないのですが，乳汁に移行してしまう薬もありました．咳止め（鎮咳薬）の**リン酸コデイン塩酸塩**は，赤ちゃんに「モルヒネ中毒様症状」が出てしまいます．同様に，精神分野の薬（中枢作用薬）も，赤ちゃんに移行します．

薬ではないですが，飲み物の**カフェイン**も，乳汁経由で移行して赤ちゃんの寝つきを悪くしてしまいますよ．

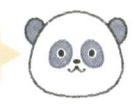

乳汁移行する薬を全部覚えるの現実的ではありません．だからこそ「添付文書を読む」ことが大事ですからね

授乳時のケア

いきなりうまくはできない…

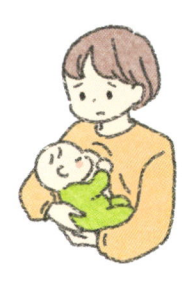

お母さんも赤ちゃんも練習の時期！

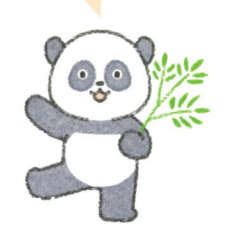

乳汁移行の心配がない場合，「休んだし，さっそく母乳を飲ませよう」と思うかもしれませんが，いきなり赤ちゃんが上手に飲めるようになるわけでも，お母さんの体がたくさんの乳汁を作れるわけでもありません．最初は泣くだけの赤ちゃんを前に，困り果ててしまうお母さんもいます．しばらくは，お互いに練習が必要です．

多少母乳を飲めなくても，赤ちゃんは体に蓄えた栄養分でATPを作れます．なお，体重変化から脱水が心配になってきたら，ナースステーションで人工乳の提供もできます．だから，「多少うまくいかなくとも母子ともに練習していきましょっ．休まないと母乳が出ませんので，意識的に休んでくださいね」とお母さんに助言できるようになってください．

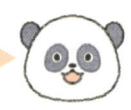

出産から一夜明け，ようやく落ち着いてこの先のことを考えられるようになるころです．出生日から14日以内に出生届を提出しなければならないので，赤ちゃんの名前を決めておく必要があります．退院したら，もう待ったなしの育児が始まります

体も心も，妊娠前の状態へと戻り始めています．

経腟分娩の人は，恥骨結合が元の状態へと戻ります．

会陰部切開になった人は，しばらく痛みや引きつれを感じるかもしれません．粘膜の痛みは強いものの，治りは早いはずです．必要に応じて痛み止めを使いつつ，傷の治りを待ちます．

帝王切開になった人は，姿勢を変えるたびに傷（やその痛み）が気になるかもしれません．こちらは腹壁をはじめ子宮まで切り開いているので，しばらく本調子とはいえない時期が続きますが，それが母子の安全のための最善手だったのです．周囲の言葉に惑わされることなく，まずは養生することが重要ですよ．

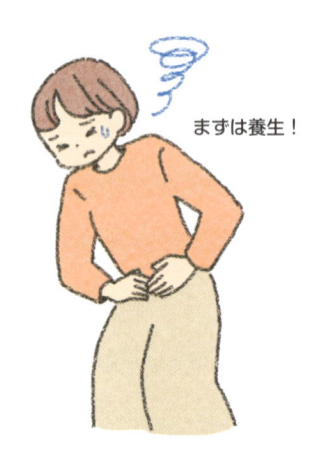

まずは養生！

性ホルモン

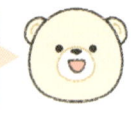

体の復古に関係するオキシトシンについては，おはなしが終わっていますが(p.95)，ホルモン分泌量が大きく変化する性ホルモンも忘れてはいけませんよね

性ホルモンは，妊娠中には大量分泌が維持されていましたが，出産後には妊娠前の状態に戻ります．p.96で確認したように，出産3か月後くらいから月経が再開しますよ

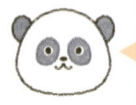

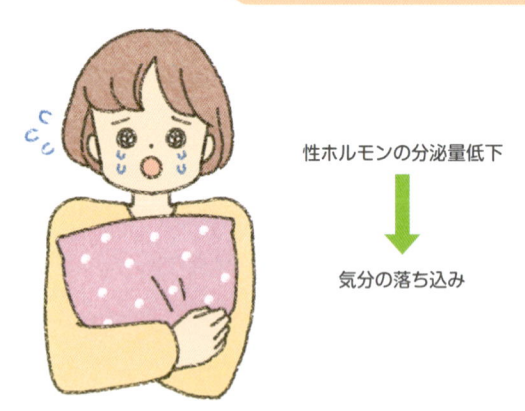

性ホルモンの分泌量低下

↓

気分の落ち込み

（妊娠前に戻るだけですが）いきなり性ホルモンの分泌量が低下すると，急激な気分の落ち込みが起こります．入院中は医療スタッフなど，ほかの人もいるため気づかれにくいのですが，退院したとたんに涙が止まらず，たまらなく不安になって押しつぶされそうになる人もいます．もちろん育児に対する不安はあって当然．それでも納得できない気分の激しい変調は性ホルモン分泌量のせいですよ．これを**マタニティーブルー**（または複数形にして**マタニティーブルーズ**）とよびます．

退院前に激しい気分の落ち込みがあったときには，ぜひ看護師に相談するよう声をかけましょう．話すことで，漠然とした不安の解消方法がみつかるかもしれませんよ．

性ホルモンといえば気分変調．妊娠中は性ホルモン分泌量が多く，気分変動が激しいことが「普通」だとおはなししました．

赤ちゃんの変化

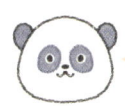

退院前の赤ちゃんに起こることは，生理的体重減少と生理的黄疸です．ようやく母乳を飲めるようになって一段落……というころに出てきます．どちらも正常な経過ですので，問題ありませんでしたよね

▶ 生理的体重減少

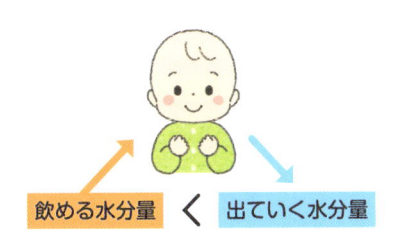

飲める水分量 < 出ていく水分量

生理的体重減少は，赤ちゃんが飲める量に対して，体から出て行く水分量（尿や便，不感蒸泄）が多いために起こるもの．哺乳量が安定すれば，体重増加に向かうはずです．減少量があまりに大きいときや，なかなか体重が増加しないときには輸液を行うこともあります．

▶ 生理的黄疸（新生児黄疸）

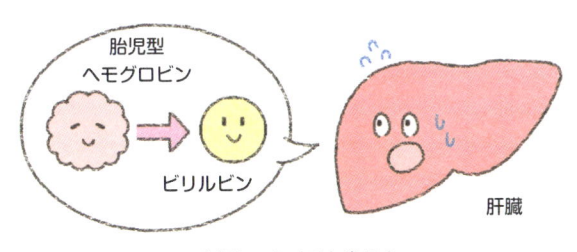

胎児型ヘモグロビン → ビリルビン

肝臓

病気じゃなくても出る！

生理的黄疸（**新生児黄疸**）は，胎児型ヘモグロビンの作り直しでできたビリルビンが，肝臓の処理能力を超えたために出る黄疸のこと．胆道系に異常がなくても出る（病気じゃなくても出る）黄疸でした．こちらもあまりにひどいときには光線療法でビリルビン色素を分解します．赤ちゃんの血液脳関門はできあがっていないため，ビリルビンが脳内に入り込んで神経細胞に悪さをする可能性がありますからね．

退院後

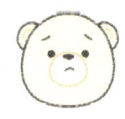

退院して，ようやく自宅に帰ってきましたね．ほっとひと安心のはずですが，相談できる人がいなくて不安になってしまうかも……

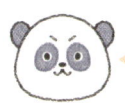

SNSの発達した現代では，「誰か」に尋ねることはできますが，それが「ちゃんとした（正しい）答え」かはわかりません．誤った情報に惑わされないよう，可能な限り専門知識のある人に相談したいところです

新生児訪問指導

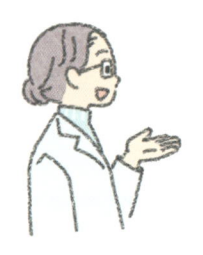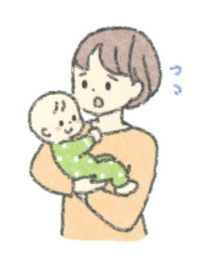

時期	出生後28日以内 （里帰り出産の場合は出生後60日以内）
目的	母子の状態を確認し，必要な情報を提供する

大事な相談の機会は，赤ちゃんの出生後28日以内にやってきます．新生児訪問指導ですね．母子保健法で定めている，助産師や保健師が母子の状態を確認し，必要な情報を提供するための制度です．これができるのは「出生届を提出した」からですよ．里帰り出産のときは，1か月ではまだ自宅に戻ってきていない可能性があるので，出生後「28日以内」が「60日以内」になります．

マタニティーブルーの不安，どうしていいかわからなかったことなどを全部メモしておいて，この機会に聞いてください．そうすれば少なくとも「今，気になっている不安」を解消できます．少しのあいだは，心の平穏を取り戻せるはずです．

未熟児への支援

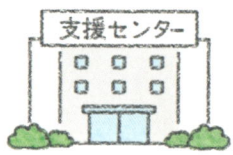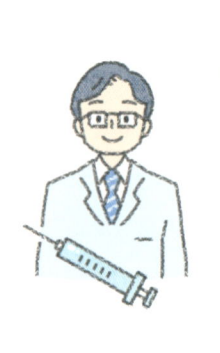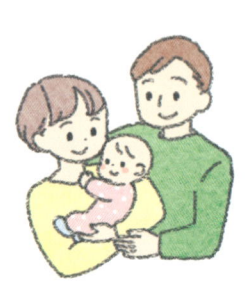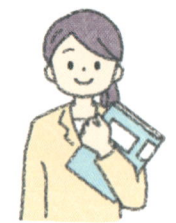

もし生まれた赤ちゃんが未熟児だった場合，不安がさらに山積みになっているかもしれません．

だから，さらに「必要な指導」を行うための訪問もありますよ．それが，母子保健法が定める，未熟児専門の指導です．

また，未熟児ゆえに入院が必要なら，医療の提供をしてくれますし，自宅での医療の提供が必要なら，在宅高度医療への支援制度があります．どうしても人手が足りないときには，地域子育て支援センターなどの地域資源情報を得ることもできます．

これらの制度を利用するには申請が必要なので，未熟児の指導に来た医師・助産師・保健師・職員にちゃんと確認したいですね

産後うつ病

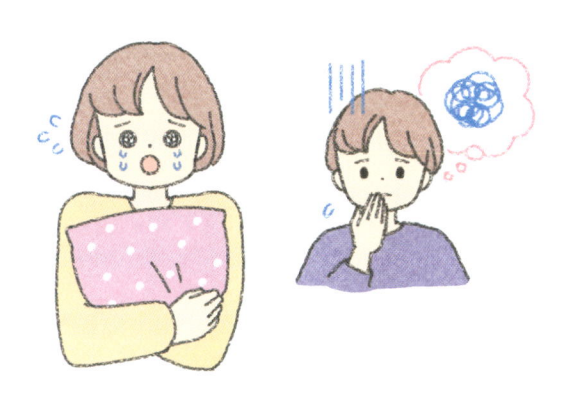

訪問指導における相談で，過度の不安からはさよならできるはずなのですが，数か月経っても気分が晴れないなら，それはマタニティーブルーではなく，**産後うつ病**かもしれません．

産後うつ病は，妊娠前からうつ病の既往がある人ではとくに発生しやすくなります．一過性の性ホルモン分泌変動に伴う気分変動ではなく，治療を必要とする精神状態です．

産褥期精神障害（産褥期精神病）

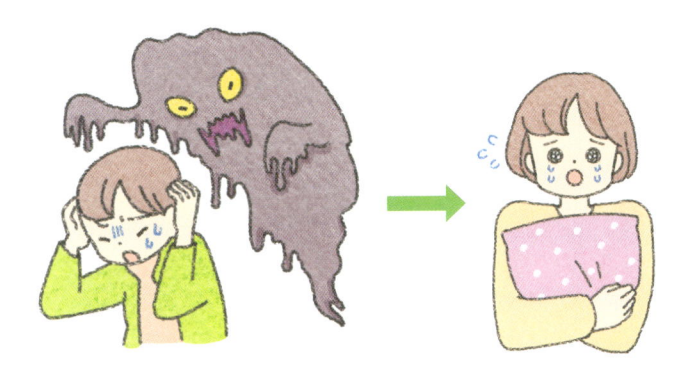

産褥期精神障害（産褥精神病）が出てしまう人もいますね．幻覚や妄想など統合失調症の陽性症状のせいで，極度の精神的興奮，錯乱，まとまりのない言動がみられます．

退院前に発症したときには看護師などがすぐに対応できますが，錯乱の結果，自傷他害のおそれがありますから，退院後では「本人や赤ちゃんの生命危機！」ですね．すぐに入院して薬物療法が必要になるかもしれません．

注意してほしいのは次回妊娠．産褥期精神障害が出たあとの妊娠では，3〜5割が再発してしまいます．しかも産褥期精神障害から双極性障害を発症することも少なくありません．また，妊娠前から**双極性障害**があるときには，産褥期精神障害が出現しやすいことも頭に入れておいてくださいね．

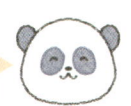

以上，退院後の母子について簡単に確認しました．ここから先は，子の成長に応じて激動の日々が続いていきます

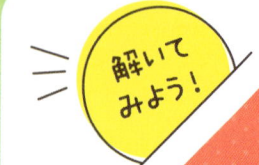

国試関連問題

第109回 午前6問

児の吸啜刺激によって分泌が亢進し，分娩後の母体の子宮筋の収縮を促すのはどれか．

1. オキシトシン
2. プロラクチン
3. テストステロン
4. プロゲステロン

第103回追試 午前9問

分娩時に分泌が亢進し，子宮筋を収縮させるホルモンはどれか．

1. エストロゲン
2. オキシトシン
3. バソプレシン
4. プロゲステロン

第111回 午前64問

マタニティブルーズについて正しいのはどれか．

1. 意欲低下が主症状である．
2. 症状は2週間以上持続する．
3. 好発時期は産後1か月ころである．
4. 産後のホルモンの変動が要因となる．

第100回 午前71問

母子保健法が規定するのはどれか．

1. 不妊手術
2. 産前産後の休業
3. 出産育児一時金
4. 新生児訪問指導

答えと解説はp.201を確認！

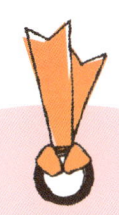

おわりに

　なるべく簡単に，ひととおり「妊娠前から出産・退院後まで」をみてきました.「母性のライフサイクル」に対して，多少はイメージをもてるようになったのではないでしょうか.　今まで勉強してきたことが，いろいろなところに関係していましたね.

　「妊娠前後」と「妊産婦の周囲」の重要性についても，ここまで読んでくれたみなさんはわかってきたはず.「周囲」は同居家族，入院する病院だけではなく，職場や行政（市町村など）も含まれていましたよ.

　必要に応じて読み直してみると，新たな発見があるかもしれませんので，今後の勉強に，どんどん役立ててくださいね.

memo

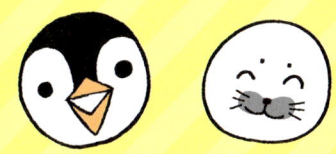

小児看護編

1. 生まれてから1か月まで………………………… p.106〜120

2. 生後1か月から2歳まで………………………… p.124〜151

3. 集団生活のはじまり（2歳から4歳）…… p.154〜161

4. 小学生になったら（5歳から9歳）……… p.164〜177

5. 小学生から中学生へ（10歳から14歳）… p.180〜190

6. 中学生から高校生に（15歳から18歳）… p.194〜195

1. 生まれてから1か月まで

生まれてから1週間まで

「おぎゃあ！」と産声をあげ，新たな生命がこの世界に生まれました．出生の瞬間です．

産声によって肺に空気が入り，胎盤から酸素を受け取る胎児循環は終了．ここから先は普通の循環になりますから，ボタロー管と卵円孔の閉鎖が必要ですね．さもないと，酸素の少ない静脈血が全身に押し出されることになってしまいます．

産声があがらないと，肺に空気が入りません．胎盤も臍帯もありませんから，酸素を受け取ることができない状態！　これでは呼吸もできませんし，皮膚も**チアノーゼ**で青白くなってしまいます．

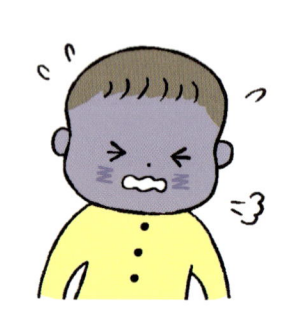

> だから，生まれた直後には，アプガースコアを確認しましょう

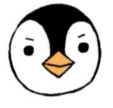

アプガースコア

徴候	スコア（点数）		
	0点	**1点**	**2点**
心拍数	欠如	100回/分 以下	100回/分 以上
呼吸	欠如	弱い啼泣	強い啼泣
筋緊張	だらんとしている	四肢をやや屈曲	四肢を活発に屈曲
刺激に対する反射	無反応	やや動く	啼泣
皮膚色	暗紫色，全身蒼白	体幹は淡紅色，四肢はチアノーゼ	全身淡紅色

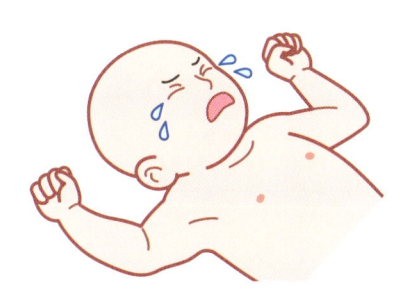

アプガースコアとは，新生児の状態を確認する指標．生まれて1分後と5分後に，心拍数，呼吸，筋緊張，刺激への反射，皮膚の色を0〜2の3段階で評価します．

正常は7〜10点．心臓が動いて，呼吸をして，皮膚は赤く，ちゃんと筋収縮をして手足を縮め，刺激に泣くことができれば安心です．

4〜6点は**軽症新生児仮死**，**0〜3点**は**重症新生児仮死**．5分後にもう1度測定して，7点未満のときは5分おきに20分後まで測定する必要があります．ちゃんと自力で生命維持できる状態かを確認するのですね．

経腟出産のときには産声をあげることが多いので，何も介助せずともアプガースコアは比較的高めです．ただし，お産が長引いたときにはこの限りではありません．

重症新生児仮死	軽症新生児仮死	正常
0〜3点	4〜6点	7〜10点

帝王切開のときには，出生後すぐに産声があがらないことが多いので，刺激を与えて泣かせています

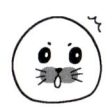

ちょっとかわいそうですが……

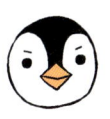

酸素がなくて苦しいほうが「かわいそう」なので，ここは我慢です

産声があがらないとき

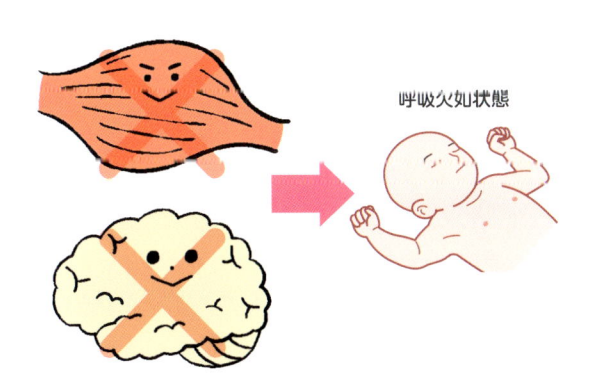

呼吸欠如状態

当たり前のように「産声をあげる」ことをスタート地点にしましたが，そのためには**筋骨格系**と**脳神経系**が順調にできあがっていないといけません．おなかの中にいるうちにこれらが完成していないと，せっかく生まれてきても「声を出す」ことができませんよ．

早産で筋骨格系・脳神経系が生育途中で生まれてしまうことはもちろん，体を作る途中に異常があったときも産声があがりません．

細胞の核内にある遺伝子は体を作るための設計図．遺伝子がのっている染色体に異常があったら，ヒトとして生まれてくることができない（死産・胎児死亡）可能性があります．また，生きるために必要な器官ができないままに生まれてしまうこともありますよ

染色体異常

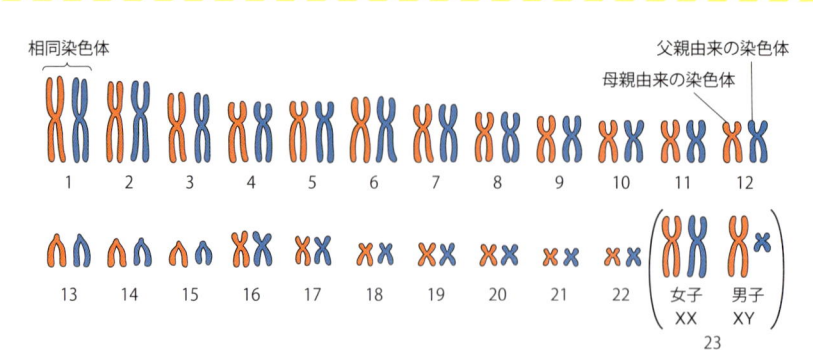

相同染色体

父親由来の染色体
母親由来の染色体

1 2 3 4 5 6 7 8 9 10 11 12

13 14 15 16 17 18 19 20 21 22

女子 XX　男子 XY
23

染色体は，DNAが細胞分裂前にギュギュッと集まって棒状になったもの．

体細胞は，合計46本の染色体でできています．そのうち44本は，22対の常染色体．残り2本は性染色体で，女性はX染色体を2本(XX)，男性はX染色体とY染色体を1本ずつ(XY)もつことになります．生殖細胞は，常染色体が22本，性染色体がXかYの1本でできていましたよ．

ところが，生殖細胞を作るときにうまく減数分裂できないと，異常な染色体の生殖細胞ができてしまいます．

代表的なのが染色体本数異常．本来2本必要な常染色体が1本や3本になった受精卵ができてしまうと起こります．

XXまたはXYにならないといけない性染色体が，XO (X染色体が1本足りない)やXXY (X染色体が1本多い)になると性染色体本数異常です．

多すぎても少なすぎても「ヒト」にはなれない

例外的にヒトになれるのは，
13，18，21のトリソミー

常染色体にはヒトの体を作るたくさんの設計図がのっているため，多すぎたり少なすぎたりすると，ヒトの体を正しく作ることができません．そのため，多くは母体内で受精卵が死んでしまいます．

なんとかある程度ヒトの体を作って生まれてくることができるのは，比較的情報の少ない13，18，21染色体が3本ある(トリソミー)ものくらいです．それでも13，18染色体のトリソミーでは，現代の医療で頑張っても数年しか生存できません．これが0歳児の死亡原因の1位「先天奇形・変形及び染色体異常」の例ですね．

21トリソミーはダウン症．こちらは現代医療のもとでなら成人にいたることが可能です．とはいえ，やっぱり多すぎる設計図は体に異常をきたしてしまいます．代表的なものが「心奇形」ですね．

循環器系・呼吸器系の異常

先天奇形

胎児に悪影響を及ぼす可能性のある感染症：TORCH

T	トキソプラズマ
O	その他（梅毒トレポネーマ，HIV，クラミジアなど）
R	風疹ウイルス
C	サイトメガロウイルス
H	単純ヘルペスウイルス

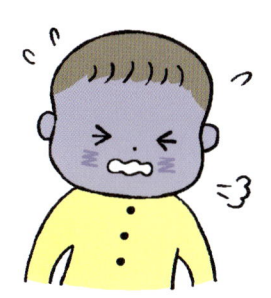

心臓の奇形は生命にかかわる！

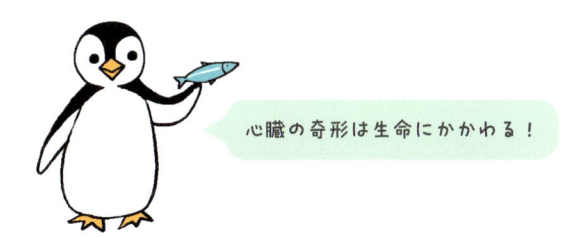

ファロー四徴症
・心室中隔欠損
・肺動脈狭窄症
・右室肥大
・大動脈右室騎乗

チアノーゼが出る！

0歳児の死亡原因1位に含まれている「**先天奇形**」．原因は染色体異常だけではありませんよ．

胎児に重大な悪影響を及ぼす**TORCH**を思い出してください（p. 7 ～ 12）．Tは**トキソプラズマ**，Rは**風疹**，Cは**サイトメガロウイルス**，Hは**単純ヘルペスウイルス**，O（その他）に**梅毒**や**HIV**などが含まれていました．

胎児死亡や死産を免れても，目や耳，心臓に奇形が出てしまうことが多く，とくに心臓の奇形は生命にかかわります．ここで出てくるのが**ファロー四徴症**．チアノーゼが出る**心室中隔欠損**，**肺動脈狭窄症**，**右室肥大**，**大動脈右室騎乗**ですね．

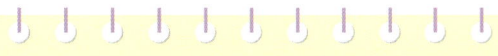

memo

ファロー四徴症では，先天性心疾患によって動脈血と静脈血が混ざるせいで，全身に向かう血液の酸素濃度が下がってしまいます．

酸素不足のサインがチアノーゼ．薄い皮膚や粘膜部分に酸素が十分な動脈血が流れていないことで，（本来の赤味がかった色ではなく）青白く見えてしまうことです．

これでは細胞が十分なATPを作ることができず，ひどい場合には死にいたります．そのため，生後間もなく手術になります．

🔵 周産期に特異的な呼吸障害及び心血管障害

周産期に特異的な呼吸障害及び
心血管障害
- 新生児の呼吸窮迫
- 周産期に発生した肺出血
- 周産期に発生した心血管障害
- その他の周産期に特異的な
  呼吸障害及び心血管障害

生まれてくるだけでも一大事なのに，自力で呼吸も心拍も維持しないと生きていけません．しかも，ボタロー管閉鎖などによって血行動態も大きく変化します．母体内では重大ではなかった異常が，生まれたあとに大事になることもあります．

令和4年（2022年）の統計によると，0歳児の死亡原因2位の「周産期に特異的な呼吸障害及び心血管障害」でした．

この区分に入るのは「新生児の呼吸窮迫」「周産期に発生した肺出血」「周産期に発生した心血管障害」「その他の周産期に特異的な呼吸障害及び心血管障害」ですよ．

消化器系の異常

「生死に即時直結」が循環器系・呼吸器系の奇形なら，「直結はしないけどやっぱり問題！」なのが消化器系の奇形です

🔵 新生児メレナ

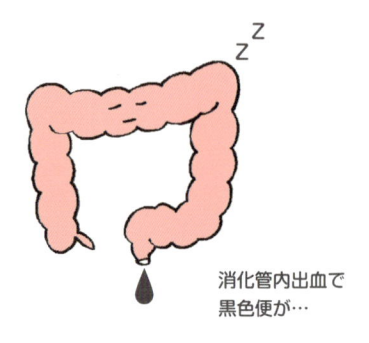

消化管内出血で
黒色便が…

ビタミンKは，止血（血液凝固）に関係しています．

血管についた傷を血栓（かさぶた）でふさぐことができないと，酸素を運んでくれる大事な血液がなくなってしまいます．

ビタミンKは，腸内細菌が産生してくれるため欠乏症にはなりにくいのですが，生まれたばかりでは腸内細菌がまだ寝ぼけた状態．そのまま放置していては，消化管内出血で黒色便が出る「新生児メレナ」になってしまうかもしれません．それは困るので，ビタミンKシロップを飲んでもらいましょう．

でも，消化管に異常があったらせっかく飲んだビタミンKシロップが役に立ちません

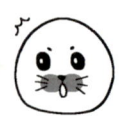

そもそも「飲めない」可能性もありますね……

🔴 口唇口蓋裂に伴う嚥下障害

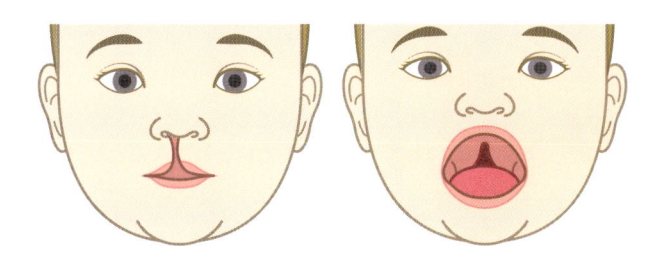

口唇口蓋裂は字のとおり，「口と唇，口蓋が裂けて（分かれて）」いること.

どうして「飲めない」のか. それは「嚥下（飲み込み）」を思い出せばわかります.

一応シロップは少量なので，飲み込むというより流し込むことになります. だから**ビタミン K シロップ**自体は飲むことができそうですが，すぐに「授乳ができない（ミルクを飲めない）」問題に直面するはず. 理由は「嚥下には口を閉じる必要がある」からです.

嚥下は，「口を閉じ」「舌が動いて」「周囲の筋肉が協同」することが必要. 口を閉じないと飲食物の行き先を食道に限定したあと，圧力をかけて食道に送り込むことができません.

そして，授乳時は口腔内を陰圧にしないと，乳汁が乳頭から出てきません.

だからやっぱり口唇口蓋裂は問題！ 少し成長するまでは哺乳瓶の先につける乳首の形を専用のものにつけ替え，成長経過をみながら手術をしていくことになります.

> *memo*
> 鼻の下から上唇をつなぐ溝（人中）の部分は，発生途中で鼻と上顎が衝突して作られます. 衝突して両方がうまくつながるはずなのに，つながらないと口唇口蓋裂です.

> 口唇口蓋裂は，外から見てわかりやすいため，大変ながらも対処はしやすいです. 外からはわからない消化器系異常として，先天性横隔膜ヘルニアとヒルシュスプルング病についておはなししましょう

🔵 先天性横隔膜ヘルニア

◆横隔膜の位置

食道
反回神経
迷走神経
右総頸動脈
左総頸動脈
右鎖骨下動脈
左鎖骨下動脈
気管
腕頭動脈
動脈管索
胸部大動脈
食道神経叢
奇静脈
心膜
横隔膜
食道裂孔
噴門
肝静脈
下大静脈
下横隔動脈
腹腔動脈
胃
左胃動脈

横隔膜は胸郭の底．すぐ下には胃をはじめとする消化器系が詰まっています．この横隔膜に欠損（もしくは弱い部分）があると，そこから消化器系が胸郭内へとはみ出していってしまいます．

はみ出た消化器系は，狭いなかでは役目を果たせませんし，はみ出されて必要以上に押された肺はうまく呼吸ができません．その結果，ミルクなどの嘔吐といった消化器症状や呼吸障害が起こってきます．

だから「消化器系異常かつ呼吸異常原因」です．人工呼吸器などを使用して酸素状態を安定させることがまず必要．それから横隔膜の穴をふさぐ手術になります．

🔵 ヒルシュスプルング病

◆蠕動運動

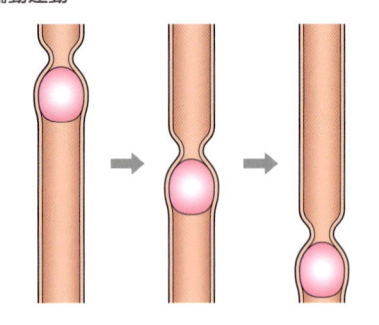

ヒルシュスプルング病（**先天性巨大結腸症**）は，腸をコントロールする神経の集まり（神経叢）がないことが原因．

結腸では，粘膜下神経叢のマイスナー神経叢と，筋層間神経叢のアウエルバッハ神経叢が**蠕動**をコントロールしています．これらの神経叢がない部分では蠕動ができず，便を先に送れません．直腸とS状結腸だけ神経叢がないパターンが大部分ですが，結腸全体や回腸にまで神経叢がないことも起こりえますよ．

授乳自体は順調でも，腹満（おなかが膨れる）や嘔吐といった腸閉塞症状，慢性的便秘（排便症状）が出てきます．

手術は少し体が大きくなるのを待ってから．目安は生後1か月以降（体重4kg以上）です．それまでは浣腸や人工肛門などでしのぐことになりますね．

関連して代謝異常についても注意しておきましょう．
代謝には同化と異化がありましたね

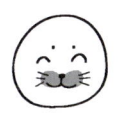

ATPを作るのが異化，ATPを使ってほかのものを作るのが同化．
これらがうまくいかないと，生きていくことができません！

生まれたときから代謝異常だったら大変！
そこで新生児スクリーニングの出番です

新生児スクリーニング

新生児スクリーニングの対象

合成・分解酵素の異常

・フェニルケトン尿症
・ガラクトース血症
・メープルシロップ尿症
・ホモシスチン尿症

先天性副腎過形成症　　　先天性甲状腺機能低下症
　　　　　　　　　　　　　　　　（クレチン症）

新生児スクリーニングは，フェニルケトン尿症，ガラクトース血症，メープルシロップ尿症，先天性副腎過形成症，ホモシスチン尿症，先天性甲状腺機能低下症（クレチン症）の検査．

　現代なら，生まれてすぐに発見できれば，適切な食事・医療の提供で心身障害を予防できます．逆に言えば，「生まれてすぐに見つからないと，心身障害を引き起こすおそれがあるよ」ということですね．

　検査自体は簡単．生まれたあと退院前（生後4～6日後）に，かかとから毛細血管血をろ紙に取って専門の検査センターへ．動脈血や静脈血採血ではないので，「チクッ！」とはしますが一瞬で終わります．

不慮の事故

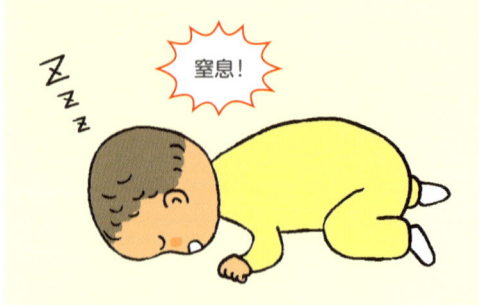

窒息!

0歳児の死亡原因3位は「**不慮の事故**」.「母乳やミルクを飲んだあと『げっぷがうまく出ないから……』とうつぶせにしたら, 呼吸がうまくできずに窒息してしまった」が代表例です.

首がすわるのは生後4か月ごろ. 寝返りはもっと先の生後5か月ごろです. それまでは寝る姿勢1つとっても, 周囲の人間が注意してあげないといけません.

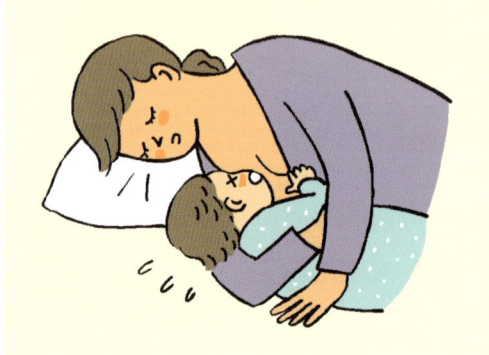

寝不足の母親が授乳中にうっかり寝てしまい, 鼻と口をふさがれた新生児が窒息……という事故も十分考えられます. できれば退院前から授乳姿勢について練習しておきたいですね.

起きている（座位）状態だけでなく, 夜間の添い寝状態（側臥位）での授乳も確認しておきたいところ. ほかにも, 室温調節や授乳しやすい衣服, 乳汁の保管方法やミルクの温め方なども参照できるようにしておけばなおよしです. とくに初めてだらけの初産婦では大事な情報になります. たとえ経産婦であっても, 緊急時に連絡を取れる病院の電話番号を確認しておくことは大きな意味があります.

乳幼児突然死症候群（SIDS）

0歳児の死亡原因3位の「乳幼児突然死症候群(SIDS)」についてもおはなしします. 原因は不明ですが, 窒息のような「不慮の事故」とは別の区分ですからね. 厚生労働省が示している「発症率を下げるポイント」を確認しましょう!

①1歳までは, 寝かせるときはあおむけに

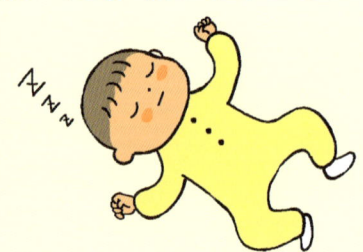

赤ちゃんの顔が見える**あおむけ**に寝かせましょう. あおむけ寝は窒息防止でもありますね.

もちろん, 授乳後は寝かせる前に, げっぷを出してあげることが必要です.

SIDS：sudden infant death syndrome, 乳幼児突然死症候群

②できるだけ母乳で

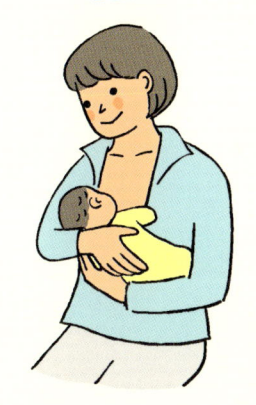

母乳の重要性は「免疫」で出てきましたね．母子免疫で，母体から伝わる抗体は2種類あります．1つが胎盤経由の**IgG**，もう1つが母乳経由の**IgA**でした．母体からもらえるのであれば，少しでも多くの抗体を受け取っておきたいですね．

でも，「母乳じゃなくちゃダメ！」というプレッシャーは，かえって母乳の出を悪くしてしまいます．だから「出るのであれば」ぐらいの意識でいてくださいね．

③タバコ（喫煙）をやめる

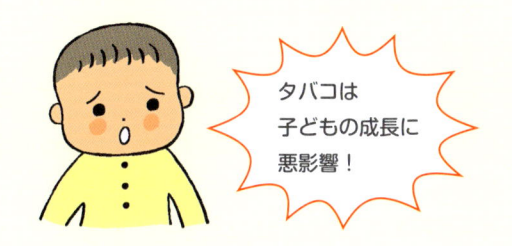

タバコは
子どもの成長に
悪影響！

タバコの害は，解剖生理・病態学どちらでも勉強してきました．呼吸器系の障害も，依存の問題もありました．ここでは血管に対する悪影響が問題になりそうです．

タバコは血管に作用して，収縮させるはたらきがあります．それは喫煙者だけでなく，周囲にいる人にも同じ．**家族の喫煙は，子どもにも影響を与える**ということですね．

とくに母体が喫煙したことで血管が収縮し，胎盤に届く血液が減ることで胎児発育に悪影響を及ぼすことが大問題！　**早産**や**低出生体重児**の原因になることを病態学や母性看護などで勉強するはずです．

生まれてくる前に完成しているはずの器官が未完成だと，生命維持が難しい……アプガースコアのおはなし（p.106〜107）につながるところですよ．

> ### m e m o
>
> 体重3,000g前後で生まれてきたにもかかわらず，生後168時間以内（生後満7日以内）に亡くなってしまうと「早期新生児死亡」．これと後期死産（妊娠28週以降の胎児死亡）を合わせたものが「周産期死亡」です．
>
> 「新生児死亡」は，生後168時間（生後満7日）以降，生後28日未満の死亡のことですよ．

新生児黄疸と生理的体重減少

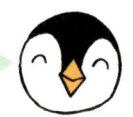

「退院前」という言葉が出てきました.
退院前に新生児に起こりうること,ほかにもありますよね

新生児黄疸と生理的体重減少です

そのとおり! ここを理解しておかないと,母親と一緒に
不安にかられてしまうことになります.
心配になっている母親にちゃんと説明できるよう,「正常で
あっても起こること」をしっかり頭に入れてくださいね

新生児黄疸(生理的黄疸)

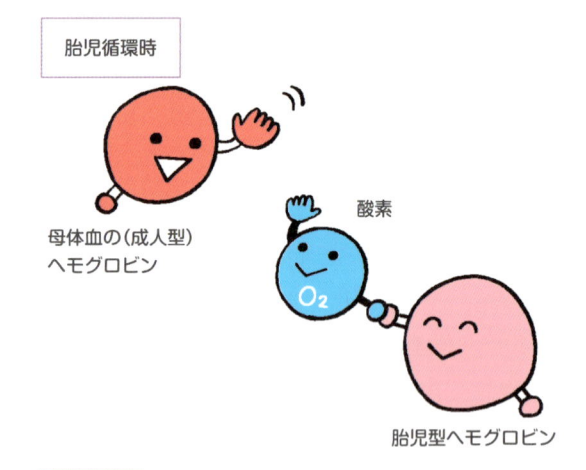

胎児循環時

母体血の(成人型)
ヘモグロビン

酸素

胎児型ヘモグロビン

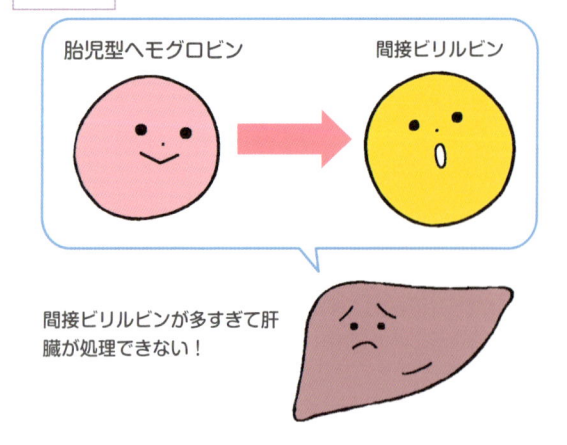

誕生後

胎児型ヘモグロビン

間接ビリルビン

間接ビリルビンが多すぎて肝
臓が処理できない!

新生児黄疸は胎児循環が終わったことからスタート
します.

胎児循環時は,「母体血が酸素を手離すところ(胎盤)
で酸素と手をつなぐ」特別な胎児型ヘモグロビンが必
要でした.しかし,産声をあげて生まれてきたら,も
うそのヘモグロビンはいらないので,普通の(成人型)
ヘモグロビンに作りかえる必要があります.

胎児型ヘモグロビンを壊すと,間接ビリルビンがた
くさんできます.いきなり大量の間接ビリルビンが出
るので,肝臓の処理能力が追いつきません.だから生
後数日経つと,皮膚や粘膜にビリルビン色素が沈着し
た「黄疸」が出ます.

とはいえ,これは自然なこと.どこにも異常がない
のに出る「生理的黄疸」,それが新生児黄疸です.

しかし,あまりに黄疸がひどいとそれは問題.間接
ビリルビンの処理が不完全なまま血液脳関門を抜けて
脳に悪影響を及ぼしたら困ります.だから,センサー
で一定値以上と判定されたら,光でビリルビン色素を
分解する光線療法がとられますよ.

新生児黄疸は生後4,5日がピークです

🔵 生理的体重減少

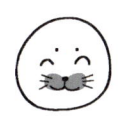
生理的体重減少も「生理的」の文字がついているので，「異常なものではないんだ」ということがわかりますね

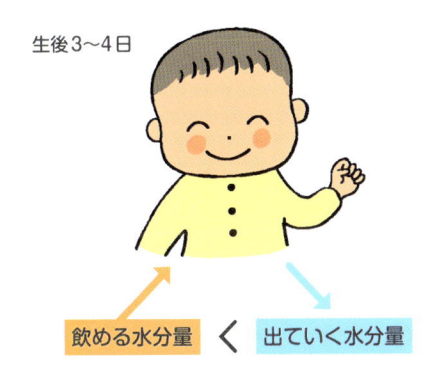
生後3〜4日

飲める水分量 ＜ 出ていく水分量

生後3〜4日は新生児の体重が減りますが，生後7〜10日くらいで元に戻ります．これは体から出る水分が体に入る水分より多いせい．**水分のインアウトバランスの崩れによる体重減少**です．

体に入る水分は，飲み物，食べ物，代謝水．体から出て行く水分は，尿，便，不感蒸泄によるものです．

新生児にとって「飲み物」と「食べ物」はどちらも乳汁（ミルク）ですが，最初からうまく飲める新生児はいません．飲む側も，飲まれる側も，少しずつ上手になっていくものです．

しかも羊水の中にいたころとは違い，空気中にどんどん水分が蒸発していきます．

だから，最初の数日間は出て行く水分が過剰になる一方で，入ってくる水分が不足するため体重減少が起こるのです．

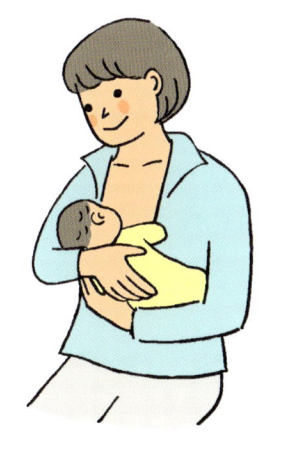
新生児も母親も少しずつ上手になる

memo
「体重減少が体重の10％を超える」ときや，「生後10日過ぎても元の体重に戻らない」ときにはちょっと問題．母乳の出や哺乳量，消化器系の状態を確認する必要がありますよ．

知っておこう！ 生理的体重減少の計算式
体重減少率(%)
＝(出生時体重−現在の体重)÷出生時体重×100

母子ともに問題がなければ，生後1週間ほどで退院です

生後1か月まで

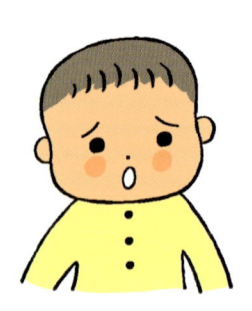

退院後，1か月健診までは母子水入らず．さぞや穏やかな日々が……と思いたくなりますが，新生児は「寝る，泣く，飲む」だけではありません．ある日突然，急に病院に駆け込む事態が発生する可能性があります．

生後2か月までは体重1kgあたり120kcalのエネルギーが必要．もちろん，乳汁やミルクからの栄養摂取になります．

消化器系の異常が起こると必要なエネルギーを得ることができません．ここでは，1か月健診までに発生する可能性がある（場合によっては緊急事態になりうる）消化器系の異常についておはなしします．

肥厚性幽門狭窄症

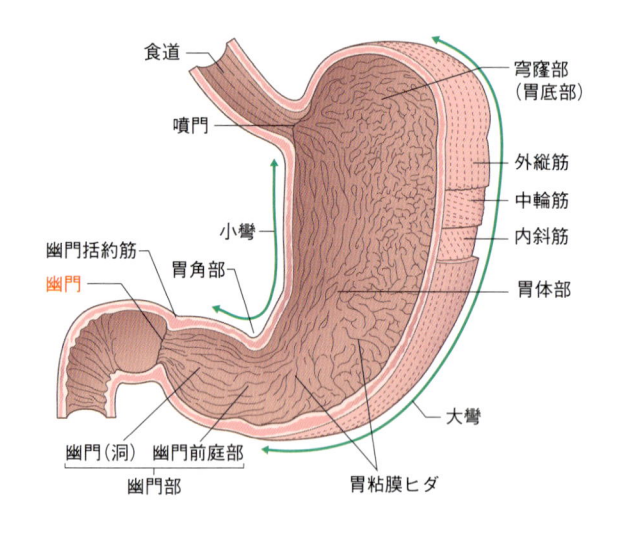

食道
穹窿部（胃底部）
噴門
外縦筋
中輪筋
内斜筋
小彎
幽門括約筋
胃角部
幽門
胃体部
幽門（洞）　幽門前庭部
幽門部
胃粘膜ヒダ
大彎

肥厚性幽門狭窄症は，名前のとおり「分厚くなって（肥厚），**幽門**が狭くなってしまう」病気です．生後3週〜3か月前後の乳児に起こりやすく，乳汁やミルクを吐いてしまう「吐乳」によってみつかります．

とくに男児に起こりやすい病気で，300〜900人に1人の割合で発症しますから，いつ直面してもおかしくありません．

乳汁やミルクを飲めませんから，体は栄養不足！増えるはずの体重が減ってきてしまいます．ひどくなるとただ吐くだけでなく，「噴水のように吐く（**噴水状嘔吐**）」こともあります．

発症したらすぐに輸液を行い，水分と栄養分を補給する必要があります．脱水状態が治ったら，手術で分厚くなった部分を切り取りますよ．ちゃんと胃から腸に母乳やミルクが届くようになったら，比較的早く退院できますからね．

胆道閉鎖症

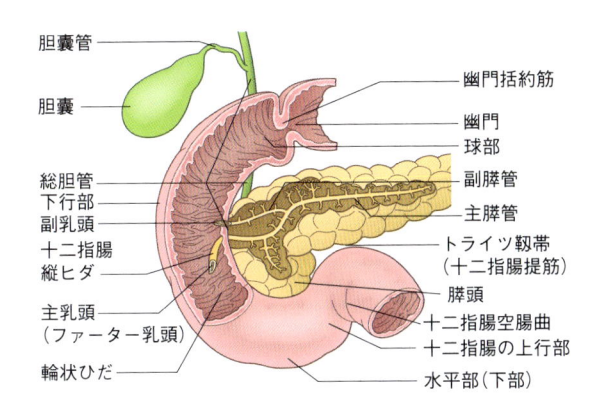

胆囊管
胆囊
総胆管
下行部
副乳頭
十二指腸
縦ヒダ
主乳頭
（ファーター乳頭）
輪状ひだ
幽門括約筋
幽門
球部
副膵管
主膵管
トライツ靱帯
（十二指腸提筋）
膵頭
十二指腸空腸曲
十二指腸の上行部
水平部（下部）

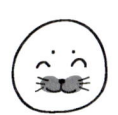

肝臓で作られた胆汁酸が胆囊で
濃縮されて，十二指腸に出る管が
胆道でしたね

ヘム
↓
間接ビリルビン
↓
直接ビリルビン
↓
ウロビリン
↓
ステルコビリン

ステルコビリンは
便の色！

新生児黄疸は，退院するころには消え始めているはずなのですが，生後2週間を過ぎても黄疸が続いていたら問題です．

しかも**便が白～灰白色**だったら**胆道閉鎖症**赤信号！**クリーム色の便も黄色信号**ですよ．

母子健康手帳に色の比較表がついているはずなので，おむつ交換の際にチェックですね．

便の色は**ステルコビリン**．ヘモグロビンのヘムがビリルビンを経て，ウロビリノーゲンからウロビリンへと色素変化する最終形態がステルコビリンです．

ビリルビンを分解するところは肝臓．そこから腸管に出るところが詰まっていると，便の色素が腸管に出てこないから便色が白っぽくなるのですね．

胆汁酸が腸管に出ないと脂質の吸収がうまくできません．つまり，乳汁（ミルク）の脂質を吸収できないことになりますよ．

これでは1日に必要なカロリーのもとになる栄養が不足してしまうので，できるだけ早く手術をして，胆汁酸を**十二指腸**に出せるようにします．

ただし，「手術後に黄疸の改善がみられない」「肝不全になってしまった」などのときには，肝移植になる可能性もあります．

手術後も長期の経過観察が必要そうですね

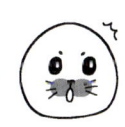

急性腹症

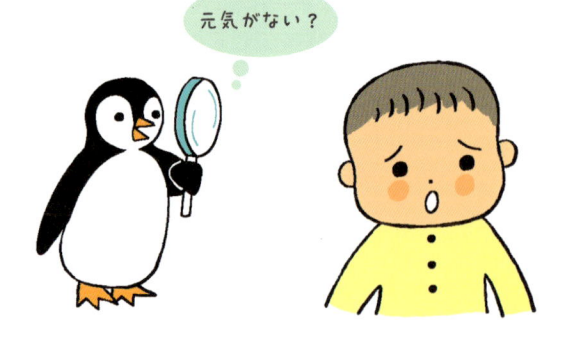

元気がない？

急性腹症とは，腹痛，嘔吐，腹満，下痢，下血が出て緊急開腹手術を必要とする状態の総称です．

乳児は自分の状態を他人にうまく伝えることができません．だから，**「元気がない」「哺乳力低下」が重要なサイン**になってきます．成人と比べて進行（悪化）が早いので，ちょっとした「？」を大事にする必要がありますよ．

急性腹症の原因としては，穿孔・破裂，絞扼，炎症があげられます．「穴が開き破裂する」「絞まって血液が届かない」「細胞に何かが起こっているので白血球集合！」ですね．

ここでは乳児に多く発生する腸重積症（絞扼の一例）についておはなしします

🔵 腸重積症

腸重積症は2歳までの乳児に多く起こります．これまた男児に多くみられます．

腫れたリンパ節（パイエル板）が最初の原因になることが多いですね．嘔吐，下痢，血便（粘血便：いちごジャム状，いちごゼリー状）が急に出ます．腹部超音波検査や腸に造影剤を入れれば，「腸が腸に入り込んだ」ところがわかります．

肛門から造影剤や空気を入れる「非観血的整復術」で大部分は治るのですが，1割ほどは24時間以内に再発してしまいます．

そうなったら「観血的な」緊急手術ですね．血管が圧迫され，血液が届かないことで死んだ細胞・組織が出てくると，途中を切ってつなぐ手術になってしまいます．「血液が届かないと細胞が壊死する」ことは，褥瘡と同じことですからね．

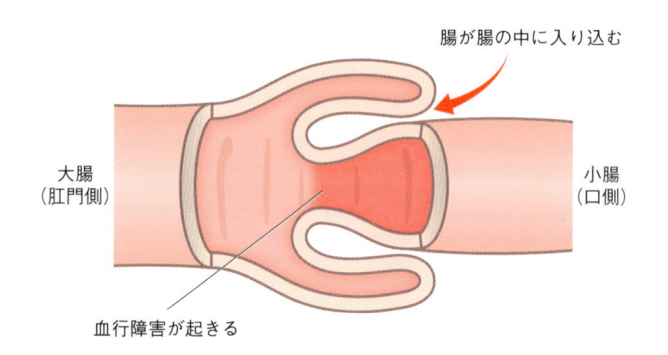

腸が腸の中に入り込む

大腸
（肛門側）

小腸
（口側）

血行障害が起きる

生後1か月が近づくと「1か月健診のお知らせ」が届きます．ここから2歳までは健診内容を確認しつつ，子どもの成長発達をみていくことにしましょう

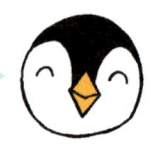

memo

国試関連問題

第110回 午前109問

次の文を読み問題1に答えよ.

Aさん（29歳, 初産婦）は, 妊娠37週0日で2,780gの男児を正常分娩で出産した. 出生後5分の児の状態は, 心拍数150/分, 四肢を屈曲させて啼泣している. 顔面を清拭されると激しく啼泣し, 全身はピンク色である.

問題1

このときの児のApgar〈アプガー〉スコアは何点か.

1. 10点
2. 8点
3. 6点
4. 4点

第102回 午前6問

Down〈ダウン〉症候群を生じるのはどれか.

1. 13トリソミー
2. 18トリソミー
3. 21トリソミー
4. 性染色体異常

第100回 午前14問

先天性疾患はどれか.

1. インフルエンザ脳症
2. ファロー四徴症
3. 気管支喘息
4. 腎結石

第101回 午前7問

先天異常はどれか.

1. 尋常性白斑
2. 急性灰白髄炎
3. 重症筋無力症
4. 心房中隔欠損症

第112回 午後7問

正期産の新生児が生理的体重減少によって最低体重になるのはどれか.

1. 生後3 ～ 5日
2. 生後8 ～ 10日
3. 生後13 ～ 15日
4. 生後18 ～ 20日

第107回 午後90問

出生体重3,200gの新生児. 日齢3の体重は3,100gである. このときの体重減少率を求めよ.
ただし, 小数点以下の数値が得られた場合には, 小数点以下第2位を四捨五入すること.

第110回 午前59問

早期新生児の生理的黄疸で正しいのはどれか.

1. 生後24時間以内に出現し始める.
2. 皮膚の黄染は, 腹部から始まる.
3. 生後4, 5日でピークとなる.
4. 便が灰白色になる.

答えと解説はp.201 ～ 202 を確認！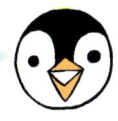

2. 生後1か月から2歳まで

1か月から2か月

1か月健診で何を見る？

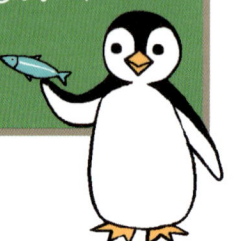

1か月健診の内容
- 簡単な身体測定（頭囲，身長，体重）
- 母乳やミルクをよく飲むか
- 姿勢や筋緊張に問題はないか
- 手足の動きは活発か
- 音や光に反応するか

1か月健診では，身体計測をしながら姿勢や筋緊張，手足の活発さをみます．また，母親に抱かれた状態で音や光への反応をみて，ふだんの授乳状況を確認します．

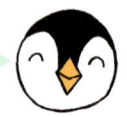

この健診内容を頭の片隅に置きつつ，一般的な発育をみていくことにしましょう

1か月の発育目安

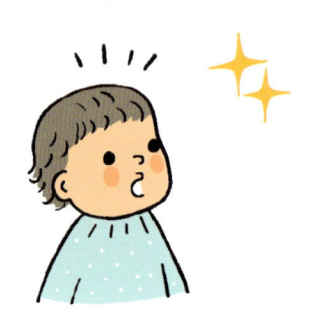

生後1か月経つと，光の凝視がみられます．「明るいぞ，なんだ？」ですね．

この行動をとるためには「見えていること」と，目の周囲の筋肉が正常に動くことが必要です．

光の凝視がみられないときには，「目の異常」と「周囲の筋肉の異常」が考えられます．「目の異常」と簡単にまとめてしまいましたが，眼球自体の異常と視神経の異常が含まれていますよ．

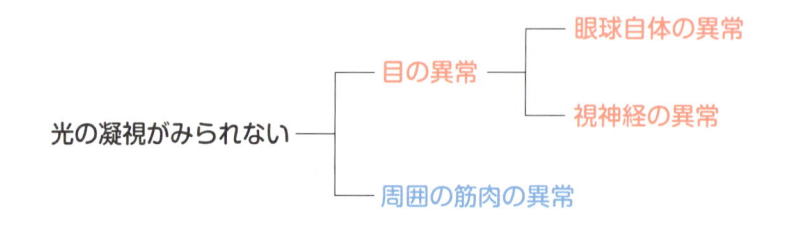

光の凝視がみられない ── 目の異常 ── 眼球自体の異常
　　　　　　　　　　　　　　　　　── 視神経の異常
　　　　　　　　　　　── 周囲の筋肉の異常

白内障

ここでは眼球自体の異常の例として「白内障」を確認しましょう

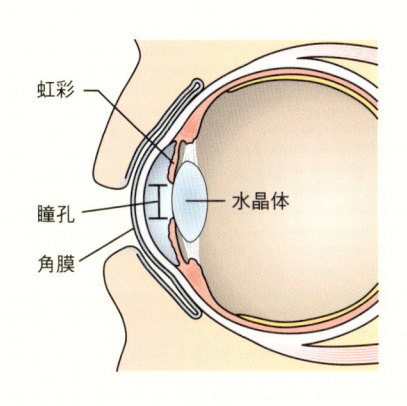

虹彩
瞳孔
角膜
水晶体

白内障とは，レンズにあたる**水晶体**が白く濁ってしまう病気のこと．たとえるなら，「よく見えないからメガネをかけたら，メガネのレンズが真っ白で前が見えない！」という状態です．

白内障は高齢者で多くみられるものですが，**先天性白内障**もそれなりの頻度で発生します．その主要原因は**TORCH**．先天性心疾患の原因でもありましたね．

先天性白内障は退院前にわかると思いますが，病院外分娩などでは，ちゃんと目を開けるころ（1か月ごろ）まで発見が遅れてしまうこともありえます．光の凝視がないときには「もしかして……」と疑ってくださいね．

2か月の発育目安

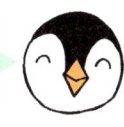

生後2か月経つと，音のほうに目を向けるようになります．これは「聞こえている」ことが前提ですね．あやすとうっすらと笑い（微笑），手をしゃぶります

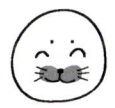

笑うということは，顔の筋肉がちゃんとはたらいているということ．手をしゃぶるのは，哺乳に必要な筋肉の発育も順調ということですね

小泉門の閉鎖

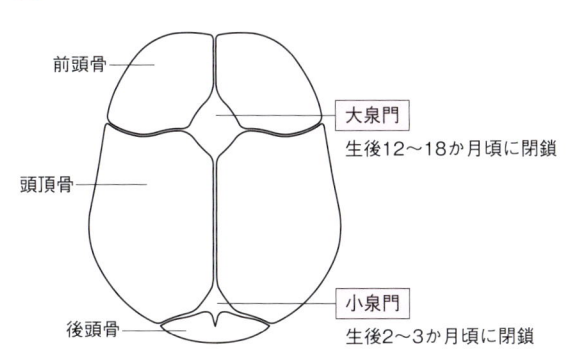

前頭骨
頭頂骨
後頭骨
大泉門
生後12～18か月頃に閉鎖
小泉門
生後2～3か月頃に閉鎖

このころには**小泉門**が閉鎖します．とはいえ，小泉門は出生時にはすでに「浅い陥没」ぐらいでしかありません．

あきらかに「骨がない！」と感じるのは**大泉門**．こちらの閉鎖は1歳半（18か月）ごろになりますよ．それまでは脳が大きくなり続けるということですね．

音や光への反応

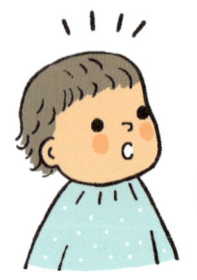

TORCHによって先天性異常が出ることも！

妊娠初期のTORCH感染を避けないと、心奇形・白内障・難聴で出生後すぐに大変なことに！
心奇形は生命直結、白内障や難聴は視覚と聴覚に影響します

　目に異常がないのに音のほうに目を向けないなら、耳（聴覚）に異常があるかもしれません。

　「聞こえる」ためには、外耳・中耳・内耳の正常発育と内耳神経が必要。ここに先天的異常が出てしまうのがTORCHです。先天性難聴も、妊娠初期の感染で発生してしまうのですね。

　そして、これからの発育状況の確認には、視覚と聴覚が正常であることが大前提です。視覚と聴覚が異常なままでは、発育に必要な脳への刺激が不足してしま

います。脳への刺激が不足すると脳神経細胞どうしのつながり（シナプス）が増えず、正常な神経発達が妨げられてしまうかもしれません。

　それだけでなく、このあとの発育状態に疑問が生じた場合、それは「前提（視覚や聴覚）がおかしいせい」なのか「特定の器官の発育がおかしいせい」なのか特定が遅れてしまいます。必要な治療にたどり着くまでに時間がかかってしまうかもしれませんね。だからこそ、1か月健診で「音や光への反応」を確認するのです。

成長に必要な栄養

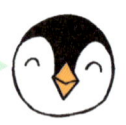

1か月健診で身体測定を行い、授乳状況を確認して、「成長に必要な栄養が足りているか」を評価します

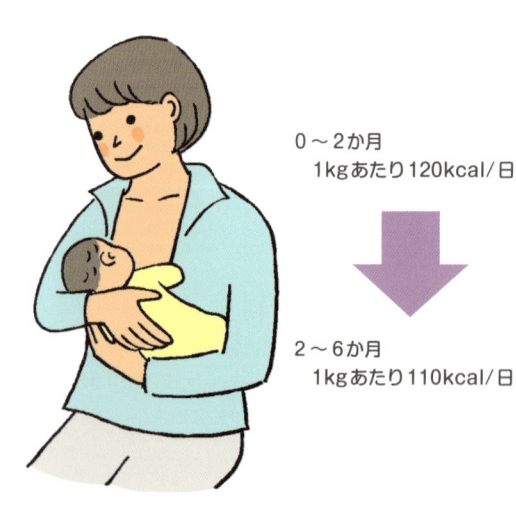

0〜2か月
1kgあたり120kcal/日

2〜6か月
1kgあたり110kcal/日

　体重1kgあたりに必要な摂取カロリーの目安は、0〜2か月までで120kcal/日、2〜6か月で110kcal/日になります。2か月までに必要なカロリーが多いということは、このころまでの成長が盛んだということです。

　「成長」の前提は細胞分裂。だから健診で、「細胞分裂に必要な栄養とATPは足りているか」を確認します。母乳中には糖質・脂質・タンパク質だけでなく、ビタミンやミネラルも含まれており、これらは主に母体が口にする栄養がもとになっています。ちゃんと食べていないと、子に届く栄養が不十分になってしまいますよ。

　食事を改善できれば一番ですが、母体の状態によってはそんなことを言っていられないこともあります。健診で発見できたなら、適宜ミルクに切り替えていきましょう。

反射

1か月健診の項目である「手足の動きの活発さ」と「姿勢や筋緊張」は,筋骨格系と神経系の発育状態を確認するものです.
姿勢や筋緊張に関係して反射のおはなしをしておきましょう

反射は,意識することなく特定情報に対して特定反応を行うもの.大脳がまだ十分にはたらいていない新生児から乳児期前半では,生命維持に大きく関係するところです.

だから,大脳発達後の成人でも残っている反射はそのなかのごく一部.呼吸反射をはじめとする生命維持に直結する反射は残り続けますが,それ以外の反射は役目を終えて消えてしまいます.「新生児期は正常,成人で出たら異常」とされる反射(**原始反射**)があるのはそのためです.

反射にも多くの種類があるので全部をおはなしすることはできません.
ここでは,主に出生直後から確認でき,出てくる機会の多いものだけを紹介しますね

◆生きていくために必要な反射

反射	内容
吸啜反射 (きゅうてつ)	• 口の端に触れたものに吸いつく • 哺乳のために必要
探索反射	• 口の近くをなでると,それを探すように頭を向ける • 哺乳のために必要
押し出し反射	• 舌に触れた固形物を押し出そうとする =「まだ硬いものを処理することはできない!」ということ 歯(乳歯)が生えるまでもう少し我慢です
手掌把握反射	• 手のひらに何かが触れるとつかもうとする 母親などの指を握りしめる,あの行動ですね

◆姿勢維持・歩行準備に関係する反射

反射	内容
歩行反射	• 足の裏が平面に着くと歩くようなしぐさをする • 2か月までに消失
バビンスキー反射	• 足の裏を，かかと→つま先に向けて尖ったものでこすると，足の指が開く • 親指は甲側に曲がる
足底把握反射	• 足の底を刺激すると足指が曲がる • 物をつかむための動き
モロー反射	• あおむけにして急に落とすような動きをすると，頭と足は伸びて両腕がぱっと上がる • 落ちそうになったときに近くのものにしがみつく動作
非対称性緊張性頸反射	• 頭を一方の側に向けられたときに，向けられたほうの腕が伸びて反対側の腕が曲がる

ほかの反射が脊髄レベルでの反射なのに対し，モロー反射と非対称性緊張性頸反射は，脳幹レベルでの反射になります

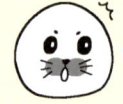

脳幹は，中脳・橋・延髄から構成されています．つまり，複数の部分が関係する，少し複雑な反射ということですね

出生後しばらくしてから出てくる反射もありますよ

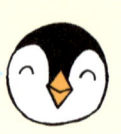

🔵 外気浴

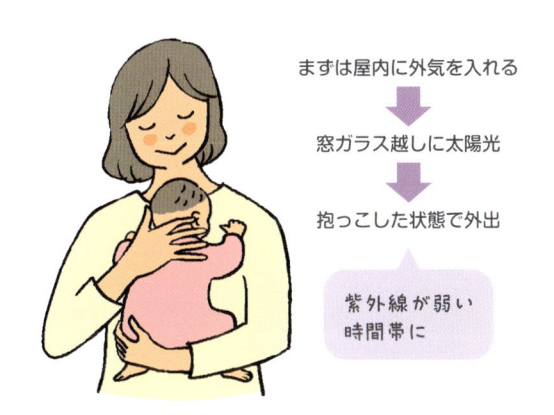

まずは屋内に外気を入れる

⬇

窓ガラス越しに太陽光

⬇

抱っこした状態で外出

⬇

紫外線が弱い時間帯に

外気浴自体は，1か月健診の前後に始めることになると思います．最初は屋内に外気を入れて，少し慣れたら窓ガラス越しに太陽光も追加です．

さらに慣れてきたら抱っこした状態で5〜10分ほど庭や近所を歩きます．ここからは「外出」ですね．強い風や直射日光は避けましょう．

ビタミンDの合成のために紫外線（日光）は必要ですが，浴びすぎると繊細な肌を傷めてしまいます．日中の外出は避け，午前中の紫外線が弱い時間帯を選ぶように指導しましょう．赤ちゃんの皮膚は薄いため，**メラニン**の傘もまだ不十分な状態です．強い紫外線を浴びてしまうと，皮膚の奥の細胞（のDNA）が傷んでしまう危険性がありますよ．

🔵 スキンケア・清潔

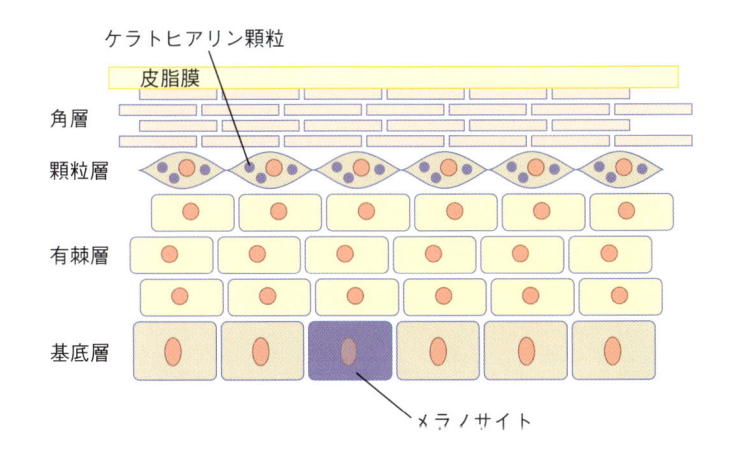

ケラトヒアリン顆粒
皮脂膜
角層
顆粒層
有棘層
基底層
メラノサイト

沐浴の際は，体温が下がらないように湯温を調節し，あらかじめタオルなどを準備しておきましょう．手掌把握反射があるので，つかんでいられるガーゼも用意しておくと安心です

スキンケア・清潔についても実は退院前から始まっているはずのもの．皮膚（スキン）を清潔に保ち，よい状態に維持することが「スキンケア・清潔」です．退院後，自宅で始める**沐浴**がスタートになりますね．

新生児期〜乳児期は，皮膚が特殊な状態にあります．皮膚が薄いため角質層も薄く，過剰に分泌されていた皮脂が急に減ってしまいます．角質層が薄いということ

とは，異物侵入のための「壁」が薄いということ．そして皮脂も多く出るため，「汚れ」になりやすく，皮脂過剰も，（過剰状態からの）皮脂減少も「かゆみ」のもとになります．

そのため**沐浴剤はしっかりと洗い流す**こと．せっけんを使うときにはよく泡立てて，そのうえで皮膚に残らないように注意する必要がありますね．

皮脂分泌量の変化

皮脂分泌量は数か月で大きく変わります

生後1か月

生後1か月は，思春期のニキビ（尋常性ざ瘡）ができやすい状態と同じ．これは，羊水中から外に出たことに赤ちゃんの体が対応して，「水分を逃がすな！」と頑張って油分（皮脂）を分泌しているからだと思ってください．

（新生児の）脂漏性湿疹や新生児ざ瘡ができやすいころです．

低刺激の石けんなどで洗ってあげましょう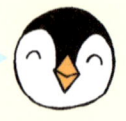

生後2〜3か月

生後2〜3か月ごろになると皮脂分泌量の低下がスタート．このころから乳児湿疹，かさつき，アトピー性皮膚炎が気になってきます．

清潔維持はもちろんですが，保湿剤を使った保湿も視野に入れてください．皮脂の不足分を補う「水分を逃がさない油の膜」を作ってあげましょう．乾燥によるかゆみを防ぐことができれば，厄介な「かきむしりによる悪化」を最小限に抑えられますよ．

アトピー性皮膚炎のように薬が必要になることもあるので，薬のはたらきをちゃんと理解して，清潔にしたあとに指示どおりにつけてくださいね．

薬の使用について途中で自己判断すると大変なことになる……その理由は，ステロイド薬の抗炎症作用がわかっていれば難しくないはずです．保湿剤や薬については，健診時やかかりつけ医に相談するよう指導しましょう．

🔵 予防接種

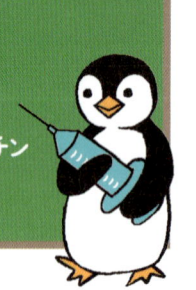

ロタウイルスワクチン
⟶ 生後6週から

5種混合（4種混合 +Hib）
HBVワクチン，肺炎球菌ワクチン
⟶ 生後2か月から

「もう？」と思いたくなるかもしれませんが，法定予防摂取が始まりますよ．

母親からもらった免疫（受動免疫）が終わりに近づき，いよいよ自分の力で免疫をつけていくことになります．

でも，いきなり重大な感染症にかかっては生命の危機．だから，一次免疫を人工的に済ませる「予防接種」の出番です．

ロタウイルスワクチンは生後6週間から．DPT（ジフテリア・百日咳・破傷風）ワクチンは生後2か月から1歳前までに3回接種が必要です．ポリオ（急性灰白髄炎）ワクチンも1歳までに接種が必要なので，4

memo

予防接種は人工的に体に異物を入れるものなので，調子の悪いとき（感染が疑われるとき）にはできません．母体からの受動免疫（IgA，IgG）が終わったあと，かつ，体調のいいときを探して接種します．

種混合（**DPT＋ポリオ**）として接種することもあります．また，**4種混合**に**Hib（インフルエンザ菌b）ワクチン**を加えた**5種混合ワクチン**も始まりましたね．

ほかにも**HBV（B型肝炎ウイルス）**や**肺炎球菌**に対するワクチンも，**生後2か月から**接種対象になります．これらの感染症の重大性は，微生物学で勉強しましたね．「感染すると危険，治ったあとも厄介な後遺症が残る危険性がある」ものたちです．

予防接種が完了すれば，これらの原因が体内に入っても**二次免疫**状態！　たくさん作れる**IgG抗体**の大量出動で，感染せずに済む（もしくはかかっても軽く済む）状態ですからね．

すぐに体調を崩し始めるころですので，予定通りに予防接種が進まないかもしれません．困ったときには健診時やかかりつけ医に相談するよう指導しましょう．

3か月から5か月

3か月健診で何を見る？

3か月健診の内容
- 身体測定（身長，体重，頭囲）
- 内科診察
- 精神運動発達（首のすわり，追視など）
- 早期発見，治療を要する疾患の確認
- BCG接種
- 栄養，離乳食の説明
- 外気浴，外出とスキンケア，清潔に関する説明　など

3か月健診の次は6〜7か月健診．少しあいだが空くということは，確認しておくことが増えるということです．3か月健診で確認する内容をみていきますよ．

ここでの健診内容は，正期産で生まれてからの成長を前提とするもの．早産の場合，「生後3か月でようやく正期産出生直後状態！」のこともありえます．

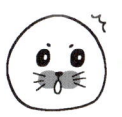
早産だったときには，3か月以降の健診でその旨を申請する必要があるのですね

そうすると，それに応じた状態の確認が適切にできるようになりますよ

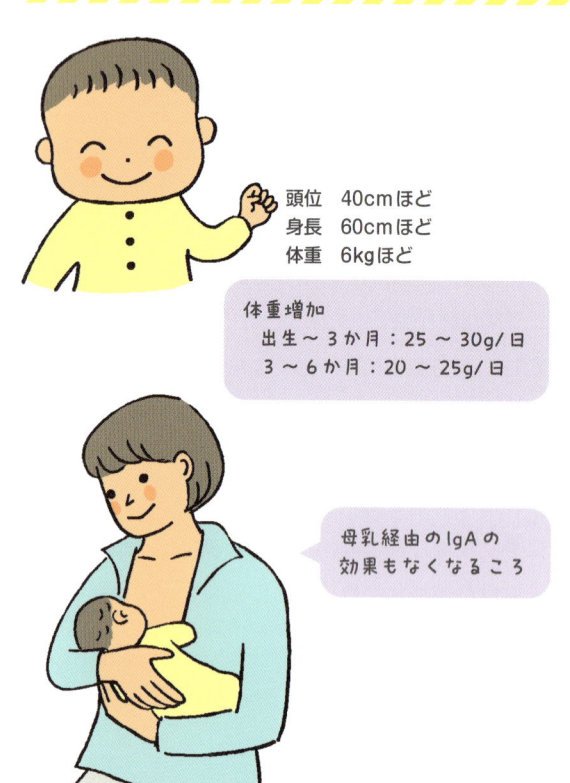

頭位　40cmほど
身長　60cmほど
体重　6kgほど

体重増加
出生～3か月：25～30g/日
3～6か月：20～25g/日

母乳経由のIgAの
効果もなくなるころ

3～4か月ごろに，**体重は出生児の約2倍**(6kg)になります．3か月までの体重増加は1日25～30g．3～6か月までの体重増加は1日20～25gが目安です．

頭囲は40cm，身長は60cmほどになります．頭囲が大きくなるということは，脳神経系の発育が順調であること．頭蓋骨がしっかりとガードを固めるのは，もう少し待っていてもらいましょう．

身長よりも体重のほうが先に出生時の2倍になることもお忘れなく．骨や筋肉の成長よりも，ほかの部分(とくに脳神経系と消化器系)の成長が優先です．「成長」は，細胞分裂が前提ですから，哺乳と消化器系の重要性は先述したとおりです．

このころまでは，母親から受け取った抗体のおかげで，子どもは病気をしにくいものです．しかし，もうそろそろ胎盤経由の**IgG**に続き，母乳経由の**IgA**も効果がなくなるころ．病気にかかりやすくなってきますよ．

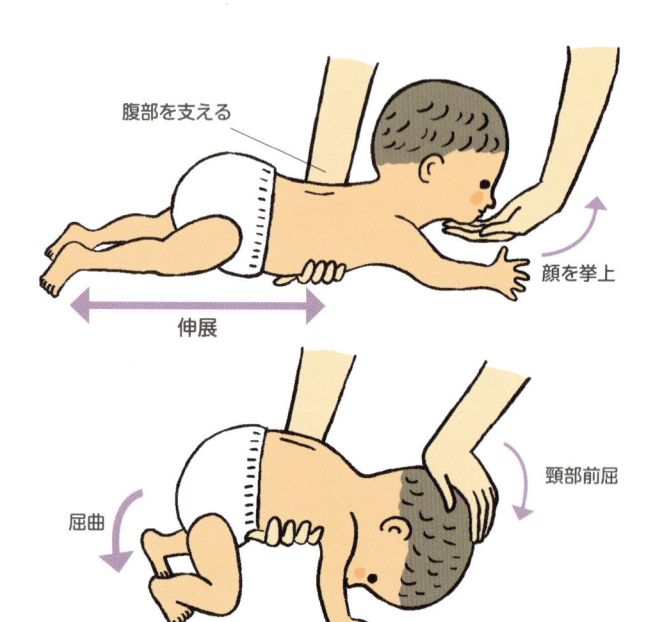

腹部を支える

顔を挙上

伸展

頸部前屈

屈曲

ハイハイの準備行動になる反射が出てくるころでもありますね．

うつぶせの状態で水平にすると頭を上げて水平を保とうとし，頭を下げると腰を曲げてハイハイの格好をとる**ランドー反射**です．

首の筋肉が発達してきて，自律的に姿勢維持行動ができるようになってきたサインですね．

一方，手掌把握反射やモロー反射はもうそろそろ消えるころですよ

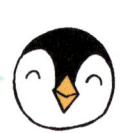

4か月の発育目安

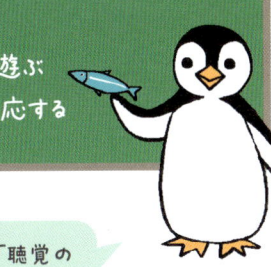

精神運動発達
- 首のすわり
- 追視
- 反応性笑い
- ガラガラを振って遊ぶ
- 人の顔や声に反応する

精神運動発達は「聴覚の正常」が前提！

このころになると首がすわってきます．「抱っこしたら，首がうしろ反り……」というドッキリがなくなってひと安心．首がすわるのは，つかまり立ち・ハイハイのための大事な準備．四肢の筋骨格が成長するまでもう少し時間はかかりますが，ここまで筋肉が発達してくればあと一歩です．

また，目がちゃんと見えていれば，追視が始まるころ．あやすときゃっきゃと笑うころでもあります．視覚に問題がないのにこれらが起こらない場合は「精神運動発達に黄色信号」です．あやすと笑うのが反応性笑い．音の出るおもちゃを振って遊んだり，人の顔や声に反応することは，聴覚が正常で，「興味」の有無を確認している状態であることを意味しています．

精神運動発達は順調なのに「なんだか調子が悪そう……」というときには，本来の精神運動発達状態を確認できません

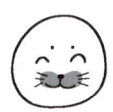 悪いところはないか内科診察で確認することも必要ですね．急性腹症では，「元気がない」ことも大事なバロメーターでした！

🔵 早期発見・治療が必要な疾患

早期発見・治療を要する疾患の確認として，先天性筋性斜頸と先天性股関節症のおはなしをしましょう

先天性筋性斜頸

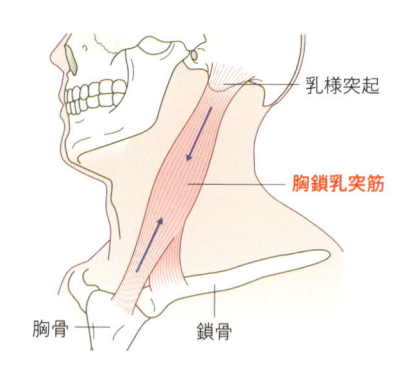

乳様突起

胸鎖乳突筋

胸骨　　　鎖骨

先天性筋性斜頸は，字のとおり「首がななめ」の状態．出生時の胸鎖乳突筋の外傷が原因です．

多くは，自然に治っていくもの．ななめになって伸びにくくなっているほうへ首を曲げてあげるストレッチをしてあげてください．やり方は運動療法士が教えてくれるはずです．あとは，子どもが興味をもつものを伸びにくくなっているほうに置いて，首を自分で伸ばせるようにできるとなおいいですね．

ただ，1歳までに治らないときは手術の可能性もありますよ．

胸鎖乳突筋は首のななめの筋を作る筋肉．副神経（第11脳神経）の担当ですね

先天性股関節症

股関節検査　　　　コアラ抱っこ

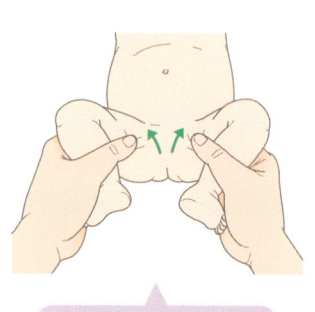
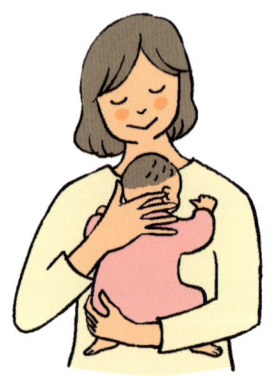

股関節の開き具合などから判断します

先天性股関節症は，股関節が脱臼を起こしてしまった状態のこと．

もともと股関節は球関節なので，「可動域は広いけど外れやすい」関節です．生まれつき凹みが浅くて脱臼しやすいこともあれば，抱き方やおむつの当て方で徐々に脱臼していくこともあります．関節が外れかかっている亜脱臼も含めて，「**発育性股関節形成不全**」とよぶこともありますよ．

足の長さの左右差，お尻の形や太もものしわなどの左右差を3か月健診で確認．必要ならばX線検査や超音波検査を行います．多くは手術をしなくても治療できますが，先天性筋性斜頸と同様，1歳までに治らないと手術になりそうです．

抱っこは正面から向かい合う「**コアラ抱っこ**」で．足を固定する形になる横向き抱っこ（ベビースリングなど）はやめておきましょう．

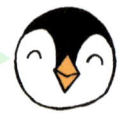

どうしても片足が伸びがちな布おむつから紙おむつに代わり，発生頻度は減ってきました

🔵 消える反射

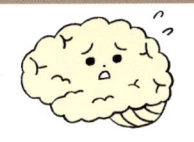

4か月で消える反射
- 探索反射
- 吸啜反射
- 非対称性緊張性頸反射

これらが成人でも残っていたら異常反射！

生後4か月は，**探索反射，吸啜反射，非対称性緊張性頸反射**が消え始めるころです．

反射は生きるために必要な行動を，大脳で判断せずに決め打ち行動として行うもの．大脳がはたらき始めると，「決め打ち行動」はいらなくなりますね．

だから，これらの反射が成人でも残っていたら異常反射になります．イコール「大脳の判断機能がおかしくなっている」証拠です．

5か月の発育目安

寝返りが始まるころです．
首がすわっていないと取れない行動ですから，
健診時に首のすわりを確認しておくのですね

🔵 離乳食開始

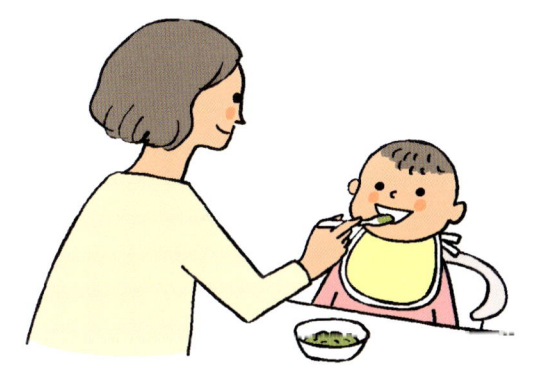

いよいよ**離乳食開始**．食事前に，1回だけ新しい味を試す初期離乳食です．

嫌がって舌で押し出されてしまうことがよくありますが，それも「こんな味がある！」というある種の勉強．

ほどよく既製品の少量パックを利用しつつ，いろいろな味を体験させてあげてください．

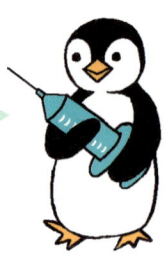 BCG接種

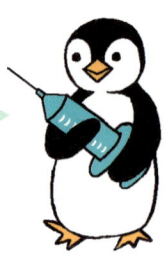

結核菌の毒性を弱めて体に入れる！

BCG接種が始まります．以前は，ツベルクリン反応の結果を見てから，陰性のときにBCG接種をしていましたが，2005年以降はいきなりBCG接種を行います．ただし，1歳以降のBCG接種では，ツベルクリン反応を見てからになることもありますからね．

BCGは，**結核菌の毒性を弱めたものを体に入れる生ワクチン**．「ほかの方法じゃ免疫がつかない！」からしかたなく生ワクチンです．**1歳に至るまで（標準的な接種は5〜8か月のあいだ）にBCG接種を行う**のが基本（定期接種）．病気や入院など「特別な事情」でその期間に接種できなかった場合，4歳に至るまでで，その「特別な事情」がなくなった日から2年を経過するまでは「定期接種」の対象となります．

コッホ現象
10日以内の強い発赤

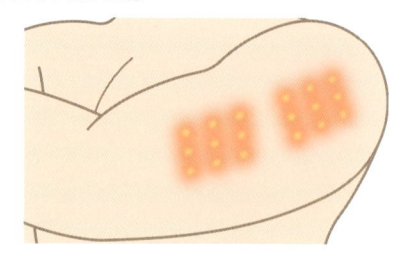

普通の注射針ではなく，管針（9本の極細針がついたスタンプ状のもの）を使いますよ．それにワクチンをたらして，2回刺すので18個の跡がつきます．接種後2〜6週間後に針の跡が赤く膿をもちますが，接種後1〜3か月でかさぶたになります．

これで免疫ができたことになり，10〜15年は二次応答状態です．接種後リンパ節が腫れても，それは自然な白血球の活動．接種後6か月たっても治らなかったら病院に相談です．

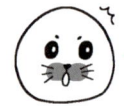

もうとっくに二次応答状態?!
接種をした病院に必ず連絡！

ただし，予防接種より先に結核菌に感染していると，10日以内に強い赤味が出て膿をもち，急にかさぶたができて治ることになります．

「予防接種のときにはもう2次応答になっていたよ」というこの現象が「**コッホ現象**」．乳児の免疫としては問題ないのですが，乳児の周囲に結核感染が広まっている可能性がありますので，**必ずBCG接種をした医療機関に連絡**してください．

> ♪♪♪♪♪♪♪♪♪♪♪
> *memo*
> 　結核は感染症法の「2類感染症」です．消毒などの措置が必要であり，都道府県知事が認めたら，入院してもらうことになります．それくらい「放置できない悪影響を及ぼす可能性が高い感染症」ということです．

🔵 皮膚のトラブル

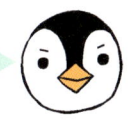

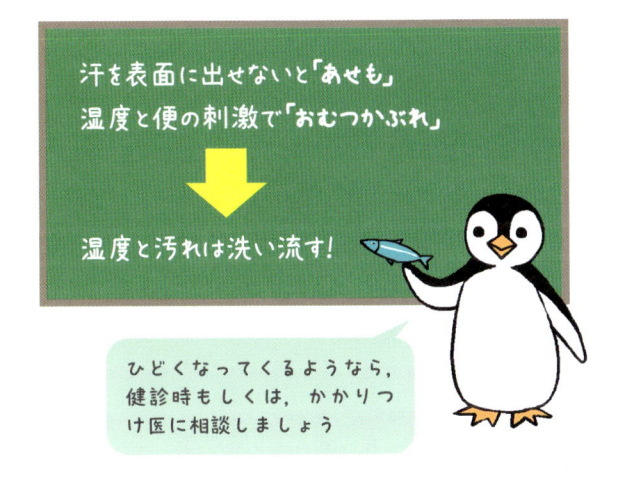

汗を表面に出せないと「あせも」
湿度と便の刺激で「おむつかぶれ」

⬇

湿度と汚れは洗い流す!

ひどくなってくるようなら，
健診時もしくは，かかりつ
け医に相談しましょう

生後5〜6か月に皮脂が不足する状態になっても，汗腺出口がふさがれて汗を皮膚表面に出せずかゆみが出る「あせも」と，おむつ内の湿度と便が皮膚に刺激を与えてしまう「おむつかぶれ」は出続けます．

あせもについては，皮膚の清潔維持はもちろん，体温を下げる必要のある「暑い」環境にならないように工夫をしたいところ．汗をかいたから……とあまりにもこまめにせっけんを使用すると，皮脂を必要以上に減らしてしまうおそれがあります．シャワーで流す程度にとどめておいたほうが安全です．

おむつかぶれは，尿や便の接触を減らせばできにくくなります．あとはおむつ交換時に，皮膚上についた便を拭き取ることも忘れずに．かぶれてしまったら，おむつ交換時に殿部のみの部分洗いをするとしっかりと便を取り除くことができます．

🔵 消える反射

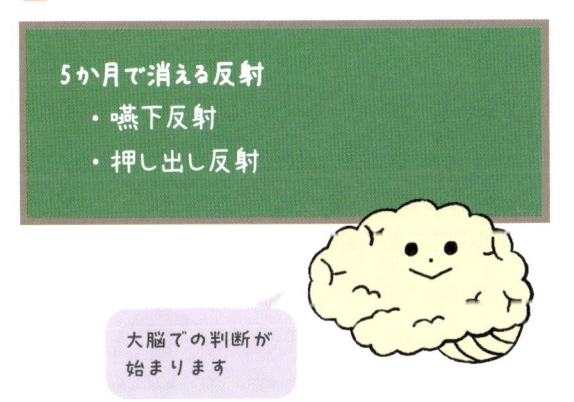

5か月で消える反射
・嚥下反射
・押し出し反射

大脳での判断が
始まります

このころに消える反射は，**嚥下反射，押し出し反射**です．

口に入った液体をなんでも飲み込む時期はおしまい．嫌なら舌で押し出し，吐き出してしまいます．離乳食で未知の味に触れて，好みではなかったときに「好きじゃない!」と大脳で判断を始めた証拠です．

一方で，「固体物だから押し出す」という決め打ち行動は終了．固体でも受け入れる準備が着実に進んでいます．

6か月から8か月

6〜7か月健診で何を見る？

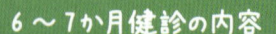

6〜7か月健診の内容
- 身体測定
- 一般的診察
- 精神運動発達
- 離乳食の進み
- 予防接種の日程（順調か）

ここに「神経芽細胞腫検査の必要性」が入ってくることもありますよ(p.142コラム参照)

6か月の発育目安

● 離乳食（初期）

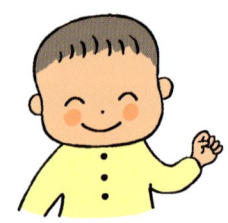

- 必要なカロリー：
  体重1kgあたり100kcal/日
- 体重増加の目安：1日10〜20g

離乳食は初期だけど、1日2回に増やそう！

6か月以降の必要なカロリーは，**体重1kgあたり100kcal/日**．ここからは急な細胞分裂ではなくなります．それでも6〜9か月の体重増加は1日10〜20g．ちゃんと栄養をとって，大きくなっていってほしいですね．

離乳食はまだ**初期**ですが，**1日2回**に増やしていきましょう．栄養を不足させないためというより，乳汁（ミルク）以外の味に慣れ親しませる機会を増やすためです．

このころ下前歯（下顎中切歯）が生えてきます

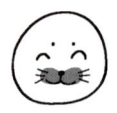
固形物を食べる準備が本格的に始まりましたね

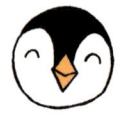
乳歯が生えそろうのは3歳ごろ．長い道のりですが，大事な一歩は「下あごの前歯中央」から始まることを覚えておきましょう

発声

「あーあー」などといった母音のみの発音

↓

6か月前後で子音も発音できるように！

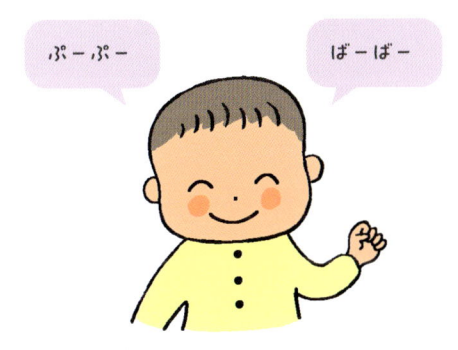

ぷーぷー

ばーばー

人との接触を求めるのも6か月の特徴．誰にでもニコニコ，キャッキャと愛想がいい時期です．このあと人見知りが始まってしまうと，すぐに泣き出してしまうことに．でも人見知りは大事な成長ですから，心配する必要はありません．

喃語（2つ以上の音からなる声）も出始めます．初めは母音の「あーあー」や「おぉー」．早い子は，3か月ごろから出せるようになるかもしれません．

やがて「ぷーぷー」や「ばーばー」のような子音も発音できるようになります．こちらは早くても6か月前後になります．

これは，発声に必要な声帯をはじめ，口腔内構造がちゃんとできてはたらいている証拠．ただ，**言葉の発達はとても個人差が大きい**ことが知られています．「半年ぐらいの差はあって当然」ですので，あまり気にし過ぎずに，穏やかな気持ちでたくさん話しかけてあげてください．

視性立ち直り反射

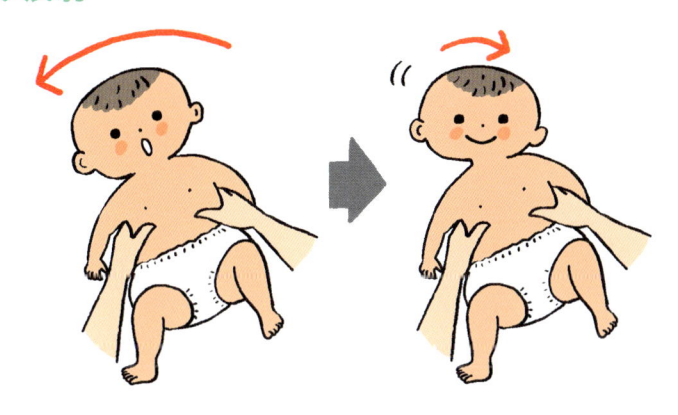

このころになって出てくる反射もあります．**視性立ち直り反射**です．乳児を座らせて左右に傾けると，頭を垂直にしようとする反射です．

これは成人後もずっと残る大事な反射．体が傾いたときに，頭部角度を一定にすることで歩行などの運動を安定して行えるようになります．

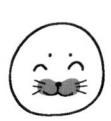 視覚情報を安定して得るための反射でもありますよね

7か月の発育目安

体重は7〜8kg，身長は65cmほどになります．ずいぶん体が大きくなってきましたね．
体重1kgあたりに必要なカロリー量に変化はなくても，1日に必要な総カロリー量（もちろん栄養も）が増えてきたころです

● 離乳食（中期）

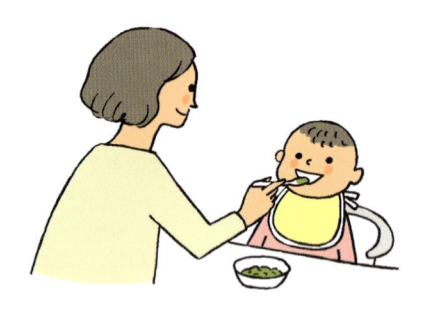

時期	離乳食の状態	回数
初期（5〜6か月）	なめらかな状態	1日2回
中期（7〜8か月）	舌でつぶせる固さ	
後期（9〜11か月）	歯茎でつぶせる固さ	1日3回
完了期（12か月）	歯茎で噛める固さ	

固形物からも栄養を摂取する準備が進み，7〜10か月ころに上顎中切歯が生え出します．

そして，**離乳食中期（1日2回）の始まり**です．離乳食の回数は変わりませんが，固さが変わります．

初期（5〜6か月）は「**なめらかな状態**」，**中期**（7〜8か月）は「**舌でつぶせる固さ**」です．この先は，**後期**（9〜11か月）が「**歯茎でつぶせる固さ**」，**完了期**（12か月）は「**歯茎で噛める固さ**」になります．後期以降は1日3回に増えます．

最初は，離乳食のちょうどいい固さがわからないと思います．そんなときこそ市販品を活用！　手作りで頑張りたい人も，最初は市販品を参考にすると，固さや味の濃さがわかるようになります．

● 顔布テスト

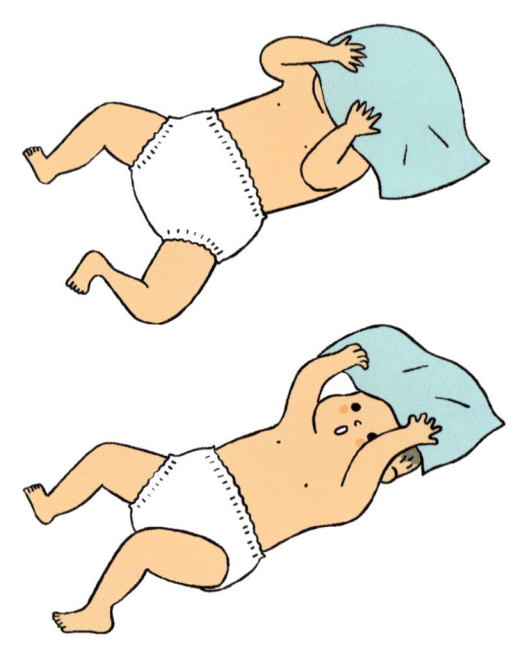

支えなしで座ることができるようになるのもこのころ．離乳食を食べやすくなるだけでなく，手が自由になるので活動も活発になってきます．

手の活動に関係して精神運動発達の一環に使われるのが「**顔布テスト**」．あおむけにした状態で顔にハンカチを当て，その状態から手で払いのけることができたらオーケー．反射ではなく，「何かが顔の前にあるぞ」という認識によって手の運動が行われた証拠です．

自分で判断・命令する大脳のはたらきが盛んになってきていますよ！

8か月の発育目安

歯

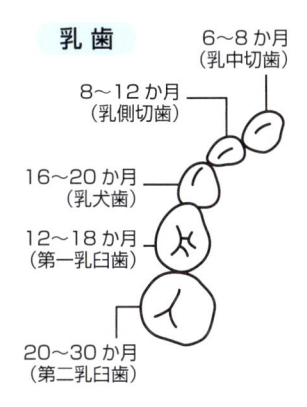

乳 歯

6〜8か月
（乳中切歯）

8〜12か月
（乳側切歯）

16〜20か月
（乳犬歯）

12〜18か月
（第一乳臼歯）

20〜30か月
（第二乳臼歯）

8か月になると，早い子では**側切歯**が生えてきます．前歯は上下の中央に2本ずつありましたが，そのそばに追加する形で生えます．まず下が4本，続いて上が4本になるということですね．

これで前歯（切歯）は一段落．次は1歳（12か月）ごろに奥歯（臼歯）が生えることになります．

パラシュート反射

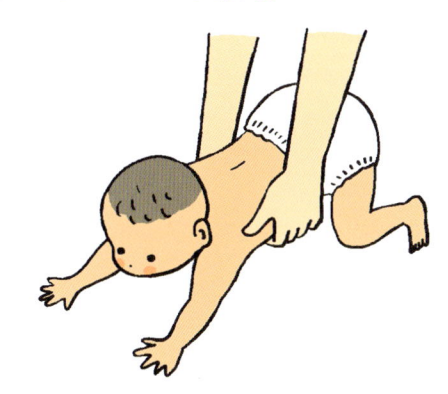

このころ出てくる反射が**パラシュート反射**．直立状態で支えられた状態から体を急に前に倒すと，腕を前に伸ばして頭から落ちないようにする反射です．

頭は脳が入っている大事なところ．いきなり頭を打ちつけてしまうことのないよう，とっさに手を出す大事な反射です．これも大事な反射なので，**成人後も残り続ける**ことになりますよ．

冬に寒いからとポケットに手を入れて歩くことは，せっかくの「頭部を守る反射」を十分に活かしきれないことになるかもしれません．寒いなら，ちゃんと手袋をすることを忘れずに．

「神経芽細胞腫検査の必要性」って？

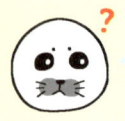

p.138で触れた「神経芽細胞腫検査の必要性」ってなんでしょうか？

小児がんの一種である神経芽細胞腫が疑われる場合に，神経芽細胞腫検査を行います．小児がんは小児がかかるがんの総称．種類はさまざまですが，ここでは0歳児に発生する可能性が最も高い神経芽細胞腫についておはなしします

神経芽細胞腫は，脊椎のそばにある**交感神経節**や**副腎髄質**から発生するがんです．交感神経系には交感神経幹があって，それから神経節がありましたよね．その「節」の部分と副腎の中央部が危険地帯です．

腫瘍は自然になくなるものも，転移して悪性経過をたどるものもあります．**進行するとおなかが腫れ，しこりを触れることも**．骨に転移すると血球成分に異常が生じ，**貧血**や血小板減少による**皮下出血**などといった白血病のような症状も出てきます．不機嫌な様子，発熱などから見つかることもあるので，経過観察が必要です．

ささいなことが発見のきっかけになるので，「いつもと違って何か変？」と思ったら，健診時に相談するよう指導しましょう．

9か月から14か月

9〜10か月健診で何を見る？

9〜10か月健診の内容
- 身体測定
- 一般的診察
- 精神運動発達

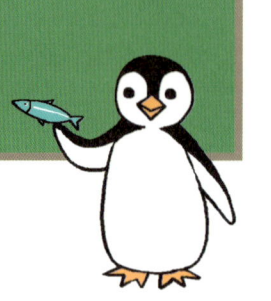

9〜10か月健診で確認するのは，**身体測定，一般的診察，精神運動発達**ですね．

6か月の喃語のところでも個人差はありましたが，運動関係はさらに個人差が大きくなってきます．

周囲と比較して心配しがちな時期ですから，「個人差が大きいので大丈夫ですよ」と情報提供できるようにしておきましょうね．

9か月の発育目安

離乳食（後期）

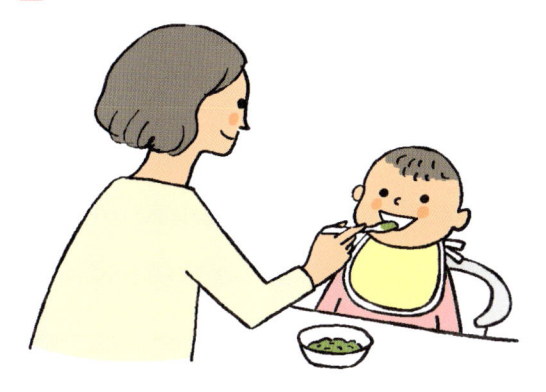

9 ～ 12か月までの体重増加は1日あたり7 ～ 10g．増加幅はさすがに小さくなってきました．ここからは爆発的な細胞分裂ではなく，着実に成長を重ねていく時期ですね．

離乳食は後期．「**歯茎でつぶせる固さ**」のものを，**1日3回**与えましょう．

歯は生えてきていますが，まだ切る担当の切歯しかありません．すりつぶす担当の臼歯はもう少し先ですからね．

「立つ」行為に関する反射

ホッピング反射

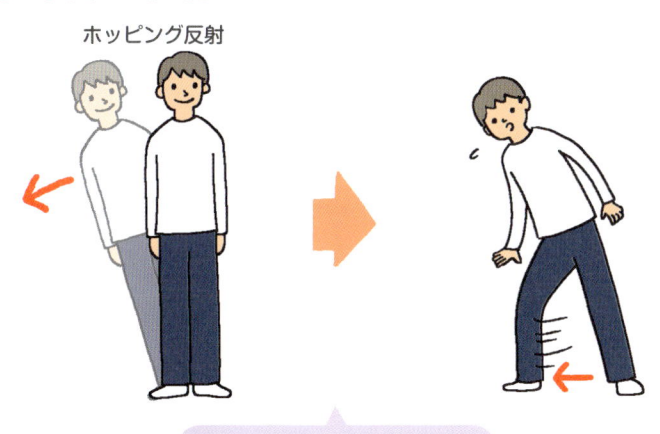

転ばないための大事な反応！

9か月は，つかまり立ちが始まるころでもあります．つかまりながらとはいえ，「立つ」行為は転倒の危険を伴います．大事な頭から落ちてしまわないように，**パラシュート反射**は必要不可欠．精神運動発達の1つとして，パラシュート反射がちゃんとできているかを確認することになりますよ．

このころ消える反射が**足底把握反射**．足の裏に何かつくたびに足の指を曲げていたのでは，うまく歩け

ないため，歩行が始まる前に，足底把握反射は消えてしまいます．

逆に，このころからみられるのが**ホッピング反射**．体を前後左右に倒そうとすると，倒れないように足を踏み出して平衡を保とうとする反射です．二足歩行を行ううえで，とても大事な反応なので**成人後も残ります**．

精神運動発達の確認

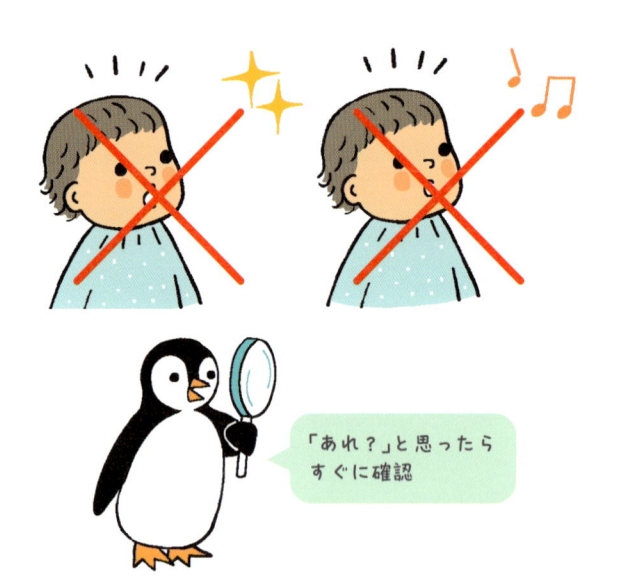

「あれ？」と思ったら
すぐに確認

「ハイハイ」が始まり，活動範囲が広がります．移動して，つかまり立ちして，乳児の世界が豊かに広がってくるころです．

そんななかで「周囲に関心はあるか」「視線は合うか」は大事な精神運動発達項目．この時点で「あれ？」と思うことがあれば，早めの確認が必要になります．なぜなら，**自閉スペクトラム症（自閉症スペクトラム障害：ASD）**の可能性があるからです．

精神領域に対しても，適切な介入・情報提供などがあれば，「乳児が生きにくい」状況を少しずつ改善していけます．周囲とのかかわり方を早くから練習していくことで，各種の精神症状を有しながらも，滞りなく社会生活を送ることができるかもしれません．

むやみにおそれることなく，精神領域の異常も健診時に把握していけたらいいですね．

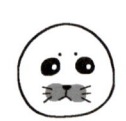

「視線が合わない……」と思ったら，視力に異常があるかもしれませんし，「周囲に関心がない……」と思ったら，実は周りの音が聞こえていなかっただけかもしれませんよね

精神領域の異常を疑う前に，「前提となる器官のはたらき」は確認できましたか？

今までの健診で，異常の有無は確認できていると思いますが，視覚・聴覚の異常が突然現れることもありえますからね

脳腫瘍

突然，視覚や聴覚に異常が出る原因の1つが**脳腫瘍**．

脳腫瘍とは，字のとおり「脳（ここでは頭蓋骨の中）にできる腫瘍」のこと．どの細胞が異常に増えてしまうかで種類が変わります．

異常に増えた細胞は周囲を圧迫．圧迫された細胞が役目を果たせないと，**視覚障害**や**聴覚障害**，**生命に危険を及ぼす可能性**もありますよ．

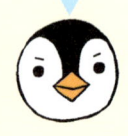

小児がんの第2位（約25％）を占めるのが脳腫瘍です

※国立がん研究センターがん情報サービス：小児がんの患者数．https://ganjoho.jp/public/life_stage/child/patients.html（2023年12月18日閲覧）

ASD：autism spectrum disorder，自閉スペクトラム症

🔴 生殖器系の異常

生殖器の異常もここで最終チェック！

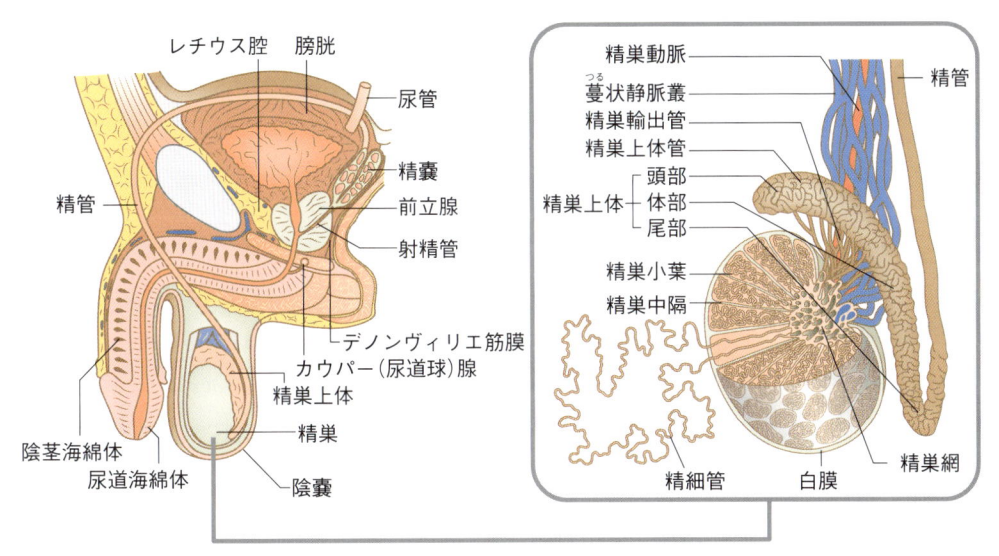

レチウス腔　膀胱　尿管　精嚢　前立腺　射精管　デノンヴィリエ筋膜　カウパー（尿道球）腺　精巣上体　精巣　陰嚢　精管　陰茎海綿体　尿道海綿体

精巣動脈　蔓状静脈叢　精巣輸出管　精巣上体管　精巣上体（頭部・体部・尾部）　精管　精巣小葉　精巣中隔　精細管　白膜　精巣網

◆停留精巣

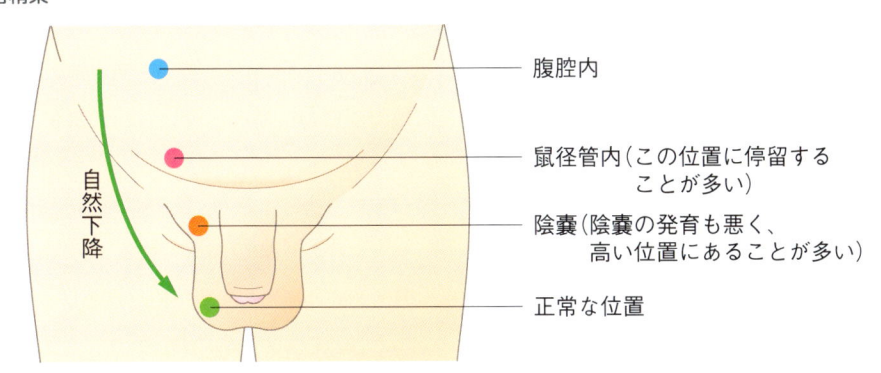

腹腔内

鼠径管内（この位置に停留することが多い）

陰嚢（陰嚢の発育も悪く、高い位置にあることが多い）

自然下降

正常な位置

　男性生殖器系の**精巣は，出生時には陰嚢内に位置している**のが普通．ときに（3～20％）腹腔内でのんびりしていることもありますが，生後3か月までには陰嚢内に移動し終わっているはず．遅れた場合，1歳で自然下降は終わってしまいますので，この時点で陰嚢内に精巣がなかったら手術になりますね．

　精巣が体外脱出を始める理由は，「暑いところ（腹腔内）では精子形成がうまくできない」からです．

　男女とも発生途中までは同じ構造．**SRY遺伝子**の発現で，男性は生殖洞周辺が男性型に変化します．で

も「変化」しただけで，場所は移動していませんでしたよ．股の鼠径管を通って，精巣と精巣上体（につながる血管など）が陰嚢へと移動します．

　ちゃんと目的地に到達できないと**停留精巣**，途中でねじれてしまうと**精巣捻転**です．血管などがねじれると，血液が届かずに壊死するおそれがあるので，これは緊急手術．停滞でも精子形成が妨げられて不妊の危険性があります．こちらも手術で正しい位置に移動させることになります．

12〜14か月の発育目安

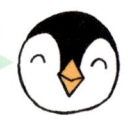

いよいよ1歳（12か月）．
体重は出生時の3倍の9kg，身長は出生時の
1.5倍になるころです

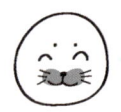

1日あたりの必要カロリー量は900kcalになりますね．
もちろん離乳食からの栄養も必要ですが，カロリーだけでは
だめだということも今までの学習でわかっていますよ！

離乳食（完成期）

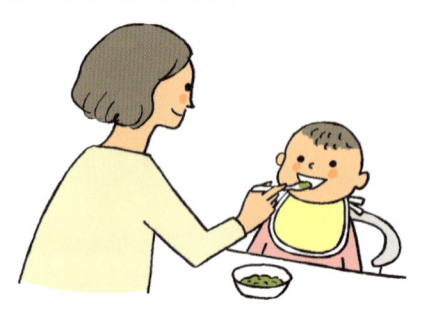

離乳食は完成期．ここから15か月までは，「**歯茎で噛める固さ**」を，**1日3回**与えることになります．

「歯茎で噛める」といいましたが，このころになると第一乳臼歯が生えてきます．初の「すり潰す担当」の奥歯です．犬歯（刺して固定する歯）は14か月ごろから生え出しますからね．

MR（麻疹・風疹）の予防接種

> ・麻疹（はしか），
> 風疹（3日はしか）の接種期間
> ⟶ 1期：12〜24か月
> 　　2期：小学校入学前の
> 　　　　　1年間

MRもBCGと同じ生ワクチンです

つかまらずに1人で立って歩き始めるのもこのころ．活動がさらに盛んになっていきます．保育所などに入って，他人との接触が増えることも考えられますね．

他者と接触すると，感染症の機会が増えるのは致し方ないこと．MR（麻疹・風疹）の予防接種が始まるので，できるだけ早く受けておきましょう．

どちらも生命への危険が大きく，治ったあとに重大な後遺症が残る危険のある病気．ちゃんと二次免疫の状態にしておくことが重要です．

消える反射

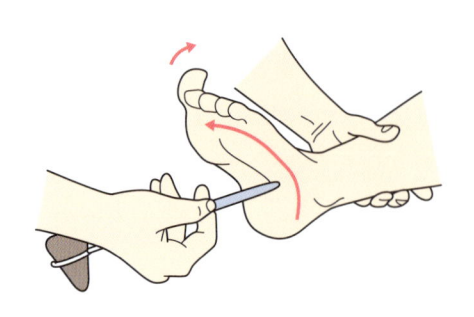

1歳過ぎに消えていく反射が**バビンスキー反射**．

2歳ごろまで残ることはありますが，成人後に残っていたら「大脳活動の異常！」のサインです．

15か月から24か月

1歳半（18か月）の健診で何を見る？

1歳6か月健診の内容
- 身体計測
- 内科的診察
- 発達チェック
- 生活習慣, 行動上問題, 心の発達チェック

1～2歳のあいだが**1歳6か月健診**. チェック項目自体は今までとそう変わりません.

言葉や運動の発達には個人差がありますよ. 親が焦ることのないよう, ちゃんと説明できるようにしておきましょう.

memo

発達チェックには,「転ばずに歩く」「意味ある単語を話す」「積み木を積める」「絵本で知っているものを指さす」「自動車や人形などでそれらしく遊ぶ」などが含まれます.

15か月前後の発育目安

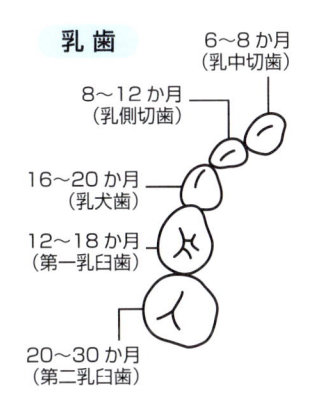

乳歯

6～8か月
（乳中切歯）

8～12か月
（乳側切歯）

16～20か月
（乳犬歯）

12～18か月
（第一乳臼歯）

20～30か月
（第二乳臼歯）

もうすぐ**犬歯**が生えるころですね. 乳歯で残るは奥歯もう1セットのみ. それも早ければ24か月で生えそろいます.

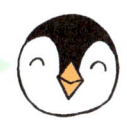

そして一人で（何にもつかまらずに）歩き出すのもこのころ. いよいよ目の離せない状態になってきましたよ

1歳半（18か月）前後の発育目安

大泉門の閉鎖

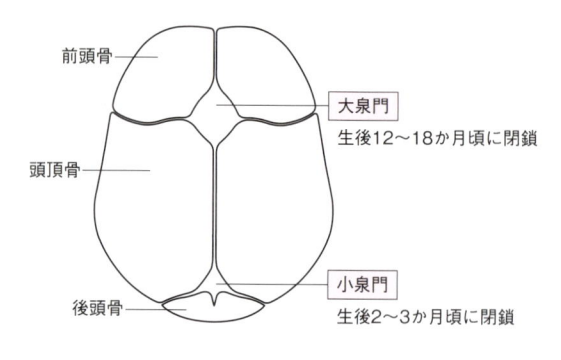

前頭骨

頭頂骨

後頭骨

大泉門
生後12〜18か月頃に閉鎖

小泉門
生後2〜3か月頃に閉鎖

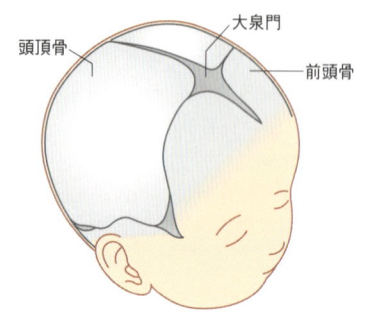

頭頂骨

大泉門

前頭骨

1歳半は**大泉門**が閉じる目安．これで頭蓋骨内部の空間はほぼ固定されます．

ここからの「脳の発達」は「神経細胞間のつながり」の成長です．

睡眠サイクルも多少まとまってくるころ．このあたりで昼寝が1日1回になることが多いですね．

脳の発達により，物と使い方がつながってくるころでもあります．
スプーンやコップを使えるようになってくるはずですし，運動もさらに機敏になります．
歩く速度が上がり，帽子をかぶると嫌がって脱ごうとし始めます

「嫌がって脱ぐ」からわかるように，「不快」に対して回避行動をとることができるようになっていますね

快・不快の分化

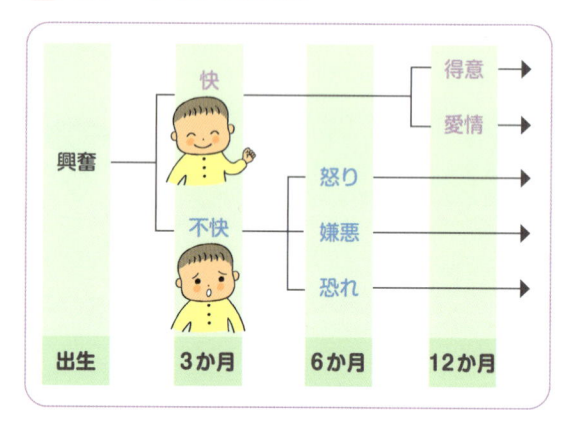

興奮 ─ 快 ─ 得意 →
　　　　　　 愛情 →
　　　 不快 ─ 怒り →
　　　　　　 嫌悪 →
　　　　　　 恐れ →

出生　　3か月　　6か月　　12か月

尿意（不快のきっかけ）を伝えることができるころです．ここからトイレットトレーニングを始めるとスムーズですよ．

あと，母親に甘えてくる行動も出てきます．かなり高度な情緒の始まりとなる「愛着（愛情）」ですね．

生まれてしばらくは「興奮するか否か」ですべてが決まります．興奮すれば泣く，興奮していないなら寝る……が基本です．

生後3か月前後で「**快**」と「**不快**」が追加されます．不快から次第に分化し，「**怒り**」「**嫌悪**」「**恐れ**」が出てくるのが6か月ごろ．12か月前後になって快がさらに分化．ここで「**得意**」や「**愛情**」が出てくるのです．

「愛情」といっても，いろいろな意味が含まれてくるのは，みなさんの実体験からイメージできるとおり．愛情の対象や内容が分化されるのは，1歳半過ぎだと思ってください．

そして，忘れてはいけない4種混合（ジフテリア・百日咳・破傷風・ポリオ）（または5種混合：4種混合+Hib）の2回目，3回目接種の時期です．
可能なら，健診のタイミングに合わせて接種しておきたいですね

調節性内斜視，外斜視，軽度難聴

1歳半健診で確認する項目の中に「生活習慣・行動上問題・心の発達チェック」がありました．その前提にある「見えている？」「聞こえている？」に関係して，ここでは調節性内斜視，外斜視，軽度難聴についておはなしします．

「全く見えていない・聞こえていない」なら，ここまでの健診で発見されているはず．今までの健診では気づかれなかった，微妙な「見えない・聞こえない」について確認ですよ．

調整性内斜視

斜視とは，目の位置が左右でずれている病気のこと．物を見るときに「片方は正面，もう片方は別の方向」になっている状態です

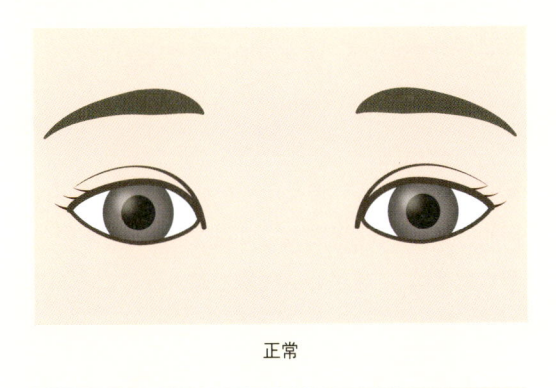

正常

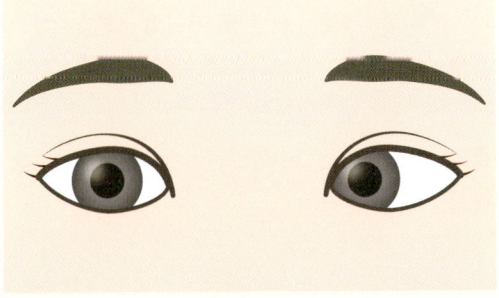

内斜視

さまざまな原因による生後1〜6か月に出る先天性内斜視は，おそらく今までの健診中に気づかれているはず．これは放置すると立体視ができなくなってしまうので手術が必要です．

2〜3歳ごろの成長中に，強い遠視が原因で目が過剰に寄ってしまうのが調節性内斜視．

水晶体の厚みの調節（調節反射）と，寄り目になること（輻輳反射）が同時に起こる必要がありますが，このバランスがうまく取れないと調節性内斜視です．

こちらは眼鏡やアイパッチによる遠視治療で改善することが多いですよ．手術にならないとはいえ早く発見して治療しないと，斜視のほうを無意識に使わなくなってしまいます．結果として弱視（メガネやコンタクトでも矯正できず視力の出ない状態）になってしまうことも！ 立体感や遠近感にも悪影響が出ますから，早期発見が必要です．

外斜視

外側を向いてしまうのが外斜視.
常に外側を向いてしまう外斜視が**恒常性外斜視**.
「ときどき」外を向いてしまうのが**間欠性外斜視**です

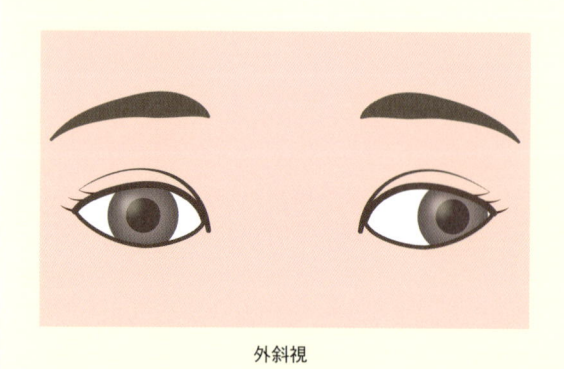

外斜視

「物が２つに見える（複視）」のは**外斜視**が起こっているサインなのですが，乳幼児では片方の視覚情報を脳が消してしまいます．これが起こると両方の目の機能が低下することに！ 立体視がうまくできずに，平均台やボール遊びが苦手になるのは内斜視と同じです．

ずれが少しなら眼鏡などで修正できることもありますが，程度によっては手術になります．ただ，手術をしても再度斜視になってしまうことがあるので，そうなったら再手術です．

軽度難聴

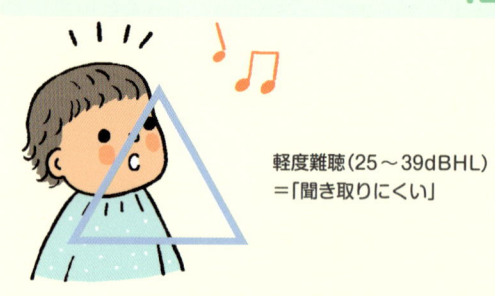

軽度難聴（25～39dBHL）
＝「聞き取りにくい」

・中耳炎
・髄膜炎
・おたふくかぜ
　一時的な難聴を引き起こすおそれあり

軽度難聴は，「聞こえない」ではなく「聞き取りにくい」もの.

先天性の難聴なら，今までの健診で発見されているはずですが，ここで原因になりうるのが感染やけがによって起こった難聴（のうち軽度のもの）です．**中耳炎**や**髄膜炎**，**ムンプス（おたふくかぜ）**などへの感染は，一時的にせよ難聴を引き起こす可能性があります．

軽度難聴は，**「騒がしい環境で聞き取りにくい」状態**です．聴力レベルにすると**25～39dBHL**ですね．これ以上の中度難聴，高度難聴，重度難聴では，補聴器か人工内耳，手話・読唇が必要になってきます．

軽度難聴の場合，必ずしも補聴器を使う必要はありませんが，保育園・幼稚園・学校といった「集団生活」の場において，ざわついているときに指示が聞こえない可能性が出てきます．

memo

意外な難聴原因として，薬（耳毒性薬剤）があることをお忘れなく．最初から要注意の薬（小児がんの治療薬など），非ステロイド系抗炎症薬（NSAIDs），抗生物質，利尿薬（ループ利尿薬：高血圧や心不全の薬）などで起こることもありますよ．

めまいや耳鳴りから急に聴力低下のピンチに！ 薬をやめると聴力回復の可能性がありますので，「もしや！」と思ったらすぐに主治医に報告ですよ.

もし，健診に来なかったら？

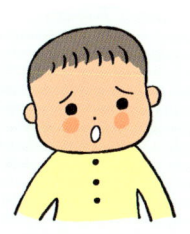

健診に来ないなあ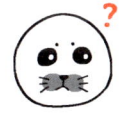

　1か月から1歳半まで，細かく健診をする理由がわかりましたね．その都度確認したい事項は，成長状態に応じてみていくことが重要です．

　ところが「健診に来ない」と，これらの確認ができません．「病気や事故で来れない」のか，ほかに事情があるのか．もしかしたら**虐待**のような**緊急事態**が起きているかもしれません．

　看護師だけでは限界がありますから，ぜひとも多職種と連携しましょう．出産した病院から退院後，**訪問指導をする地域の保健師**とはとくにしっかりと情報共有する必要があります．

◆児童虐待の分類

①身体的虐待

暴力などによって身体に傷を負わせたり，
生命に危険を及ぼすような行為

例：殴る，蹴る，タバコの火を押しつける　など

②性的虐待

性的暴行や児童に対するわいせつな行為

例：性的行為の強要・示唆　など

③ネグレクト

心身の発達を損なうほどの不適切な養育，
安全への配慮がなされていない行為

例：適切な衣食住の世話をせず放置する，
病気なのに医者に見せない　など

④心理的虐待

心理的外傷を与える言動，極端な無視，
拒否的な態度などで心に傷を負わせる行為

例：言葉による脅かし，脅迫，DVを目の前で見せる，
ほかのきょうだいとは著しく差別的に扱う　など

母子保健事業や養育支援訪問事業などを用いた
積極的支援が必要です！

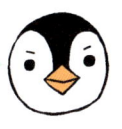

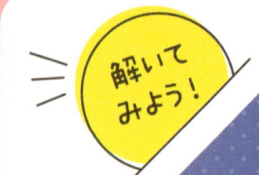 

国試関連問題

第106回 午前63問

妊婦の感染症と児への影響の組合せで正しいのはどれか.

1. 風　疹 ― 白内障
2. 性器ヘルペス ― 聴力障害
3. トキソプラズマ症 ― 先天性心疾患
4. 性器クラミジア感染症 ― 小頭症

第101回 午前88問

出生時にみられるのはどれか. 2つ選べ.

1. 把握反射　　2. 緊張性頸反射　　3. ホッピング反応　　4. パラシュート反射　　5. 視性立ち直り反射

第109回 午後64問

新生児の反応の図を示す. Moro〈モロー〉反射はどれか.

① 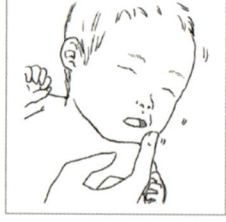　② 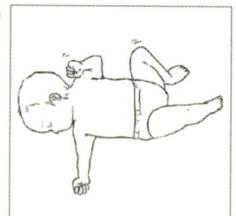　③ 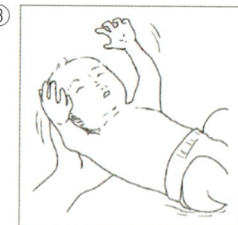　④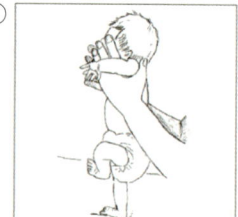

第108回 午前61問

新生児の養育者に対する看護師の指導で正しいのはどれか.

1. 「脂漏性湿疹は石けんで洗いましょう」
2. 「臍帯はおむつで覆いましょう」
3. 「うつぶせ寝にしましょう」
4. 「日光浴をしましょう」

第105回 午前76問

3か月の乳児の親に対する問診で適切でないのはどれか.

1. 「寝返りをしますか」
2. 「あやすとよく笑いますか」
3. 「物を見て上下左右に目で追いますか」
4. 「アーアー, ウーウーなど声を出しますか」
5. 「腹ばいにすると腕で体を支えて頭を持ち上げますか」

予防接種に生ワクチンが使用される疾患はどれか. 2つ選べ.

1. ジフテリア　　2. 日本脳炎　　3. 破傷風
4. 結　核　　　　5. 麻　疹

発育と発達に遅れのない生後6か月の男児. BCG接種の翌日に接種部位が赤く腫れ次第に増悪して膿がみられたため, 母親は接種後4日目に医療機関に電話で相談し, 看護師が対応した. 児に発熱はなく, 哺乳や機嫌は良好である. このときの看護師の説明で適切なのはどれか.

1. 「通常の反応です」　　　　　　2. 「速やかに来院してください」
3. 「1週間後にまた電話をください」　4. 「患部をアルコール消毒してください」

乳歯について正しいのはどれか.

1. 6〜8か月ころから生え始める.　2. 5〜7歳ころに生えそろう.
3. 全部で28本である.　　　　　　4. う蝕になりにくい.

次の文を読み問題1に答えよ.
Aちゃん(3歳, 男児)は, 斜視の手術のために母親とともに歩いて入院した. 入院期間は3日の予定である. 3週前に外来で医師と看護師がAちゃんに手術と入院とについて説明した. 入院時, Aちゃんはやや緊張した表情をしているが「眼の手術をしに来たの. 病院に2つ泊まるんだよ」と看護師に話した.

問題1
Aちゃんの眼の状態を図に示す.
Aちゃんの斜視はどれか.

1. 右内斜視　　2. 右外斜視
3. 左内斜視　　4. 左外斜視

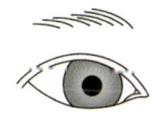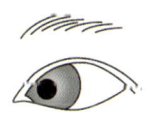

答えと解説はp.202〜204を確認!

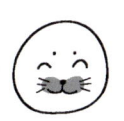

3. 集団生活のはじまり（2歳から4歳）

　ここからは年齢ごとの発育・発達の目安を直接確認していきましょう.

　4歳までで区切ったのは，国民衛生統計の区分と合わせるため. 次のブロックが「5〜9歳」になっているのもそのためです.

2歳の発育目安

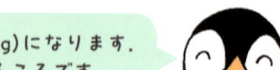

2歳（24か月）には，体重が出生時の4倍（12kg）になります.
抱っこやおんぶをすると「重い」と感じてくるころです

乳歯

- 6〜8か月（乳中切歯）
- 8〜12か月（乳側切歯）
- 16〜20か月（乳犬歯）
- 12〜18か月（第一乳臼歯）
- 20〜30か月（第二乳臼歯）

　20か月ごろから**第二乳臼歯**が生え始めています. 乳歯がそろった子も，そうでない子もいるころですね.

　乳歯は，最終的に永久歯に生え変わるのですが. 乳歯が虫歯になってしまうと永久歯への交代が遅れてしまいます. 虫歯になってしまったら，放置せずに歯医者へ. 永久歯のもとができているのを確認して，抜歯になりますよ.

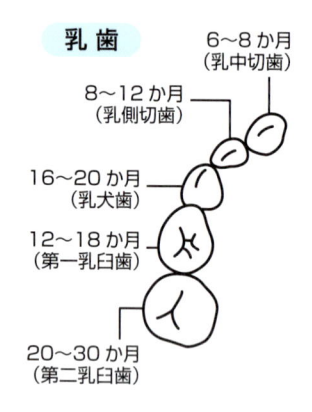

2歳前後

おなまえは？

○○！

- 自分の名前を言う
- 走る
- ボールを蹴る
- 衣服を脱ぐ

　2歳前後で消える反射は**ランドー反射**. 「ハイハイの準備」にあたる反射です.

　立って歩けますから，もうハイハイの必要はありません. 仮に，ハイハイをするとしても，大脳がちゃんと命令できます. 反射で決め打ちする時期の終了ですね.

　そして，**走り出し，ボールを蹴り始め**ます. **衣服を脱ごうとする**のもこのあたりですね. **自分の名前を言える**のもこのころから.

　とはいえ，運動と言語は個人差が大きいこともお忘れなく. 周囲の焦りは，子どもの発達に悪影響を及ぼしかねません.

小児がん

神経芽細胞腫については p.142 で説明しましたね

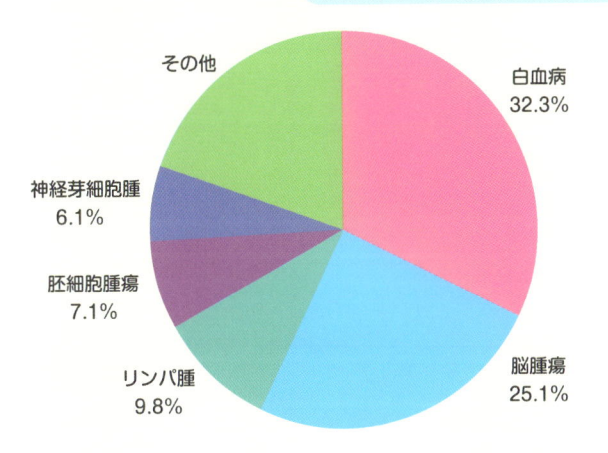

※国立がん研究センターがん情報サービス：小児がんの患者数. https://ganjoho.jp/public/life_stage/child/patients.htmlを参考に作成.

小児がんで最も多いのは白血病. 小児がんの約4割を占めています.

次が脳腫瘍. 小児がんの約2割を占めていて, 細かい種類分けが多いところです. 生命への危険性が最も高い小児がんですね.

リンパ腫が3位で, 神経芽細胞腫が5位.

4位の胚細胞腫瘍は生殖器や体の中心部（脳下垂体や縦隔など）に発生しやすいがんです.

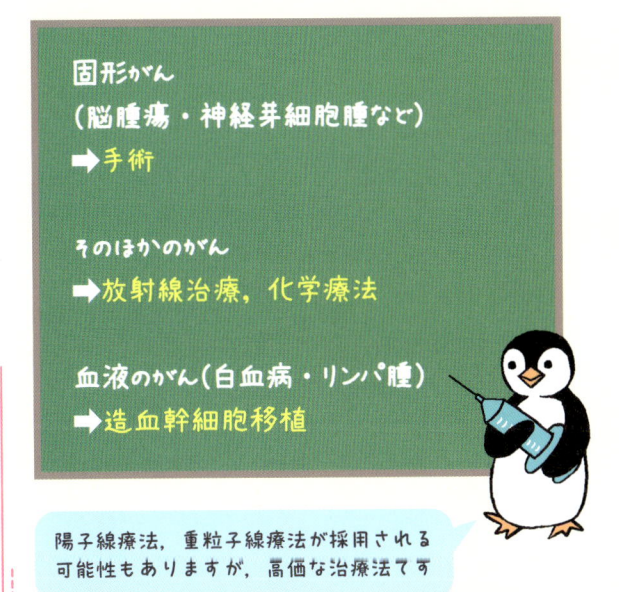

陽子線療法, 重粒子線療法が採用される可能性もありますが, 高価な治療法です

一応, 固形がん（脳腫瘍, 神経芽細胞腫など）は手術で取ることが多く, それ以外のがんについては放射線治療や化学療法（薬）が選ばれやすいです.

とくに小児がんでは放射線治療や化学療法がよく効くのですが, それは「正常な細胞にも影響が大きい」ということでもあります. 「放射線や薬が, なぜがん細胞に効くのか」を, 細胞のDNAの視点から考えればわかりますよね.

だから, 正常細胞への影響を最小限に抑える陽子線療法や重粒子線療法も採用される可能性があるのですが, これらの治療を行える施設や医師が少なく, 保険適用外になるので, 非常に高価な治療法になります.

また, 白血病やリンパ腫などの「血液のがん」については, 造血幹細胞移植という手段があることも覚えておきましょう.

小児がん（悪性新生物）は, 1〜4歳の死亡原因の2位です

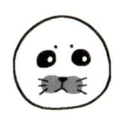

1位は0歳と同じく「先天奇形・変異及び染色体異常」.
3位は「不慮の事故」ですね

3歳の発育目安

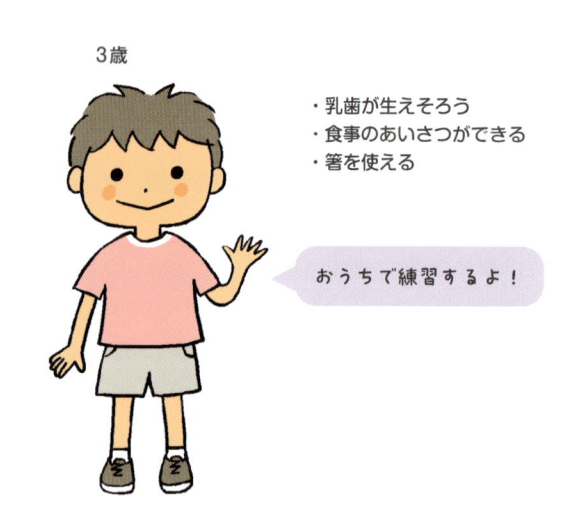

3歳

・乳歯が生えそろう
・食事のあいさつができる
・箸を使える

おうちで練習するよ！

乳歯が生えそろうのが3歳ころ．まだ生えそろっていなかったら，歯医者に相談ですね．そして，虫歯にならないよう口腔衛生にも注意しましょう．

食事のあいさつや，箸を使うことも，もうできるはずです．生活習慣は，できる限り自宅で練習する必要があります．それが集団のなかで「ヒト」として生活していくうえでの大事な決まりになります．

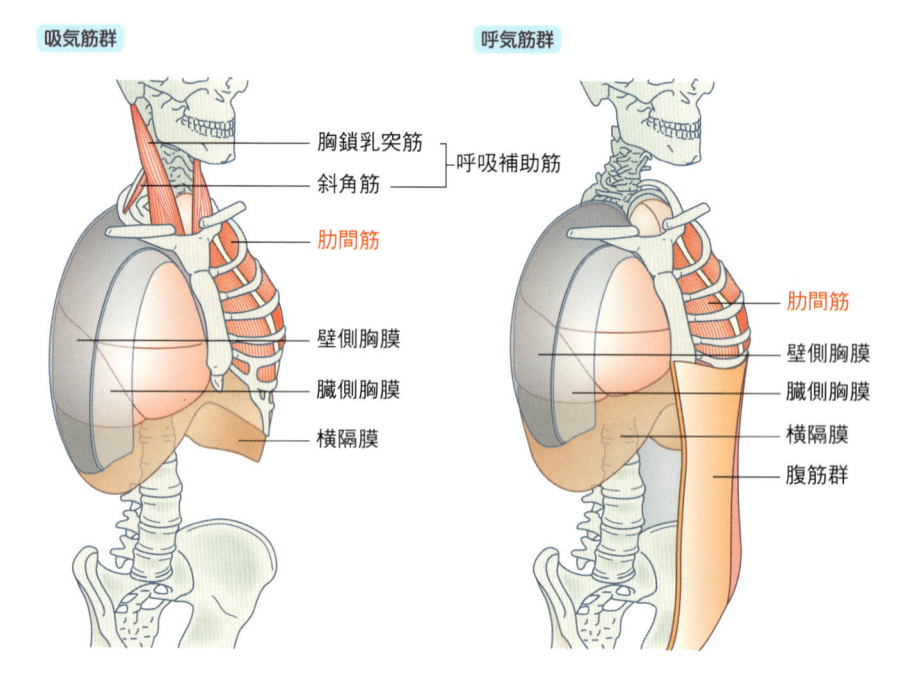

吸気筋群

胸鎖乳突筋 ─┐
斜角筋 ─┘ 呼吸補助筋
肋間筋
壁側胸膜
臓側胸膜
横隔膜

呼気筋群

肋間筋
壁側胸膜
臓側胸膜
横隔膜
腹筋群

このころまでの呼吸は（努力呼吸を除けば）**腹式呼吸**だけ．**胸式呼吸**をするための**肋間筋**が，ようやく成長してくる時期です．

「小児は胸式呼吸が多い」状態になりますね．胸式呼吸では，咳などの負担が肋間筋に大きくかかります．

肋間筋は小さな筋肉の集まり．咳が出るときには意識して腹式呼吸をするように誘導してあげましょう．そうしないと肋間筋が筋肉痛になり，「息をするたびに胸が痛い・苦しい」状態になってしまいます．

胸式呼吸と腹式呼吸

呼吸運動である**胸式呼吸**は肋間筋による**胸郭の変形**で行われます．**腹式呼吸**は**横隔膜の上下**で行われますよ．

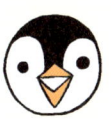

> 一般的に安静時は腹式呼吸，運動時は胸式呼吸の
> 割合が大きくなります

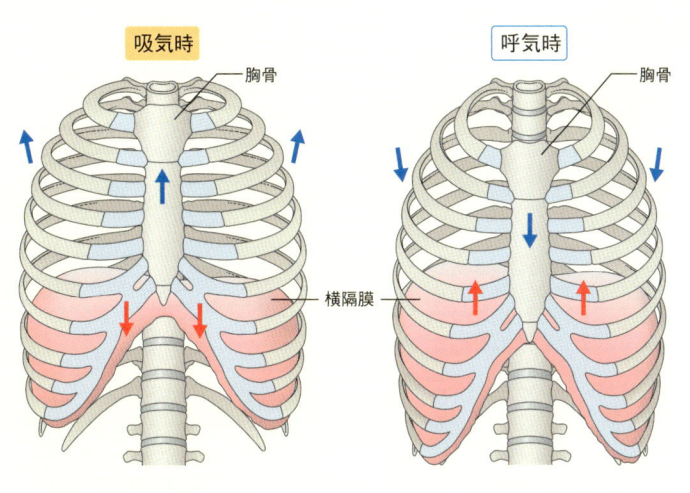

吸気時 　　　　　　　　　　　　　　　　呼気時

胸骨　　　　　　　　　　　　　　　　　　胸骨

横隔膜

息を吸い込むとき横隔膜は引き下がり 　　息を吐くとき横隔膜は押し上げられ
（↓），胸骨は上がる（↑） 　　　　　　（↑），胸骨は下がる（↓）

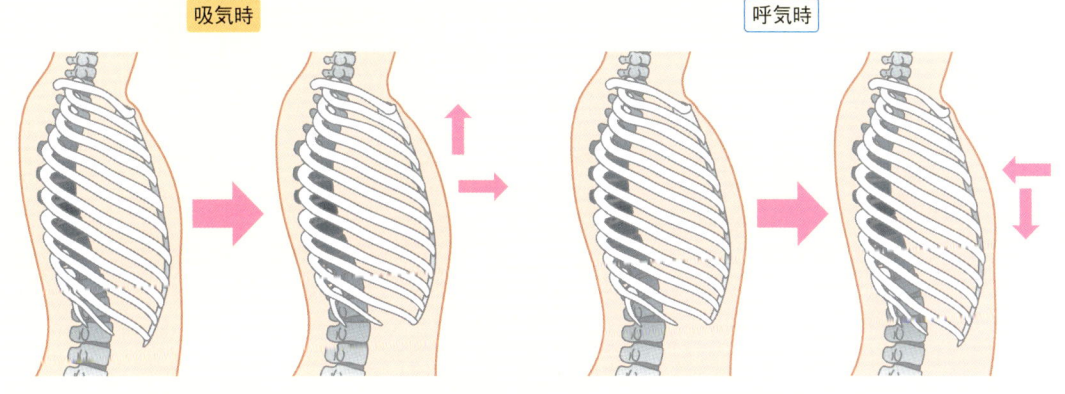

吸気時 　　　　　　　　　　　　　　　　呼気時

息を吸い込むとき胸側の肋骨が大きく持ち上がり，肋骨の走行は水平に近くなる

横隔膜とは，肋骨の内側にある，胸腔と腹腔の境に位置するドーム型の膜状筋です．吸気時はドームを平らにするように収縮します．呼気時は弛緩し，腹腔内臓器に押されてもとに戻ります．

胸郭は，吸気時には外肋間筋の収縮により肋骨が挙上し，胸郭の左右径と前後径が大きくなります．加えて，横隔膜の収縮・弛緩により胸郭の上下径も増大します．呼気時には内肋間筋が収縮し肋骨を引き下げます．

3歳ごろの予防接種

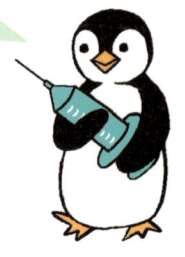

日本脳炎の予防ワクチン接種が
3歳前後で2回あります

集団生活のなかで感染のおそれ…

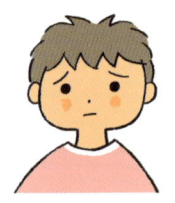 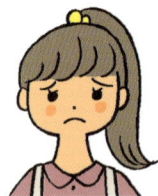

体調のよいときに予防接種を
受けましょう

この時期には**日本脳炎**の予防接種のお知らせがある
はず. **3歳前後で2回**の接種が必要になります.

日本脳炎は，蚊が媒介する感染症で，温帯の日本で
も注意が必要です. 蚊の駆除が一番ではあるのですが，
まずは自分でもできる対策の予防接種から.

保育所などで集団生活をしていると熱が出やすく
なってしまいますが，子どもの体調がよいときに予防
接種を受けるよう指導しましょう.

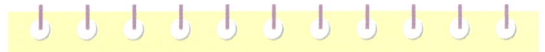

memo

蚊が媒介する感染症は，温暖化によって蚊の生息域
が増え，次第に北上（南半球なら南下）する傾向にあり
ます.

マラリアやデング熱も，やがて「国内でも危険！」に
なるかもしれません.

衣服の着脱

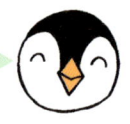

3歳半は衣服を脱ぐだけでなく「着よう」とするころ.
脱ぎ着しやすい服を準備して，ぜひ「できた！」という
成功体験を与えてください

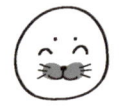

子どもの「好みの服」と「脱ぎ着しやすい服」を，
うまく両立できるといいですね

双方のバランスを取りながら，
子どもに成功体験を！

子どもが好きな服

着脱しやすい服

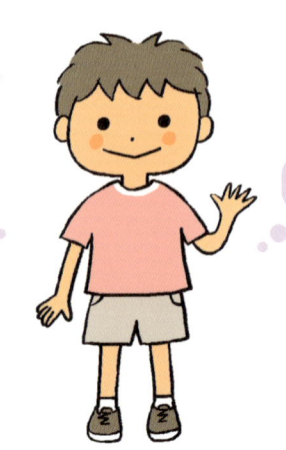

4歳の発育目安

日本脳炎の予防接種はもう1回(4〜5歳),
1期は全部で計3回必要ですね

このころには,グループ遊びができるようになってきます.同世代での愛情(友愛)が発達し,遊びにも**協調性**が出てくるまでに成長した証拠です.

もし,グループ遊びがうまくできなかったら,何がうまくいかないのか,理由を尋ねてみてください.外部からアドバイスをすることで,グループ遊びができるようになることもあります.

うまくいかない理由は,意外なところにあることも.まだ言葉での表現が不十分で,時間をかけないと説明できないかもしれません.そんなときは,**焦らせずに,少しずつ確認する**ことで子ども自身の「うまくいかないことへの理解」が進むことになります.

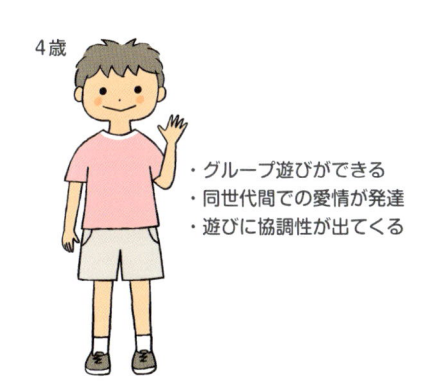

4歳

・グループ遊びができる
・同世代間での愛情が発達
・遊びに協調性が出てくる

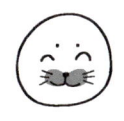

これって,広い意味での
「問題解決能力」ですよね

聞くほうに時間と余裕がないとできないことではありますが,
ぜひ保育所や幼稚園などの先生と協力してみてください

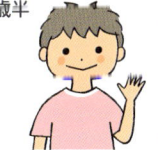

4歳半

身長　約100cm

出生時の2倍!

体重　約15kg

出生時の5倍!

4歳半で,体重が出生時の5倍(15kg)になります.身長も出生時の2倍になりますよ.出生時の平均体重は約3,000g(3kg),平均身長は約49cmでした.ずいぶん大きくなりましたね.

もう少しすると,体格指数が**カウプ指数**(3か月〜5歳)から**ローレル指数**(小学生以上)に変わりますよ.

体格・発達の評価

カウプ指数

カウプ指数は，体重(g)を身長(cm)で2回割り，10をかけたもの.

$$カウプ指数 = \frac{体重(g)}{身長(cm)×身長(cm)} ×10$$

または(割り算で表すと)

$$カウプ指数 = 体重(g)÷(身長(cm)×身長(cm))×10$$

乳幼児の発育状態の程度を表すカウプ指数は，厚生労働省基準では，やせぎみ(整数で14以下)，ふつう(整数で15以上17以下)，ふとりぎみ(整数で18以上)の3区分です.

◆カウプ指数の区分（カウプ指数は整数で求める）

やせぎみ	14以下
ふつう	15以上 17以下
ふとりぎみ	18以上

書籍によっては，カウプ指数の正常(ふつう)範囲を年齢によって区分している場合もあります

「以上」と「未満」の関係性は大丈夫ですか？
「未満」はその数字を含まない，「以上」はその数字を含む，という意味ですよ.

◆カウプ指数の正常範囲

3か月～1歳前	1歳～1歳半前	1歳半～3歳前	3歳～5歳前
16以上 18未満	15.5以上 17.5未満	15以上 17未満	14.5以上 16.5未満

ローレル指数

ローレル指数は，体重(kg)を身長(cm)で3回割って10^7をかけたもの.

$$\text{ローレル指数} = \frac{\text{体重(kg)}}{\text{身長(cm)}\times\text{身長(cm)}\times\text{身長(cm)}}\times 10^7$$

または(割り算で表すと)

$$\text{ローレル指数} = \text{体重(kg)}\div(\text{身長(cm)}\times\text{身長(cm)}\times\text{身長(cm)})\times 10^7$$

10^7は10の7乗で，10を7回かけたものですね．右上に小さく書いて，同じものを何回かけるか示す数字を「指数」といいます

やせ，やせぎみ，正常，肥満ぎみ，肥満の5区分に分けられます

◆ローレル指数の区分

やせ	100 未満
やせぎみ	100 以上 115 未満
正常	115 以上 145 未満
肥満ぎみ	145 以上 160 未満
肥満	160 以上

パーセンタイル

　体格に関係して，健診時に出てくる可能性があるのが「パーセンタイル」という言葉．これは「100人を小さい(少ない)ほうから並べたときに，どこに位置するか」を表すもの．50人目のいる位置が50パーセンタイル．25人目が25パーセンタイル，75人目が75パーセンタイルです．

　統計分野では，25パーセンタイルを第一四分位数(または点)，75パーセンタイルを第三四分位数(または点)とよぶこともありますね．このとき50パーセンタイルは第二四分位数(または点)です．

　50パーセンタイルは「並べたときの真ん中」なので中央値．「全部の値を足して個数で割った」平均値とは違いますよ．

数字が出てくると，ついついそれに左右されてしまいがちですが，これらはあくまでも「発育の1つの目安」でしかありません．
身体異常，虐待(遺棄・放置など)を発見するきっかけになるならそれでよし．
心身に異常がないなら，「そうなのか〜」くらいで受け止めてください．
発達は，教科書どおりではなく，個性があることを忘れてはいけませんよ

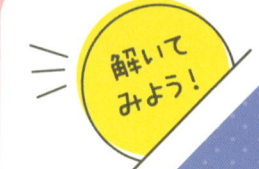

国 試 関 連 問 題

第110回 午後7問

乳歯がすべて生えそろう年齢はどれか.

1. 0〜1歳　　2. 2〜3歳　　3. 4〜5歳　　4. 6〜7歳

第100回改変 午前6問

日本における令和4年(2022年)の1歳から4歳までの子どもの死因で最も多いのはどれか.

1. 肺炎　　2. 心疾患　　3. 悪性新生物　　4. 先天奇形, 変形及び染色体異常

第109回 午後7問

乳児期における呼吸の型はどれか.

1. 肩呼吸　　2. 胸式呼吸　　3. 腹式呼吸　　4. 胸腹式呼吸

第106回改変 午後21問

Kaup〈カウプ〉指数の計算式はどれか.

1. 体重(g)÷身長(cm)^2×10
2. 体重(g)÷身長(cm)^3×10^4
3. 身長(m)×身長(m)×22
4. 実測体重(kg)−標準体重(kg)÷標準体重(kg)×100

第100回 午前68問

体重10パーセンタイル値の説明で正しいのはどれか.

1. 1か月前と比べ体重が10％増加した.
2. 同年齢で同性の児の平均体重よりも10％軽い.
3. 同年齢で同性の児の身長相応の体重よりも10％軽い.
4. 同年齢で同性の児100人中, 10番目に軽い体重である.

答えと解説は p.204 〜 205 を確認！

memo

4. 小学生になったら（5歳から9歳）

小学生（小学校就学前〜小学校中学年）がこのブロックに入ります.

区切りが中途半端にみえるのは「統計の区分と合わせるため」でしたよ

5歳の発育目安

歯の生え変わり

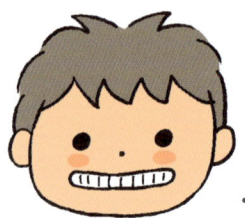

- 6歳前後で歯が乳歯から永久歯に生え変わり始める
- 13歳までに上下14本（計28本）の永久歯になる

乳歯から永久歯への交代が始まります.「歯がぐらぐらしてきた」「抜けた！」が起こるころですね.

永久歯は乳歯よりも硬くて丈夫ですが, 今度は「代わり」は無いため, **口腔衛生**をちゃんと維持していきましょう.

でも, 歯の健康に関係するのは歯みがきだけではありませんよ. **食習慣**なども関係してくるところです.

歯の主成分である**カルシウム**だけでなく, その吸収に関係する**ビタミンD**の不足にも要注意！

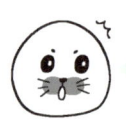

歯みがきをはじめとした口腔衛生の維持がより重要に！

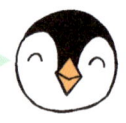

カルシウムやビタミンDも大切です

ビタミンDは「日に当たること」で生成され,「肝臓」で蓄積,「腎臓」で活性型になりましたね

夜尿症（おねしょ）

蓄尿のメカニズム

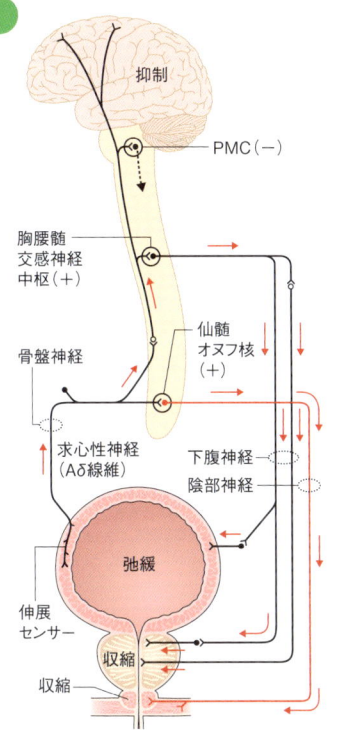

排尿のメカニズム

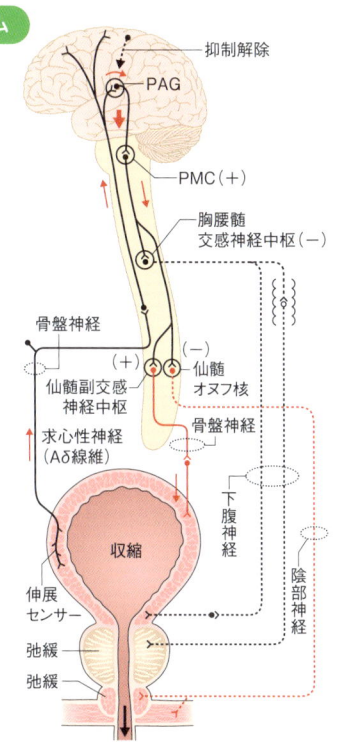

　5歳を過ぎると**夜尿症（おねしょ）**の問題が出てくるかもしれません．夜尿症は**睡眠中無意識に排尿して**しまうこと．

　「5歳を過ぎて」，「1か月に1回以上」，「3か月以上続く」と夜尿症です．多くは，成長に伴い治りますが，数%は成人後も残る可能性があるので，早めの治療が大事です．

　原因は「**夜間尿量が多い**」「**夜間の膀胱容量不足**」「**睡眠障害や覚醒障害**」などが考えられます．

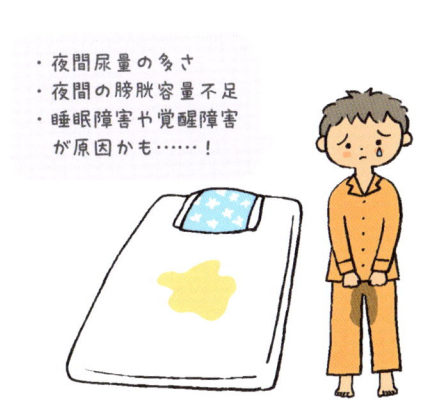

- ・夜間尿量の多さ
- ・夜間の膀胱容量不足
- ・睡眠障害や覚醒障害が原因かも……！

　就寝中はゆっくり休息するために，昼間の1.5〜2倍に膀胱容量を増やします．そして抗利尿ホルモンのバソプレシンの分泌量を増やして，尿量を減らしています．

　途中で尿量が容量いっぱいになると，尿意を感じて起きるはずですが……膀胱と大脳の連携未熟や「起きられない（睡眠障害・覚醒障害）」では，夜尿症になってしまいますね

　治療の基本は**生活指導**と**行動療法**．場合によっては**薬物療法**になることもあります．生活指導の内容は「昼間は規則正しく，寝る前にはトイレに必ず行く」「利尿作用のあるコーヒー，お茶，コーラなどを避ける」「寝る前2〜3時間は水分摂取を控える」など．便秘をすると膀胱が圧迫されてしまいますから，便秘予防も忘れないでくださいね．

規則正しい生活と便秘予防が重要ですね

5歳から9歳までの死亡原因

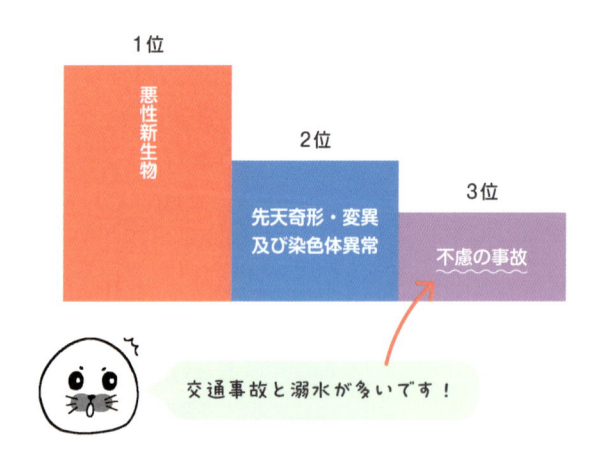

1位 悪性新生物

2位 先天奇形・変異及び染色体異常

3位 不慮の事故

交通事故と溺水が多いです！

5歳から9歳までは，統計上，最も死亡する可能性が低い区分です．

出生前後の異常がなく，予防接種や公衆衛生などにより感染症から身を守ることができ，比較的安定している時期ですね．

5〜9歳児の死亡原因は1位が**悪性新生物（小児がん）**．2位が**先天奇形，変異及び染色体異常**で，3位が**不慮の事故**です．不慮の事故の内容に注目すると，交通事故と**お風呂やプールなどでの溺水**が多いのが特徴です．

この先の10〜14歳でも不慮の事故は死亡原因3位ですが，そこでも溺水と交通事故が多くなっています

応急処置

死亡は少ないとはいえ，けがは多いのがこのころ．ごく簡単にですが，外傷等応急処置（のなかで緊急を要するもの）のおはなしです

緊急処置のABC

◆小児の心肺蘇生

胸骨圧迫		人工呼吸
位置	強さ	
胸の真ん中	★強すぎる場合は片手 両手または片手で胸の厚さの約1/3を押す	口対口

生命の危険（救急救命）時の基本はABC．**気道確保**（A：air way），**人工呼吸**（B：breathing），**胸骨圧迫心マッサージ**（C：circulation）ですね．

これらが必要ということは，「**呼吸停止**」か「**心停止**」が起こっています．

🔵 呼吸停止と心停止

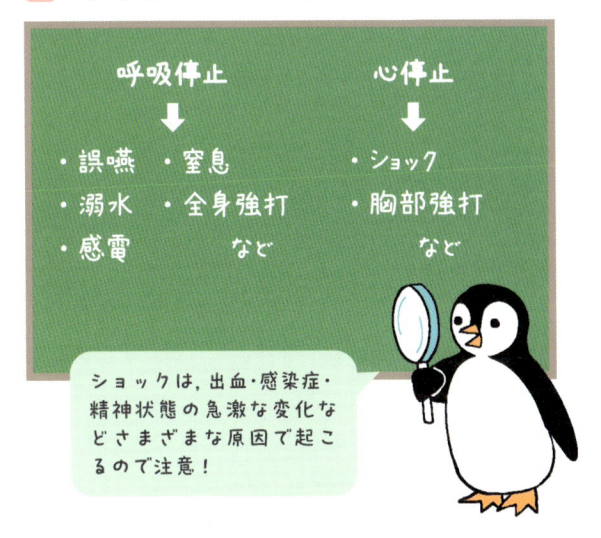

呼吸停止の原因は誤嚥，溺水，感電，窒息，交通事故などによる全身強打など．心停止の原因は感電，ショック，全身（とくに胸部）強打など．

ショックは広い概念で，出血のようなわかりやすいものから感染症，精神状態の急激な変化（急な交感神経系優位）などでも起こります．

呼吸停止 → ・誤嚥 ・窒息 ・溺水 ・全身強打 ・感電 など

心停止 → ・ショック ・胸部強打 など

ショックは，出血・感染症・精神状態の急激な変化などさまざまな原因で起こるので注意！

溺水

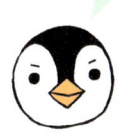
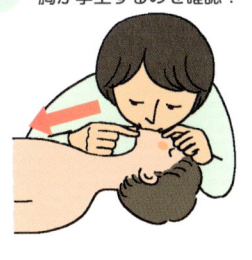

溺水の際は何よりも「肺に空気を送り込むこと」を意識してください

息を吹き込んだときに胸が挙上するのを確認！

溺水は海やプールだけのものではありません．毎日のお風呂でも（水深が10cmほどの残り湯でも）起こります．しかも意外なほど「静かに沈む」ことを覚えておいてください．

水を吐かせることよりも，空気（酸素）を肺に送り込むことを意識しましょう．

救急車をよんで気道確保と人工呼吸．心臓が止まっていたら心臓マッサージも同時に行いますよ．

窒息（誤嚥）

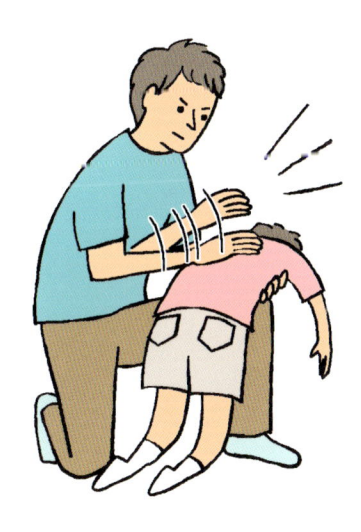

溺水に近い「呼吸停止」が**窒息**．とくに乳幼児では**異物誤嚥**が頻繁に起こります．

誤嚥してしまったら，まずは背中を叩くこと．**頭を下げて，体位ドレナージをしながらタッピング**．介助者が膝を立てて，そこに誤嚥者を「折り曲げるような姿勢」にすると食道や気管から誤嚥物が口へと転がり出やすくなります．

肺の中の空気（残気量の部分）で押し出せるか挑戦ですね．

1番大事なことは予防すること．異物誤嚥のおそれがあるものについては，子どもの手の届くところに置かないようにしましょう

誤飲

誤飲したときに・・・

「吐かせないほうがよいもの」
・石油，灯油，ガソリン，除光液
・ボタン電池，おもちゃ

「吐かせたほうがよいもの」
・洗剤，薬，タバコ　など

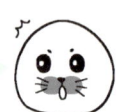

石油や灯油などは呼吸器系に入り込むおそれがあるため，電池やおもちゃは食道や気道を傷つけるおそれがあるため，吐かせるのはNGです

吐かせたほうがよいものも痙攣や錯乱などの中毒症状が出ていたらまず病院へ！

異物は気管だけではなく，食道に入る場合もあります．

食道は「ちくわ状」の消化器系ですから，「行き止まりの呼吸器系に入る」よりは安全ですが，飲んだものによってはとても危険です．

たとえば，**石油・灯油，ガソリン，除光液**．これは**吐かせずにすぐに病院**へ．吐かせようとするともっと深刻な事態になる呼吸器系に入り込む危険があるからです．

ボタン電池やおもちゃなどの異物は内視鏡（もしくは手術）で取ることになります．これも**吐かせずにすぐに病院**です．

洗剤，薬，タバコなどは吐けるなら吐き出してください．吐いたものを病院に持って行くと，そのあとの対応がとりやすくなります．

ただ，これはまだ子どもがはっきりとした意識状態の場合．けいれん，錯乱などの中毒症状が出ていたら，吐かせる努力よりも大至急病院です．

可能なら人工呼吸や心臓マッサージもしつつ，病院に運べるといいですね

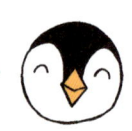

感電

電流値	人体への影響
0.5mA ～ 1mA	・最小感知電流，「ピリッと」感じる，人体に危険性はない
5mA	・人体に悪影響を及ぼさない最大の許容電流値 ・相応の痛みを感じる
10 ～ 20mA	・離脱の限界（不随意電流），筋肉の随意運動が不能に ・持続して筋肉の収縮が起こり，握った電線を離すことができなくなる
50mA	・疲労，痛み，気絶，人体構造損傷の可能性 ・心臓の律動異常の発生，呼吸器系などへの影響 ・心室細動電流の発生ともいわれ，心肺停止の可能性も
100mA	・心室細動の発生，心肺停止，極めて危険な状態に

身近に起こり，下手をすると救護者も巻き込まれるのが**感電**．屋外の雷はもちろんですが，屋内のコンセントもとても危険ですよ．

感電と思われる状況を目にしたとき，**いきなり駆け寄ってはいけません**．まずはブレーカーを下げるなどして電源を切る．それから乾いたゴム手袋を着けて，棒などを使って電源から子どもを遠ざけてください．

ここから先は，ほかと同様の「人工呼吸と心臓マッサージ」です．

アナフィラキシーショック

白血球が通りやすいように血管の透過性亢進
+
白血球が早く異物のところへ行けるように血管拡張
↓
・水分が血管外へ
・過度の低血圧で脳の血流不足

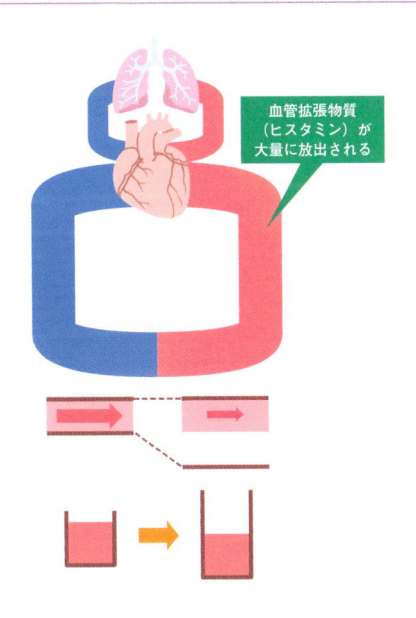

血管拡張物質（ヒスタミン）が大量に放出される

エピペン®の適応となる緊急性の高い症状	
消化器症状	・繰り返し嘔吐する ・持続する強い（我慢できない）腹痛
呼吸器症状	・のどや胸が締めつけられる ・持続する強い咳込み ・声がかすれる ・ゼーゼーとする呼吸 ・犬が吠えるような咳 ・息がしにくい
ショック状態 （血圧低下による症状）	・唇や爪が青白い ・意識がもうろうとしている ・脈が触れにくい，不規則 ・ぐったりしている ・尿，便の失禁

ショックの原因にはいろいろなものがあります．ここではアレルギーによる**アナフィラキシーショック**のおなはし．

アナフィラキシーショックのおおもとにあるのは，免疫の抗原抗体反応．異物が入り込んできたときに，体から排除するためのはたらきでしたね．

ところが排除反応があまりに激しいと，生命維持ができなくなってしまうことがあります．

白血球が異物のもとへと到着しやすいように血管を広げて血管壁の透過性（白血球が通り抜けやすくすること）を上げると「血管が広がったせいで過度の低血圧になって頭に血液が届かない」「白血球と一緒に水分も血管外に出てしまい，血液として全身を巡る量（循環量）が減って，各所に血液が届かない」……結果として，脳をはじめとする中枢のはたらきが止まってしまい，生命維持ができなくなってしまうのです．

アナフィラキシーショックを避けるには，原因となる異物（アレルゲン）を避けることに尽きます．

ハチ毒によるものなら「蜂に刺されない」，食べ物によるものなら「食べない（触れない）」ですね．

もしものときのため，（エピペン®などの）**携帯用アドレナリン注射**の使用手順を確認することも忘れずに．太腿外側の注射ポイントは，近くに大きな神経や血管のない安全なエリアです．ためらうことなく，注射針の根本までしっかりと刺してください．

救急車到着時に，アドレナリン注射を使用したことを報告してくださいね．

🔷 予防接種

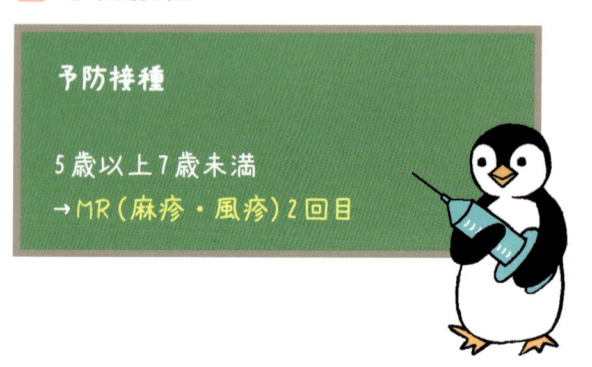

予防接種
5歳以上7歳未満
→MR（麻疹・風疹）2回目

予防接種は5歳以上7歳未満（小学校就学前1年間）に，MR（麻疹と風疹）の2回目があります．

本格的な集団生活が始まる前に，しっかりと二次応答状態にしておきましょう．

6歳から9歳までの発育目安

小学校入学で環境が大きく変化するため，心身ともに「今まで出てこなかったもの」が出現する可能性があります．

ここでは身体面と精神面に大きく分け，身体面として1型糖尿病（IDDM）と急性腎炎について簡単におはなし．あと学校感染症のおはなしもしていきますよ．

精神面では「チック障害・トゥレット症候群」「夢遊病・夜驚症」「ADHD，学習障害，知的障害」をみていくことにしましょう．

身体面

🔷 1型糖尿病（IDDM）

原因

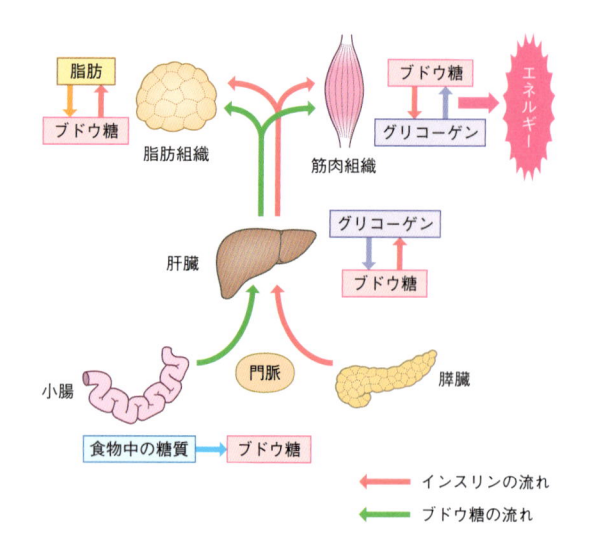

インスリンの流れ
ブドウ糖の流れ

1型糖尿病は**小児・若年者に多い糖尿病**．原因は「インスリンの絶対的（もしくは相対的）量不足」です．

受け取る側の細胞はグルコース取り込み，号令を聞く気満々ですが号令を出す人が足りない状態……でしたね．

今までぎりぎりでなんとかなっていたインスリン不足が，小学校生活で「決定的不足！」になる可能性があります．

体育の時間ができることや間食の時間がなくなることも細胞内に取り込まれるグルコース不足につながりえます．

治療

1型糖尿病の治療

・インスリン注射から

2型糖尿病の治療

・食事療法，運動療法から

インスリン自己注射の方法や低血糖対策のグルコースタブレットの使い方も指導しましょう

糖尿病は型によって治療方法の選択順がありましたね.

一般的な2型糖尿病では，食事療法と運動療法からスタートすることが基本．でも**1型糖尿病では最初からインスリン注射**になります.

小児は細胞分裂が盛んなため，グルコースがすぐにたくさん必要になります．急いで号令を出せるインスリンを補充してあげないと，取り返しのつかないことになるかもしれないからです.

これらの「患者教育」の意味がすぐわからなかった人は，ちゃんと病態学などの糖尿病のところを読み直して，どんなことが起こる可能性があるのかを理解してくださいね

感染は1型糖尿病の発症の引き金になる可能性があるだけでなく，「治った！」と思ったあと，急性腎炎のきっかけにもなるかもしれません.

腎臓の炎症の原因は先に確認した糖尿病をはじめ，たくさんありますが，ここではそのなかでも小児に多い「急性糸球体腎炎」を確認していきます.

🔵 急性糸球体腎炎

感染性急性腎炎を惹起する抗原	
細菌	A群β溶連菌，肺炎球菌，肺炎桿菌，ブドウ球菌，髄膜炎菌，梅毒トレポネーマ，マイコプラズマ
ウイルス	風疹，麻疹，水痘・帯状疱疹，ムンプス，パルボウイルス，サイトメガロウイルス，EBウイルス，コクサッキーウイルス，B型肝炎ウイルス
原虫	トキソプラズマ，熱帯性マラリア

β溶血レンサ球菌（いわゆる「溶連菌」）の咽頭炎がスタート．「のどが痛い」が治ったあと，1〜2週間後に浮腫と高血圧が出てきます．**糸球体のろ過機能が悪化**して，体内の水分をうまく体外に出せなくなっている状態だとわかりますか？

そこからタンパク尿，血尿，乏尿が3か月ほど続きます．乏尿は1日尿量が400mLを切った状態．このままでは不要物の体外排出に悪影響が出ます．慌ててろ過機能を改善させようとすると今度は「ざるの目がす

かすか状態」になり，血中タンパク質のアルブミンや血球（赤血球）が抜けてしまいます.

基本的には「治る」腎臓の異常なので，**安静・利尿・減塩食の対症療法**になります．子どもにとって安静は難しい要求ですが，「早くよくなって遊べるようになるため」の我慢ですね.

ただ，あまりに状態が悪いときには緊急人工透析になることもありますよ.

🔴 学校感染症

　　学校感染症のおはなしに入ります．学校感染症とは「学校保健安全法施行規則」に定められている感染症のこと．「感染力が高く，集団生活に多大な影響を及ぼすため，感染しているとわかったら学校に出席してはいけませんよ」というものたちです．

　　「わーい，学校お休みで遊べるぞ！」ではありません．「たとえ（行事などで）学校に行きたくてもいけない」感染症です．

学校感染症：第一種

学校感染症第一種

エボラ出血熱，クリミア・コンゴ出血熱（ナイロウイルス），南米出血熱（アレナウイルス），ラッサ熱（アレナウイルス），ペスト菌，マールブルグ病，急性灰髄炎（ポリオ），ジフテリア，痘瘡ウイルス，重症急性呼吸器症候群（SARS コロナウイルス），中東呼吸器症候群（MERS コロナウイルス），H5N1鳥インフルエンザウイルス，その他（新型インフルエンザなど指定感染症，新感染症）

この2つはワクチンで予防可能ですね

　　学校感染症は**第一種**，**第二種**，**第三種**の3つに分けられます．

　　第一種は「これは大変だ！」とわかるものばかり．まずはこのブロックに予防接種対象の**ポリオ**（急性灰白髄炎），**ジフテリア**があることを確認．微生物学や病態学の勉強が終われば，ここに並んでいる感染症がいかに恐ろしいものかわかるはず．「ここに区分されるくらい重大な感染症だから，予防接種で二次免疫状態にしている」ということを意識ですよ．

　　そして「新型インフルエンザ等感染症，指定感染症や新感染症」の文字が見えますね．これは**感染症法**（正式名称は「感染症の予防及び感染症の患者に対する医療に関する法律」ですが，一般に「感染症法」とよばれます）の区分．

　　たとえば2023年5月7日まではCOVID-19（新型コロナウイルス感染症）が，「指定感染症」に含まれていました．

　　第一種感染症は**完全に治るまで出席停止**です．

学校感染症：第二種

学校感染症第二種

インフルエンザウイルス，百日咳菌，麻疹ウイルス，風疹ウイルス，流行性耳下腺炎ウイルス，水痘・帯状疱疹ウイルス，結核菌，髄膜炎菌性髄膜炎，咽頭結膜炎（アデノウイルス），新型コロナウイルス感性症

出席可能の条件をしっかりと確認しておきましょう

◆所定期間は出席停止
- 水痘：すべての発疹が痂皮化
- 麻疹：解熱後3日経過
- 風疹：発疹が消えるまで
- 咽頭結膜炎：咽頭炎と結膜炎の症状の消失後2日経過するまで
- 百日咳：特有の咳の消失
  又は　5日間の適正治療終了
- 流行性耳下腺炎：耳下腺・顎下腺または舌下腺の腫れが出てから5日経過
  かつ　全身状態が良好になるまで
- インフルエンザ：発症後5日経過
  かつ　解熱後2日（幼児3日）経過
- 新型コロナウイルス：発症5日経過
  かつ　症状軽快後1日経過

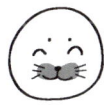

「又は」はどちらかでOK！
「かつ」は両方の条件が揃うまで出席停止です

第二種は「第一種ほどではないけど……学校で流行したらとんでもない！」もの．

ここにも予防接種対象がたくさんいますね．いつ，どんな形で予防接種をするか見直しておきましょう．

第二種感染症も**「所定の期間」は出席停止**が基本ですが，「医師が伝染のおそれがないと認めた」なら，もっと早く学校に行くことができます．この「所定の期間」が，結構わかりにくいところ．

最初から「**医師が認めるまで**」なのが**結核と髄膜炎菌性髄膜炎**．

水痘（水ぼうそう）は発疹の中にウイルスがいて，しっかりとかさぶたになるまでは周囲に感染させる可能性があるため「**全ての発疹が痂皮化するまで**」．

風疹（三日はしか）は「**発疹が消えるまで**」で，**麻疹（はしか）**は「**解熱後3日を経過するまで**」です．風疹と麻疹，名前は似ているけど「所定の期間」が違うので注意が必要ですね．

咽頭結膜熱（プール熱）は「**主要症状が消えたあと，2日を経過するまで**」．主要症状は病名のとおり「咽頭炎（のどの痛み）」と「結膜炎（目の充血）」．「眼脂（目やに）」には原因になるアデノウイルスがたくさんいるため，目やにをこすった手指は立派な感染源ですよ．

少し判断が難しいのが流行性耳下腺炎と百日咳，インフルエンザと新型コロナウイルス感染症．この4つの感染症は2つの条件があります．その2つの条件の関係が百日咳は「又は」，流行性耳下腺炎とインフルエンザ，新型コロナウイルス感染症は「かつ」です．

百日咳は「**どちらかに当てはまったら出席していいよ**」で，**流行性耳下腺炎**と**インフルエンザ**は「**どっちもオーケーにならないと出席できないよ**」になりますからね．

新型コロナウイルス感染症は，「発症した後5日を経過し，かつ，症状が軽快した後1日を経過するまで（無症状感染者の場合は『検体を採取した日から5日を経過するまで』）」ですよ．

学校感染症：第三種

学校感染症第三種

コレラ, 細菌性赤痢(細菌性下痢の一因),
腸管出血性大腸菌感染症(157-H7など),
腸チフス(チフス菌)・パラチフス(パラチフス菌), 流行性角結膜炎(アデノウイルス),
急性出血性結膜炎(エンテロウイルス)

第三種は「第一種や第二種と比べればまだ……でも広がるようなら危険かも！」. だから出席停止期間は「**医師が伝染のおそれがないと認めるまで**」です.

ほかと比べれば条件が緩いのがわかりますね.

急性出血性結膜炎は, 白目部分が出血で驚くほど「赤く」なりますよ

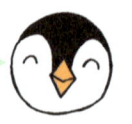
「医師が『伝染のおそれなし』と認めるまで」が出席停止期間です

予防接種

予防接種

9 〜 14歳
　→日本脳炎

予防接種は**9 〜 14歳**で**日本脳炎**が第2期の接種期間になります.

もう少し予防接種は続きますからね.

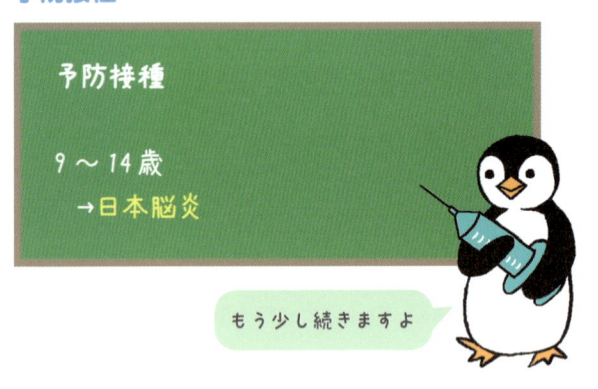
もう少し続きますよ

精神面

生活の変化は身体に影響を与えるだけではありません.
精神にも大きな変化が出る可能性があります

チック障害・トゥレット症候群

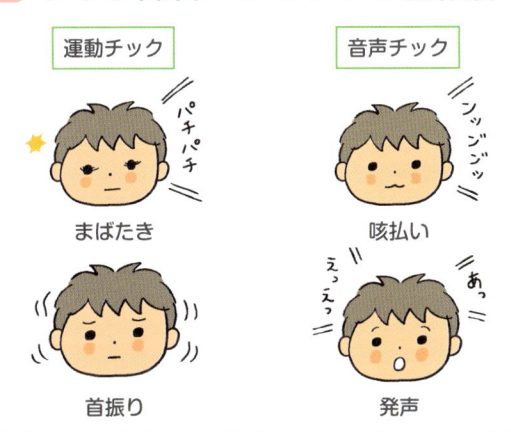

運動チック	音声チック
まばたき	咳払い
首振り	発声

運動チックと音声チックが1年以上続く＝トゥレット症候群

必要以上にかまわないことが大切です

7歳前後になぜか発症が多いのが**チック障害**や**トゥレット症候群**.

「**チック**」は突発的で急なパターン化された運動（や発声）のこと. 一部分だけの**単純チック**と，複数部位に出る**複雑チック**があり，**自分の意思に関係なく出てしまう**のが特徴です. まばたきのような単純運動チックが，やがて顔面全体をしかめる複雑チックへと変化していくことが多いです.

多様な音声チックや運動チックが一緒に1年以上続くと「**トゥレット症候群**」になります. 音声か運動の片方だけが1年以上続くときは慢性チック障害ですからね.

基本は**心理教育**. 本人だけでなく，親や周囲（学校の先生など）の理解・協力も必要です. 必要以上にチック障害やトゥレット症候群にかまわないことが大事ですよ.

授業に集中できない，いじめの対象になっているなどの問題が出てきたら，**薬物療法**も始まります.

夢遊病・夜驚症

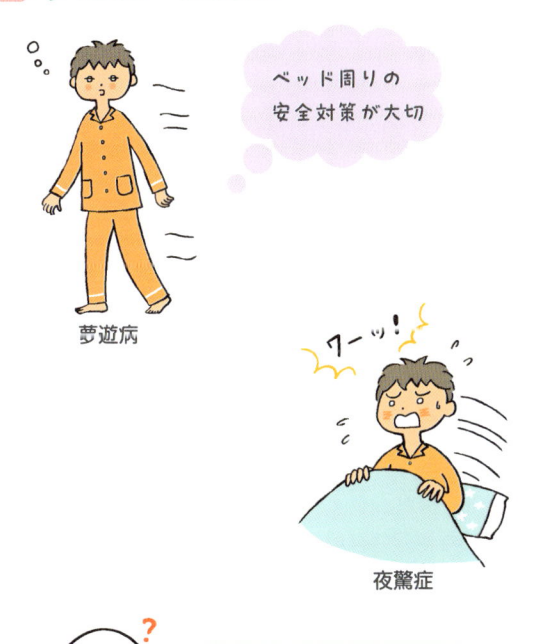

ベッド周りの安全対策が大切

夢遊病

７ーッ！

夜驚症

ストレスが原因かも……？

なぜか8歳以下の男児でよく出るのが**夢遊病**や**夜驚症**.

深い睡眠中（ノンレム睡眠の段階3や段階4）に，いきなり起き上がって動き出すのが夢遊病. 疲れや緊張が高まると，睡眠中に動き回る頻度が増えますよ. 歩行中に転倒しないように，**ベッド周囲の安全対策**が必要です.

同じような深い睡眠状態から急に目を覚ますのが夜驚症. 絶叫とともに跳ね起きて，恐怖感をもつのが典型的な姿. そのまま夢遊病につながることもありますね.

どちらもとくに治療は必要ないことが多いのですが，ストレスマネジメントが必要になってくるかもしれません.

青年期まで続く重症の夢遊病では薬物療法になることもありますね.

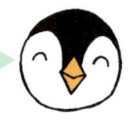

続いて ADHD, ASD, 知的障害, 学習障害の おはなしです.

注意欠如・多動性障害（ADHD）

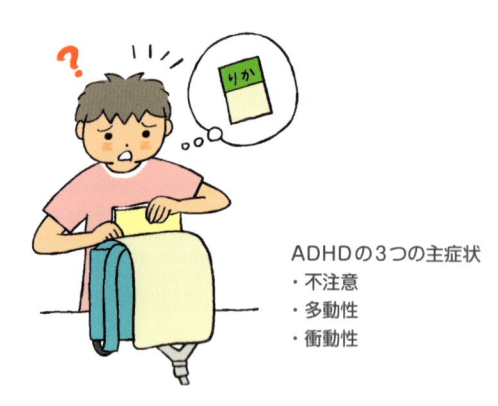

ADHDの3つの主症状
・不注意
・多動性
・衝動性

「治療は薬だけではない」ことを意識 してくださいね

注意欠如・多動性障害（ADHD）は「不注意」「多動性」「衝動性」の3つの主症状が出る障害. 脳機能の障害と考えられていますが, くわしいことは不明のままです. 気が散りやすく, じっとしていられず, 思いついたら行動してしまう……ですね.

障害の程度によっては, ほぼ問題なく日常生活を送ることができますが, 悪化してしまうと自分も周囲も生命の危機が生じる可能性が！ 青年期にわたりパーソナリティ障害に移行していくこともありえます.

「本人との面接（ソーシャルスキルトレーニング, 精神療法）」「親ガイダンス」「学校との連携」「薬物療法」が基本となる治療です.

自閉スペクトラム症（自閉症スペクトラム障害：ASD）

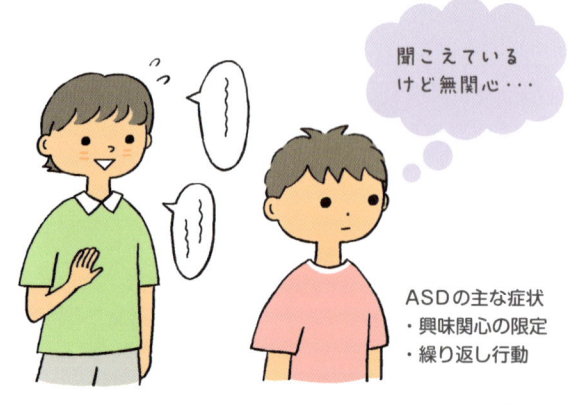

聞こえている けど無関心・・・

ASDの主な症状
・興味関心の限定
・繰り返し行動

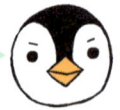

小学生以降は体育と国語が苦手に なってしまうかも……

自閉スペクトラム症（自閉症スペクトラム障害：ASD）は, 以前は「広汎性発達障害」とよばれていました. 複数の発達障害をひっくるめた言葉なので, いかんせんイメージしにくい状態です.

一応の整理とするなら「社会性や対人コミュニケーションの障害」で「興味関心の限定と繰り返し行動」を

特徴とする発達障害ですね. 自閉状態と書けば多少はイメージしやすくなるでしょうか.

1歳半健診の「玩具の意味を理解して遊ぶ」は, この障害のチェック項目です. 同じく「視線が合う」「ほほえみ返す」も社会性の障害がないかを確認する項目ですね.

本格的な集団生活の始まる小学校以降では, 特性として微細運動や協調運動, 「自分の考えを書く」作文などが苦手なため, 体育と国語に影響が出やすくなります. 放置していると不登校につながってしまうかも.

就学前からわかっているなら（教育委員会の）就学相談や, 園での支援内容を引き継ぐための資料が必要になってきます. 就学後に発症したなら, 担任の先生とこまめな情報共有が必須ですね.

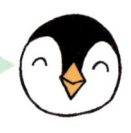

小学校高学年になると目立つ症状が変わってきますが, それは次の「10歳から14歳まで」で確認しましょう

ADHD：attention-deficit hyperactivity disorder, 注意欠如・多動症　ASD：autism spectrum disorder, 自閉スペクトラム症

🔵 知的障害

知的障害は**知的機能と適応行動に障害がある状態**のこと．脳の機能が複数の原因によって害されています．

出生前要因には染色体異常のほかに，周産期の新生児仮死や出生後の感染症や外傷も原因になりえます．

もちろん，予防できるのであればそれが一番．「危険な感染症（TORCHなど）を防ぐ」「妊娠期の飲酒，タバコの危険性について情報提供」．予防接種や外傷を防ぐためのヘルメットやシートベルト着用も予防になりますよ．

予防しきれなかったら，早期発見が大事！　場合によっては必要な治療や環境提供によって，適応能力の改善が期待できるからです．

親が知的障害を受け入れられず否定してしまう場合もあります

その結果，治療や環境の提供が遅れることの無いよう支援していけるとよいですね‥‥‥
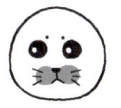

🔵 学習障害（特定の限定的能力障害）

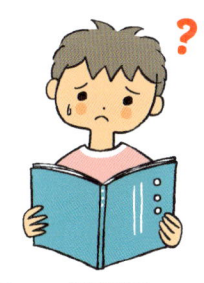
読字障害

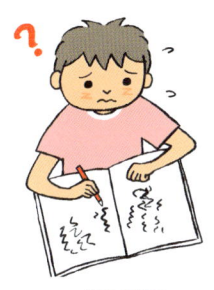
書字障害

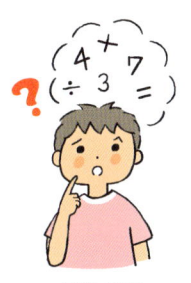
算数障害

知的発達，視覚・聴覚・運動能力，生育環境，教育環境，本人のやる気など　に問題なし

早期の治療教育が大切です

学習障害は「**特異的発達障害**」ともよびますね．知的な発達には遅れがなく，視聴覚や運動能力にも問題はない．生育環境や教育環境も適切で，本人のやる気だってある．それなのに特定の限定的能力障害によって日常生活や学業に明らかな支障が出る……これが学習障害です．

「前提がたくさんあって，それらには問題がないのに」というのがポイントです．「読む」が障害されると「**読字障害**」，「書く」が障害されると「**書字障害**」．「計算」が障害されると「**算数障害**」です．

小学校2年生前後で見つかることが多いですよ．早いうちに治療教育を始めることができれば，苦手意識からの登校拒否も避けることができるかもしれません．

治療教育の内容は「文字と音を結びつける」「文法の規則を繰り返し学ぶ」「何と何を足したら10になるかを繰り返す」などといったごく基礎的なものです．

なんだか外国語を最初から勉強することに似ていますね
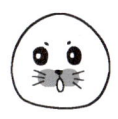

国 試 関 連 問 題

第102回改変 午前8問

日本における令和4年(2022年)の5～9歳の子どもの死因で最も多いのはどれか.

1. 肺炎　　2. 心疾患　　3. 不慮の事故　　4. 悪性新生物

第108回 午後84問

アナフィラキシーショックで正しいのはどれか. 2つ選べ.

1. 徐脈になる.　　　　　　　　2. 重症例では死に至る.　　　3. 気道粘膜の浮腫を生じる.
4. Ⅲ型アレルギー反応である.　　　5. 副腎皮質ステロイドは禁忌である.

第105回 午後12問

特定の抗原となる物質によって生じるアレルギー反応で引き起こされるショックはどれか.

1. 心原性ショック　　2. 出血性ショック　　3. 神経原性ショック　　4. アナフィラキシーショック

第103回追試 午前61問

小児の1型糖尿病の説明で正しいのはどれか.

1. 三大症状には体重増加が含まれる.　　　2. インスリン療法が必須である.
3. 空腹時血糖80mg/dL以下で低血糖と判定する.　　　4. 運動を制限する必要がある.

第103回 午後103問

次の文を読み問題1に答えよ.

A君(8歳, 男児)は, 頭痛, 食欲不振, 全身倦怠感, 肉眼的血尿および両眼瞼の浮腫を主訴に病院を受診した. 1か月前に扁桃炎に罹患した以外は既往歴に特記すべきことはない. 扁桃炎は抗菌薬を内服し軽快した. 血液検査の結果, 溶連菌感染後急性糸球体腎炎と診断されて入院した. 入院時, A君は体温36.8℃, 呼吸数20/分, 脈拍は80/分, 整で血圧132/80mmHgであった.

問題1

A君の入院時の看護計画で適切なのはどれか.

1. 水分摂取を促す.　　　　2. 背部の冷罨法を行う.
3. 1日3回の血圧測定を行う.　　　4. 食事の持ち込みを許可する.

第112回 午前82問

学校保健安全法で出席停止となる学校感染症のうち，第二種に分類されているのはどれか．

1. インフルエンザ　　2. 細菌性赤痢　　3. ジフテリア　　4. 腸チフス　　5. 流行性角結膜炎

第112回 午前65問

小児期から青年期に発症し，運動性チック，音声チック及び汚言の乱用を伴うのはどれか．

1. Down〈ダウン〉症候群
2. Tourette〈トゥレット〉障害
3. 注意欠如・多動性障害〈ADHD〉
4. Lennox-Gastaut〈レノックス・ガストー〉症候群

第108回 午前67問

注意欠如・多動性障害〈ADHD〉の症状はどれか．

1. 音声チックが出現する．
2. 計算を習得することが困難である．
3. 課題や活動に必要なものをしばしば失くしてしまう．
4. 読んでいるものの意味を理解することが困難である．

第111回 午前89問

自閉症スペクトラム障害にみられるのはどれか．2つ選べ．

1. 運動性チックが出現する．
2. 計算の習得が困難である．
3. 不注意による間違いが多い．
4. 習慣へのかたくななこだわりがある．
5. 非言語的コミュニケーションの障害がある．

第108回 午後30問

発達障害者支援法で発達障害と定義されているのはどれか．

1. 学習障害　　2. 記憶障害　　3. 適応障害　　4. 摂食障害

答えと解説は p.205～206 を確認！

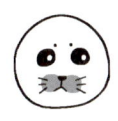

5. 小学生から中学生へ
（10歳から14歳）

小学生から中学生にあたる 10 歳から 14 歳まで，一応，前半の小学校高学年と後半の中学生に分けておきましょう

10歳から11歳までの発育目安

　小学校高学年では，身体と精神に大きな影響を与える二次性徴があります.

　それよりも先に，残っている予防接種の確認.「え？　まだ予防接種があるの？」と思うかもしれません.

　二次免疫状態になりにくいものや，効果が切れやすいものはダメ押しが必要だからですね.

　そして精神では二次性徴に伴い，性同一性障害や摂食障害（食思不振症など）が出てきます.

自閉症スペクトラム（ASD）の小学校高学年での症状も確認ですよ

身体面

予防接種

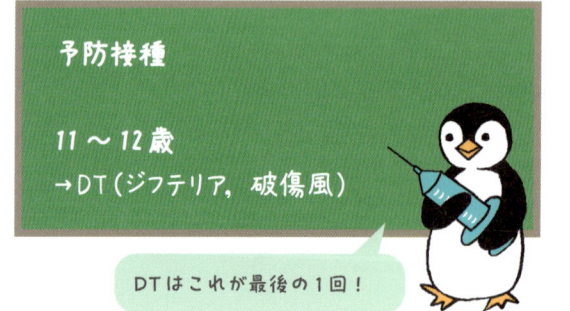

予防接種

11 〜 12 歳
→DT（ジフテリア，破傷風）

DTはこれが最後の1回！

　予防接種は 11 〜 12 歳の**DT**（**ジフテリア・破傷風**）が一応最後になります. この 2 つの病気を予防する重要性は，もう説明不要ですね.

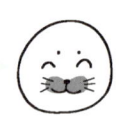

女子（小学校 6 年生〜高校 1 年相当）の予防接種はあともう少し残っていますよ

🔵 10 ～ 14歳の死亡原因

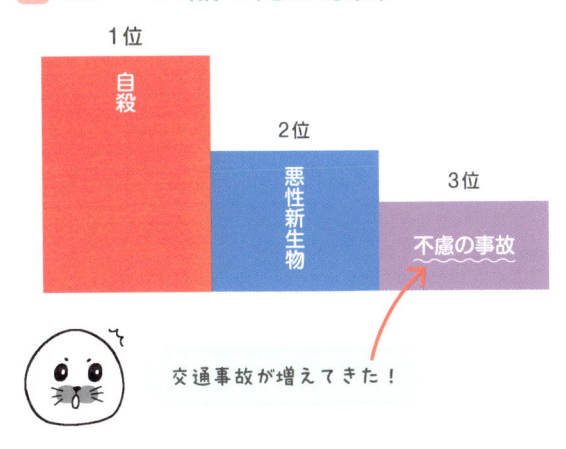

1位　自殺
2位　悪性新生物
3位　不慮の事故

交通事故が増えてきた！

10 ～ 14歳の死因は，1位**自殺**，2位**悪性新生物**，3位が**不慮の事故**．5 ～ 9歳では溺水が多かった不慮の事故ですが，10 ～ 14歳では**交通事故**が多くなってきます．

1位に飛び込んできた自殺は，その後39歳までは死因1位を独占し続けます．

全年齢をまとめた自殺の原因は「健康問題によるもの」が最多．「経済・生活問題」がこれに続きます．

でも19歳以下では，自殺原因の1位は「学校問題」．「学校生活が始まったことで，精神にも変化が……」というおはなしは，5 ～ 9歳のところから始まっています．

学校生活は，集団生活の場．社会性や協調性に問題が出てしまうと，仲間外れのような「いじめ」，すなわち人間関係の変化が起こりえます．自殺につながりうる精神面の問題のところに「人間関係の変化」の文字が出てきますからね．

🔵 二次性徴

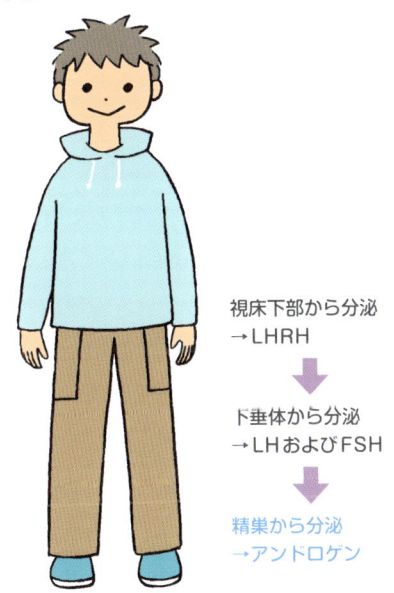

視床下部から分泌
→LHRH

下垂体から分泌
→LHおよびFSH

精巣から分泌
→アンドロゲン

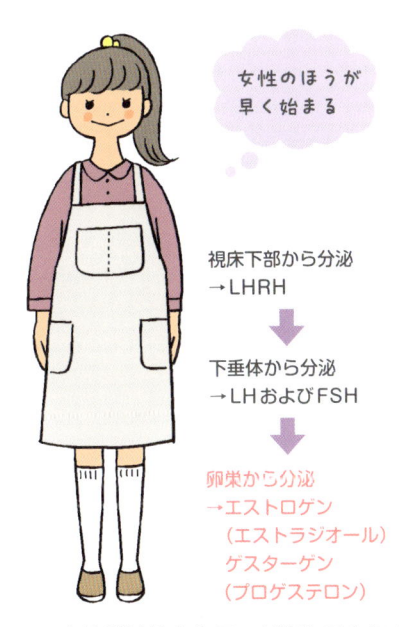

女性のほうが早く始まる

視床下部から分泌
→LHRH

下垂体から分泌
→LHおよびFSH

卵巣から分泌
→エストロゲン
（エストラジオール）
ゲスターゲン
（プロゲステロン）

このころになると**二次性徴**が始まります．もっと早くに始まっている子どももいることでしょう．

二次性徴は個人差が大きく，さらに視床下部・下垂体腫瘍などでは早まる傾向にあります．

腫瘍によるプロラクチン過剰症では性的成熟が早まることを病態学などで勉強したはずです．

二次性徴は性ホルモンが出たことによる性器の成熟です．

一般に，女性のほうが早く始まります．

男性は主に後半（11歳以降）のおはなしですね

🦭 性感染症・TORCH

T	トキソプラズマ
O	その他（梅毒トレポネーマ, HIV, クラミジアなど）
R	風疹ウイルス
C	サイトメガロウイルス
H	単純ヘルペスウイルス

この時期から性行為には
・妊娠の可能性
・性感染症のリスク
があることを教えることは大切ですね

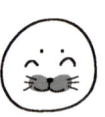

少なくとも，ここまで勉強を進めてきたみなさんなら性感染症やTORCHのおはなしの重要性はわかるはずです

生殖器系が成熟するということは，生殖の準備が進んでいること．もう**生殖の仕組み**や**性感染症**，**TORCH**のおはなしが必要です．生殖と発生については学校で時間を割いて学習することと思いますが……性感染症やTORCHまで説明しているところは多くないでしょう．

生殖には，原則として性行為が必要．性行為をすれば，性感染症にかかる可能性があります．

性感染症は，HIVや梅毒のように放置すると生命を奪うものもあれば，本人の生命は無事でも，胎児を死にいたらしめるものもあります．本人と胎児の生命は安全でも，先天性疾患のもとになることもありましたね．精神分野とされる発達障害の先天性要因になる可能性もありましたよ．そして不妊の原因にもなりうる……．

これらの情報なしに生殖可能になることは，かなり危険です．

性感染症の予防と月経困難症の緩和

・月経のとき痛すぎてフラフラ
・痛すぎて日常生活に悪影響

こんなときは低用量ピルで症状が緩和できるかもしれません

性感染症の予防にはなんと言っても**コンドーム**．

ただ，望まぬ妊娠を避けるためには**低用量ピル**の存在も知っておいてほしいところ．本来用途の経口避妊ももちろんですが，**月経困難症**の緩和にとても役立つ存在です．

月経開始後，しばらくは周期が安定しなくても心配いりませんが，「月経時に貧血でフラフラ……」「痛すぎて日常生活に悪影響！」なんてときには，早く婦人科(や女性科)へ！

それは正常月経ではなく，治療対象の「異常月経」ですからね．

子宮頸がんワクチン（HPVワクチン）

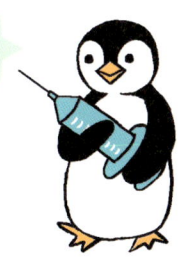

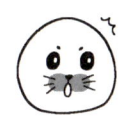

子宮頸がんワクチンは
男性も受けておきましょう！

女性だけでは
ないのですね

がんにしては珍しく，予防接種で防げるのが子宮頸がん．

子宮頸がんワクチン（HPVワクチン）の定期接種の対象は，小学6年生〜高校1年生相当の女子で，ワクチンは2価，4価，9価から選べます．

子宮頸がんの原因ヒトパピローマウイルスは男性にも悪さをしますから，男性も接種しておくといいですよ！（4価／任意予防接種）

精神面

精神面での変化も確認です．

6〜9歳で出てくる可能性のあるものとして，「チック障害・トゥレット症候群」と「自閉症スペクトラム障害」のおはなしをしました．

それらと重なりが多い「強迫性障害」のおはなしもしておきましょう．

強迫性障害

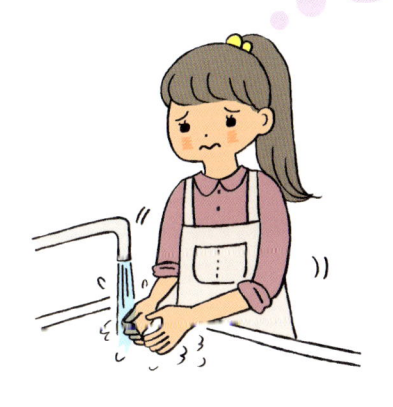

手洗いしないと不安…
でも手は荒れるし時間
もとられる……

強迫性障害は，自分の意識と無関係に沸き起こる不快なイメージ（**強迫観念**）に対し，不安を和らげるために取る行動（**強迫行動**）によって，日常生活が妨げられてしまうもの．

例としては「手洗いの必要以上の繰り返しで，時間はかかるし，手が荒れ放題……」ですね．

強迫行動と自閉症スペクトラム障害のこだわり行動の区別には，ちゃんとした診断が必要になりますよ．そして，この先出てくるうつ病と併存しやすいことも，注意しておきたいポイントです．

不安に直面しても強迫行動をとらないようにする「**曝露反応妨害法**」などの**認知行動療法**と，**薬物療法**が治療になりますね．

🔵 不安障害

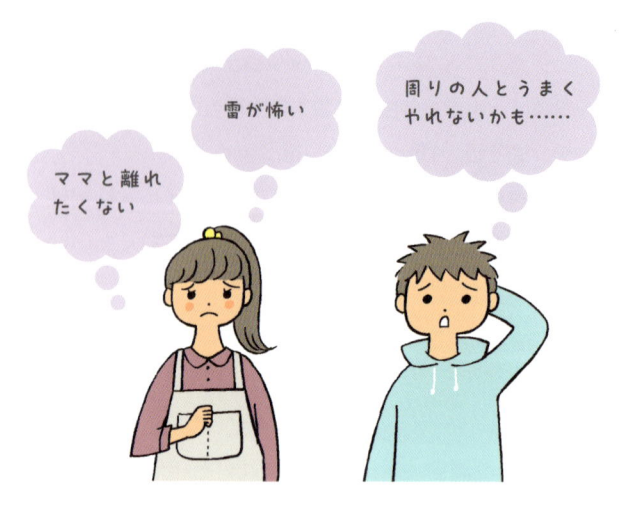

多様な**不安障害**が出てくるかもしれません．過剰な不安のために**心身的苦痛**，**機能障害**が起こっているものが**不安障害**です．

分離不安や（動物，雷，エレベーターなどの）特定恐怖症は10歳前に出やすく，10歳以降は社交不安障害やパニック障害などが起こりやすくなります．

心理教育による理解，リラクセーション法などによる**認知行動療法**，場合によっては**薬物療法**になることもあります．

長期化してしまうと抑うつ状態が強くなり，自殺につながる危険性があることを覚えておいてくださいね．

🔴 食思不振症と性同一性障害

女性にとって二次性徴が始まるということは，生殖に必要な準備が始まるということ＝脂肪が増えて女性らしい丸みのある体つきになることでもあります．

ここで出てくる可能性があるのが食思不振症と性同一性障害

食思不振症

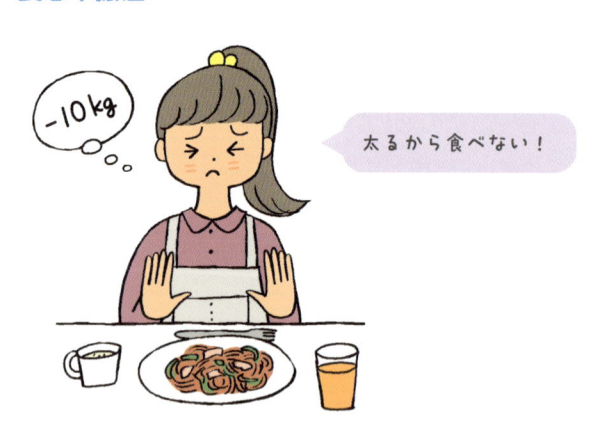

-10kg

太るから食べない！

食思不振症は摂食障害の**神経性やせ症（拒食症）**のことです．**摂食障害**には「食べては吐き」を繰り返す**神経性大食症も含まれます**よ．どちらの摂食障害も，ひどくなると入院して行動療法が必要になります．

認知のゆがみを修正する**認知行動療法**がメインですが，対人ストレスに由来するものでもあるため，**対人関係療法**も用いられますよ．

どちらもひどくなると死の危険があることを覚えておきましょう．

摂食障害は入院して治療しないと生命にかかわる場合もあります

性同一性障害

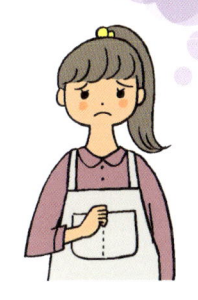
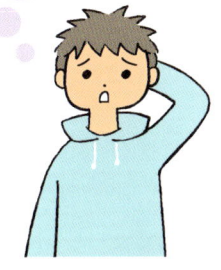

この性は自分が望むものじゃない……

性同一性障害は小児期からその傾向が出始めますが，顕著になるのは二次性徴からですね．反対側の性になることを望みつつ，体は本来の性として成熟していくため，本人は深く悩み，周囲に適応できなくなっていきます．

精神的治療がまず大事．悩みの傾聴・理解によって，精神的にどれだけ安定できるかがポイントです．

場合によっては**ホルモン療法**や**性転換手術**のような**身体的治療**に進むこともあります．

精神の安定のために，傾聴と理解が必要です

🔵 自閉スペクトラム症（自閉症スペクトラム障害：ASD）

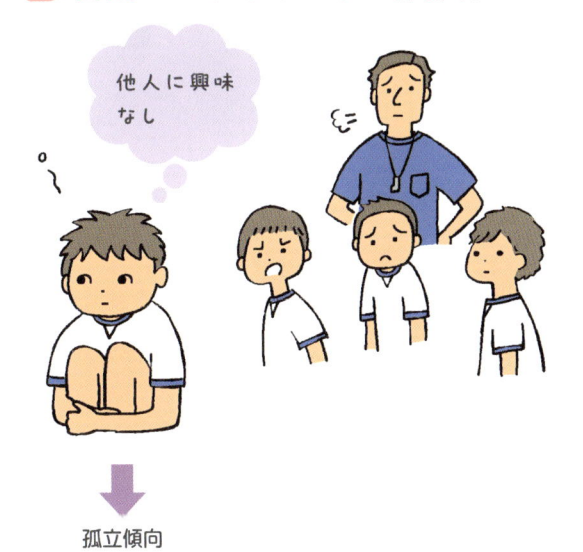

他人に興味なし

孤立傾向

小学校高学年での**自閉スペクトラム症**では，「**周囲の思春期**」が大きく影響してきます．

思春期は，主に10歳から18歳までの心身ともに大人へと変わっていく時期．このころに社会性も一緒に成熟していきます．集団として，より1つにまとまる性格が強く出てきます．自閉スペクトラム症でここにどう適応していくかが問題ですね．

なんとか適応すべく努力するのか，適応できずに孤立するのか，はたまたそんなことは我関せずとマイペースのままか．

どのパターンであっても，結果として**強い孤独感**や**いじめの被害**にあいがちです．それを反映するかのように家族に当たり散らす家庭内暴力がひどくなる可能性もあります．

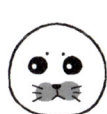
いじめ被害や家庭内暴力の可能性も……

家族や学校の理解が低学年時よりもさらに重要になってきますよ

うつ病

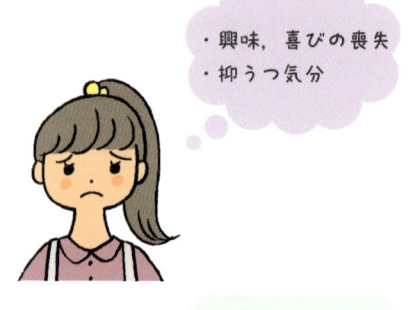

・興味，喜びの喪失
・抑うつ気分

小児では易怒的で
あることも……！

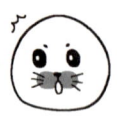

「**人間関係の変化**」が一大因子になりうるのが「**うつ病**」です．男性よりも女性に多くみられます．女性のほうが集団としての同質性が求められることと関係しているかもしれません．

うつ病の基本症状は「**抑うつ気分**」と「**興味・喜びの喪失**」．

抑うつ気分は「気が滅入る」「気分が落ち込む」が典型例ですが，小児では「**すぐに怒る（易怒的気分）**」として出てくることもありますよ．

自殺

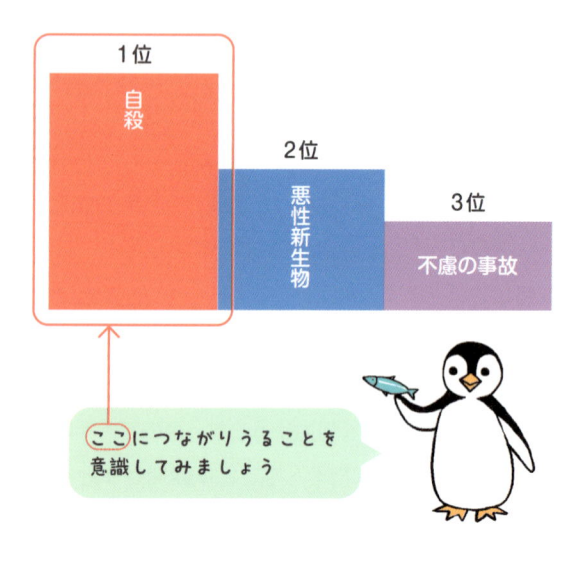

1位 自殺

2位 悪性新生物

3位 不慮の事故

ここにつながりうることを
意識してみましょう

分類や治療方法といった細かいおはなしは精神看護や病態学におまかせ．ここで覚えておいてほしいことは自殺との関連性です

うつ病になると，**約2％が自殺既遂にいたる**といわれています．**自殺者の約1/3にはうつ病の既往**があったというデータもありますよ．

小児特有の「学校生活」という事情で考えてみると，学校という集団生活に適応していけないということは，自殺につながりうるということを忘れてはいけません．

今一度，統計情報を自己の体験・記憶と組み合わせて理解しておきましょう．

12歳から14歳までの発育目安

中学生になり，心身ともに成熟が進み，体格だけ見ればもう「小児」といえないかもしれません.

でも「小児」は18歳までを指しますよ*.

まだ予防接種も残っていますからね！

*日本小児科学会：日本小児科学会提言　小児科医は子ども達が成人するまで見守ります.
https://www.jpeds.or.jp/modules/guidelines/index.php?content_id=66（2024年8月23日検索）を参照

身体面

予防接種の最後の仕上げ段階です. **日本脳炎**は**男女ともに13歳未満**に行う予防接種ですよ.

そして男性では二次性徴が始まるころでもありますね.

男性ホルモンが作られることによって，性器の成長と周辺の発毛が盛んになります.

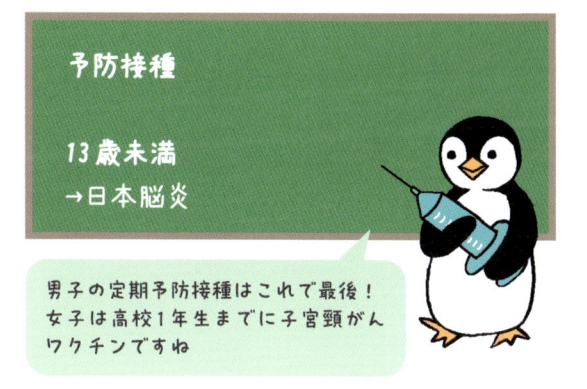

予防接種

13歳未満
→日本脳炎

男子の定期予防接種はこれで最後！
女子は高校1年生までに子宮頸がん
ワクチンですね

ニキビ（尋常性ざ瘡）

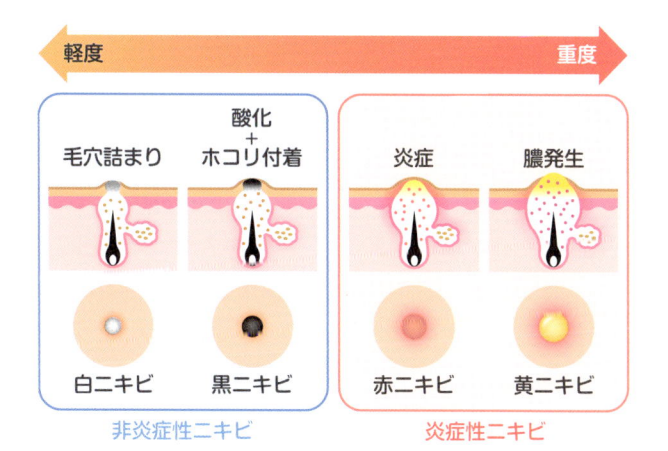

ニキビ（**尋常性ざ瘡**）が目立つこともありますね. 男女問わず, 思春期はニキビができやすいもの. 性ホルモンの分泌が安定すれば, ニキビは治まってくるはずです. それまではできても**触らずに清潔維持**が一番！

隠そうとして髪の毛を下ろしたり化粧をしたりするのは逆効果です.

運動や入浴をして皮膚表面の脂（皮脂）を温めてやわらかくする. その状態で洗顔し, 表面を清潔にしてよくすすぐ. あとは余計な刺激を与えずに, できるだけニキビを気にしない毎日を送れるように指導しましょう.

薬物依存症

身体と精神療法にまたがる問題として「薬物依存症」の
おはなしを簡単にしますよ

薬物依存症のメカニズム

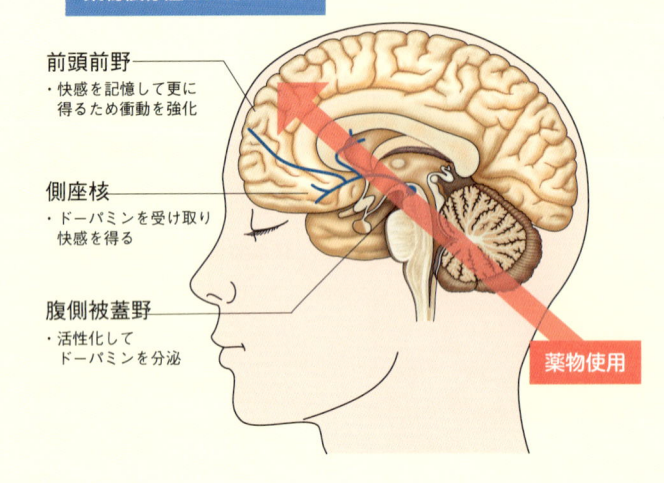

前頭前野
・快感を記憶して更に
　得るため衝動を強化

側座核
・ドーパミンを受け取り
　快感を得る

腹側被蓋野
・活性化して
　ドーパミンを分泌

薬物使用

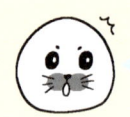

1度依存症になると脳が元の健康な状態に
戻るのは難しいのですね

特定の薬物を乱用し，自らコントロールできない状態が依存．依存のせいでそれなしでは生きていけないのが**薬物依存症**です．覚せい剤，大麻，有機溶剤（シンナーなど），処方薬も依存症の対象になりえますよ．危険ドラッグ（いわゆる「ハーブ」「リキッドアロマ」「フレグランス・パウダー」）などもここに含まれます．

急性中毒（意識障害など）では補水して体外排出を助けます．依存によるさらなる乱用で慢性中毒にいたると，脳に器質的異常が起きて，もう元の状態には戻りません．特定薬物中の成分が脳の神経細胞に作用しますので，「意思」でどうこうなるものではありません．

まさに「薬物なしでは生きていけない」状態になってしまうのです．

1回の使用は依存へ一直線．依存症には治癒がないといわれるように，再使用は「即，再依存」につながります．

一度の感染で将来の自分や胎児に影響を及ぼす性感染症と同様，「**予防が一番**」です．集団生活でいくら社会性や協調性が重要といえど，悪い誘いにのってはいけません．

薬物を使用しないと切れてしまう友達や
友情なら，そもそもが「友達や友情では
ない」と思ってくださいね

精神面

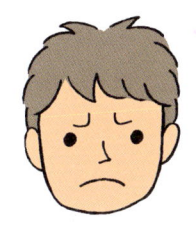

疾風怒濤
（の精神状態）！！

・自我意識の高まり
・不安，いらだち，反抗精神の
　発生

思春期から青年期にいたる精神は「**疾風怒濤の時代（シュトゥルム・ウント・ドラング）**」とよばれることがあります．自我意識が高まる一方で，不安・いらだち・反抗精神も生じやすい時期です．

精神の変動が「病気」に当てはまってしまうこともあります．単なる変動で終わらずに，一定の行動を伴ってくると「障害」として本人も周囲も苦しむことになりますよ．

たくさんある障害のなかで，ここでは「**パーソナリティ障害**」「**病的習慣及び衝動行動制御障害**」をごく簡単におはなししますね．

● パーソナリティ障害

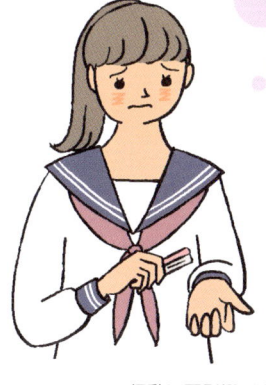

境界性パーソナリティ
障害では自傷行為が多い

・行動に悪影響か出て苦しい状態
・社会的機能も損なっている状態

パーソナリティ障害は著しく偏った持続的行動パターンのこと．行動に強い悪影響が出てしまうため，本人が苦しく，本来の社会的機能を損なってしまうことも多いですね．

多種多様なパーソナリティ障害があるため，ここでは深入りできません．**自傷行為**を繰り返してしまいやすい「**境界性パーソナリティ障害**」があることをイメージできればいいでしょう．

薬を使うこともありますが，基本は認知療法などの**心理社会的療法**です．多種多様なパーソナリティ障害内での変動も起こりえますが，多くはやがて軽快していく傾向にあります．

病的習慣及び衝動行動制御障害

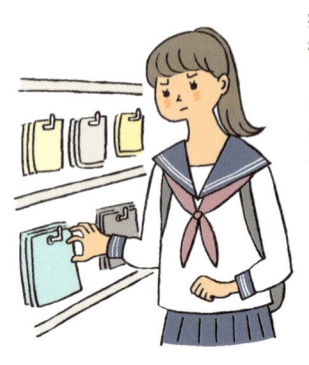

病的習慣及び
衝動行動制御障害の例

・病的窃盗
・病的放火
・病的賭博　など

自分の行動を自覚できないと
治療が進みません

「病的習慣及び衝動行動制御障害」はほかの障害に当てはまらないものが含まれる分類．一応は「衝動が制御できず，自己や他者の利益を損ないながら反復される行為」と定義されています．脱毛症や病的窃盗，病的放火や病的賭博がここに入ります．今後「インターネット依存症」のようなものも入ってくる可能性があります．

意外と性差がはっきりしている障害があります．たとえば脱毛症や病的窃盗は女性に多く，病的賭博は男性に多くみられます．病的放火は「男性にしかみられない」ぐらいの男女差があります．

「自分の行動が自分や他人の利益を損なう（自己や他人に害を及ぼしている）」ことを自覚できないと，なかなか治療にとりかかれません．

行動療法や薬物療法は自覚がなくとも
改善例はありますが，それでは一時しのぎ
になってしまうだけかもしれません

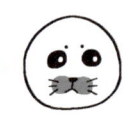

統合失調症

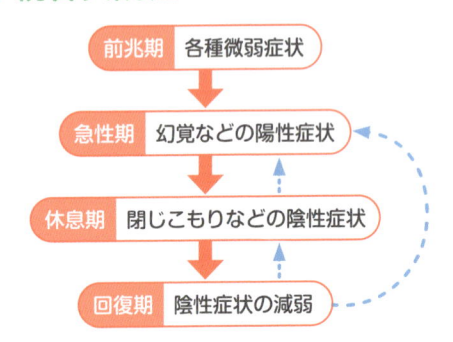

前兆期	各種微弱症状
急性期	幻覚などの陽性症状
休息期	閉じこもりなどの陰性症状
回復期	陰性症状の減弱

幻覚，妄想などの陽性症状
には神経伝達物質のドパミ
ンが関係していますよ

うつ病に続き，精神分野の一大領域の統合失調症．統合失調症は思春期に多く発症する傾向があります．

多くは発症前に「眠れない」「イライラ・焦り」「食欲不振」「体の不調で欠席する」といった多様な微弱症状の出る前兆期があります．それに続き，幻覚などに代表される陽性症状が多く出る急性期．治療などの介入により活動性低下，閉じこもりのような陰性症状が強くなるのが休息期．認知行動療法などで陰性症状が減ってくると回復期です．

薬物療法のメカニズムや副作用，各種治療などについては精神看護や病態学へ．なんとかして生活水準を下げることなく，社会生活に適応していけるようにしたいところですね．

memo

国 試 関 連 問 題

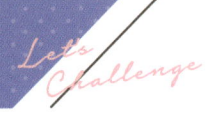

第109回 午前5問

第二次性徴の発現に関与するホルモンはどれか.

1. 抗利尿ホルモン〈ADH〉　　2. 黄体形成ホルモン〈LH〉
3. 副甲状腺ホルモン〈PTH〉　　4. 甲状腺刺激ホルモン〈TSH〉

第112回 午後83問

女子の第二次性徴に最も関与するホルモンはどれか.

1. エストロゲン　　2. オキシトシン
3. 成長ホルモン　　4. 甲状腺ホルモン
5. テストステロン

第103回 午後5問

思春期に分泌が増加するホルモンはどれか.

1. グルカゴン　　2. オキシトシン
3. カルシトニン　　4. アンドロゲン

第103回 午後107問

次の文を読み問題2に答えよ.

Aさん(17歳, 女子, 高校生)は, 3か月前から月経初日に腹痛や腰痛が生じて, 学校を休むようになったため婦人科を受診した. Aさんの月経周期は26〜34日, 持続日数は4〜6日である. Aさんはコーヒーを毎朝1杯飲んでおり, 運動習慣はない. Aさんは身長162cm, 体重55kgであり, 既往歴に特記すべきことはない.

問題2

Aさんの月経のアセスメントで適切なのはどれか.

1. 月経前症候群　　2. 月経困難症
3. 希発月経　　4. 過多月経

次の文を読み問題3に答えよ.

Aさん(23歳, 女性). 両親との3人暮らし. Aさんは大学受験に失敗して以来, 自宅に引きこもりがちになった. 1年前から手洗いを繰り返すようになり, 最近では夜中も起き出して手を洗い, 手の皮膚が荒れてもやめなくなった. 心配した母親が付き添って受診したところ, Aさんは強迫性障害と診断された. 母親は, Aさんについて「中学生までは成績優秀で, おとなしい子どもだった」と言う. Aさんには極度に疲労している様子がみられたことから, その日のうちに任意入院となった.

問題3

入院1か月後, 手洗い行為は軽減してきた. Aさんはカーテンを閉め切って1人で過ごしていることが多いが, 担当看護師や主治医とは治療についての話ができるようになってきた. Aさんは「薬を飲む以外にできることはありますか」と聞いてきた.

このときのAさんに最も有効と考えられるのはどれか.

1. 催眠療法　　　2. 作業療法
3. 認知行動療法　4. 就労移行支援

次の文を読み問題1に答えよ.

Aさん(20歳, 女性)は境界性人格〈パーソナリティ〉障害の診断を受け, 精神科外来に通院中である. ある日, 人間関係のトラブルから処方されていた睡眠薬を過量服薬して自殺企図をしたところを家族に発見され, 救命救急センターに搬送された.

問題1

Aさんは救急外来で治療を受け会話ができるまでに回復した.

Aさんへの看護師の最初の対応で適切なのはどれか.

1. 過量服薬した場面の振り返りを促す.
2. 現在の希死念慮の有無について確認する.
3. 大量の睡眠薬を飲まずに残していた理由を追及する.
4. Aさんと看護師の間で二度と過量服薬しないと約束する.

統合失調症の幻覚や妄想に最も関係する神経伝達物質はどれか.

1. ドパミン　　　　2. セロトニン
3. アセチルコリン　4. ノルアドレナリン

答えと解説はp.206 〜 207を確認!

6. 中学生から高校生に
（15歳から18歳）

　中学校卒業から高校に入学すると，身体はすっかり「成人」.

　でも，18歳までは「小児」区分でしたね．小児科に長く通っている人ならまだしも，たまにしかかからない人では「小児科か？　それとも……？」と迷うところでもあります．

　15歳から19歳までの死亡原因は1位が**自殺**，2位が**不慮の事故**，3位が**悪性新生物**．中身については先の10～14歳のところでおはなししてあります．

　前述の「12歳から14歳」に続き，やっぱり精神分野の障害が多くみられます．

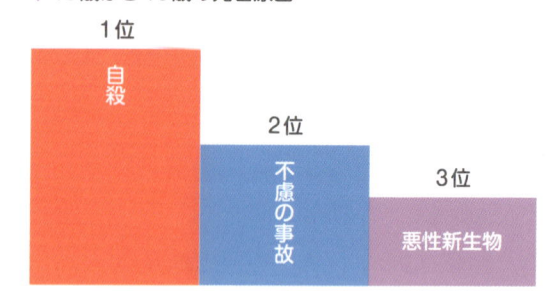

◆ 15歳から19歳の死亡原因

1位 自殺
2位 不慮の事故
3位 悪性新生物

「病的習慣及び衝動行動制御障害」の間欠性爆発障害と，性嗜好障害について追加しておきますよ

病的習慣及び衝動行動制御障害

間欠性爆発障害

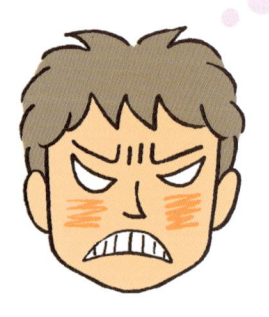

自己や他者の利益を損なっているけど衝動を制御できない！

　間欠性爆発障害は，「**衝動が制御できず，自己や他者の利益を損ないながら反復される行為**」で，突発的に怒り，著しく不均衡な攻撃をしてしまうもので，男性に起こりやすい障害です．

　神経伝達物質（セロトニン）の低下と，ある程度関係がありそうです．

　だから**精神療法**と**薬物療法**が併用されることになります．精神療法では衝動が爆発する思考や感情の認識，行動の代わりに言語表現する方法の練習などが行われます．

性嗜好障害

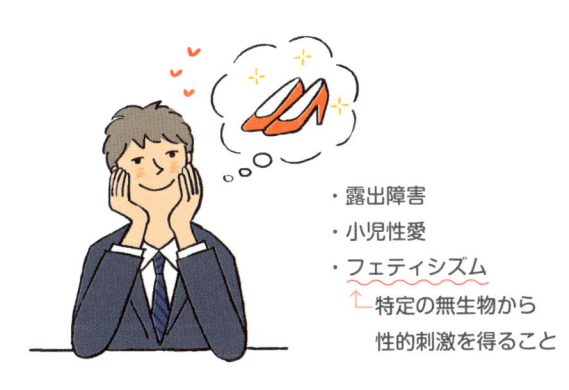

・露出障害
・小児性愛
・フェティシズム
　└ 特定の無生物から
　　性的刺激を得ること

認知療法などでコントロール
できるといいですが……

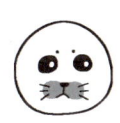

性嗜好障害は「**性的満足を得るための手段の偏り**」です．こちらも男性に多く，発症の多くは18歳未満です．露出障害や小児性愛，フェティシズムなどがここに含まれますね．

フェティシズムというのは特定の無生物から性的刺激を得ること．「○○フェチ」などのように略語化されることもあります．認知行動療法などでコントロールできるようになればいいのですが，薬による治療は限定的な効果にとどまることが多そうです．

いかんせん，精神分野のなかでも課題が多いところです．

おわりに

以上，ごく簡単に「小児」の心身発達を主に生化学・生理学・解剖学の観点からみてきました．

途中で統計や微生物などのおはなしも組み合わせたので，他科目との関連性も具体的にイメージできたのではないでしょうか．

最初に小児成長の全体像をつかめれば，その後の看護計画や技術などの細かい部分が頭に入りやすくなります．

単に「小児看護」の基礎としてだけではなく，自分の育児の際にもぜひ役立ててくださいね．

国試関連問題 答えと解説

母性看護編

1. 妊娠前（p.22 ～ 23）の解説！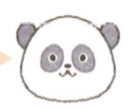

第112回 午後83問

答え 1

解説

- ○1. 思春期に生じる外性器以外の身体の特徴を第二次性徴という．女子の思春期の第二次性徴は，**ゴナドトロピン（FSH, LH），卵胞ホルモン（エストロゲン），副腎皮質アンドロゲン**の分泌の増加によって起こる．選択肢の中ではエストロゲンが最も関与する（**図1**）．
- ×2. オキシトシンは**分娩後の射乳**と**子宮収縮**に関与する．
- ×3. 成長ホルモンは，骨端線閉鎖前の長骨骨端軟骨線形成促進，蛋白質合成促進，グリコーゲン分解促進などに関与する．
- ×4. 甲状腺ホルモンは**代謝（異化反応）を促進**させる．
- ×5. テストステロンは最も強力なアンドロゲン（男性ホルモン）であり，**男子の第二次性徴**に最も関与する．

図1　女性ホルモンの年齢による変動

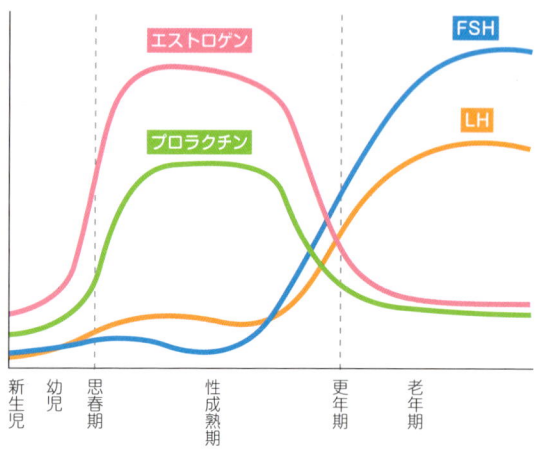

第103回 午後5問

答え 4

解説

- ×1. グルカゴンは血糖値の低下が刺激となって膵臓から分泌され，グリコーゲンの分解を促す．
- ×2. オキシトシンは子宮壁の平滑筋収縮と，乳管周囲の平滑筋を収縮させて乳汁を排出させる作用がある．

- ×3. カルシトニンは血清Ca濃度が上昇すると分泌され，骨形成を促進し，尿中へのCa排泄を促進して血清Ca濃度を低下させる．
- ○4. 思春期の特徴は**第二次性徴**である．思春期には複数の**性ホルモン**である**アンドロゲン**の分泌が増加して第二次性徴が発現する．

第103回 午後107問

答え 2

解説

- ×1. 月経前症候群（PMS）は，**生理前3 ～ 10日間前後**に起こる，頭痛，めまい，乳房緊満，浮腫，うつ状態，いらいらした感じなどの症状である．月経の開始とともに消失する．Aさんの月経周期は正常である．
- ○2. Aさんは月経初日に腹痛や腰痛が生じて学校を休むなど，月経中の不快症状で日常生活に支障をきたしているため，月経困難症であるといえる．
- ×3. 希発月経は，**月経周期が39日以上3か月以内**の月経頻度が低いものをいう．Aさんの周期は26 ～ 34日であるため，希発月経ではない．
- ×4. 過多月経は**月経血の量が異常に多いもの**をいう．異常に少ないものを過少月経という．

第107回 午前119問

答え 1

解説

- ○1. **月経困難症**は，月経期間中に月経に伴って起こる病的な症状のことで，下腹部痛，腰痛，腹部膨満感，嘔気，頭痛，食欲不振，憂うつなど，さまざまな症状がみられる．**機能性**月経困難症は，子宮筋を収縮させる**プロスタグランジンの過剰産生によって生じる**．子宮筋腫や子宮内膜症などの器質的な原因によって生じるのは器質性月経困難症という．
- ×2. 無排卵性月経では経血量が少ないことが多い．
- ×3. 卵巣内のうっ血で生じる骨盤内うっ血症候群は月経期間外に下腹部痛がみられる．
- ×4. 過多月経の場合は，経血の流出に伴って下腹部痛が強くなることがある．

第104回 午前63問

答え 3

解説

- ×1. 妊娠中の母体に飲酒習慣がある場合には，**胎児性アルコール症候群**（低体重，顔面を中心とする奇形，脳障害など）が

引き起こされる.

× 2. 喫煙は，妊娠合併症，胎児死亡，死産，**低出生体重児**の原因となる可能性がある.

○ 3. 妊娠初期の風疹の罹患は，**先天性心疾患，難聴，白内障**を三大症状とする先天性風疹症候群を引き起こす.

× 4. ビタミンAの過剰摂取では，神経管形成障害（**二分脊椎**）など奇形や流産が引き起こされる可能性が高くなる.

第102回 午前77問

答え 4

解説

× 1. 好中球は白血球の半数以上を占める食細胞で細菌感染時に増加する.

× 2, × 3. T細胞が産生するサイトカインによりBリンパ球細胞が分化して形質細胞になる. **形質細胞は抗体を産生して液性免疫にかかわる**.

○ 4. ヒト免疫不全ウイルス（HIV）は**ヘルパー（CD4陽性）Tリンパ球**に選択的に感染する. マクロファージが貪食した異物をヘルパーTリンパ球に抗原提示することで免疫反応が始まる.

× 5. 細胞傷害性（CD8陽性）T細胞は細胞性免疫の中心で，抗原を特異的に破壊する.

第102回 午前69問

答え 4

解説

× 1. 避妊具のコンドームは直接接触を避けるため性感染症を予防する. **経口避妊薬には性感染症予防効果はない**.

× 2. 性感染症は**パートナーとともに治療**を受ける.

× 3. 10代は男女ともに**性器クラミジア感染が最も多い**. 性器ヘルペスは男性で60代後半以降，女性は40代後半以降で最も多い.

○ 4. 性器クラミジア感染は不妊症の危険因子である.

第100回 午後90問

答え 2,5

解説

× 1. 梅毒は胎内感染による奇形の原因となる.

○ 2, ○ 5. 女性の不妊症の原因となる性感染症〈STD〉は，淋菌感染症とクラミジア感染症である. 性感染症では，クラミジア感染症が男女ともに最も多い.

× 3. 性器ヘルペスは新生児ヘルペス感染症や胎児死亡の原因となる.

× 4. 尖圭コンジローマは分娩時の産道感染で新生児の性器尖圭コンジローマや小児喉頭乳頭腫の原因となる.

第102回 午前30問 ※採点除外問題となります

答え 1, 3

解説

垂直感染経路には，経胎盤，経産道，経母乳等がある.

○ 1. 成人T細胞白血病（ATL）ウイルスは体内で経胎盤感染し，出生後は**経母乳感染**する.

× 2. 単純ヘルペスウイルス（HSV）は体内で経胎盤感染し，分娩時に経産道感染および経胎盤感染する.

○ 3. サイトメガロウイルスは体内で経胎盤感染し，分娩時に経産道感染および経胎盤感染する. 母乳感染もある. 3も誤りではない.

× 4. 風疹ウイルスは体内で**経胎盤感染**する.

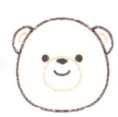

2. 妊娠初期（p.52〜53）の解説！

第107回 午前69問

答え 2

解説

× 1. アルドステロンは副腎皮質ホルモンの鉱質コルチコイドで遠位尿細管や集合管でNa^+の再吸収，K^+の排泄を促進させる.

○ 2.

× 3〜5. 月経開始ころに卵胞刺激ホルモン（FSH）の刺激で卵胞の**エストラジオール（エストロゲン）分泌**が始まる. エストラジオールの血中濃度が最高になると，**黄体形成ホルモン（LH）**分泌が急増し，排卵が生じる. 排卵後の卵胞は**黄体**となり，エストラジオールとプロゲステロンを分泌する. **プロゲステロンは着床が起こる時期である排卵1週間後ころに血中濃度が最高**になる. 受精しなければ黄体は白体になり，分泌は減少する. 受精すると黄体は維持され，着床後に分泌は増加する（図2）.

図2　月経周期

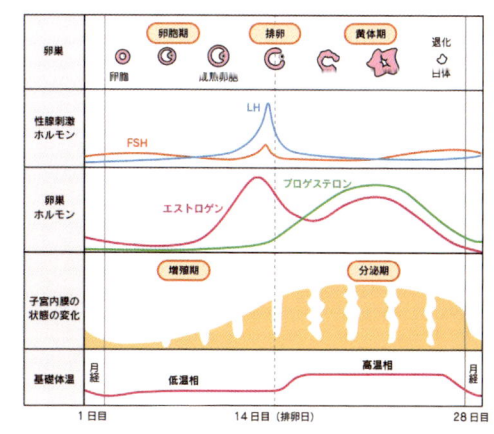

第102回 午前6問

答え 3

解説

× 1. 13トリソミーは**パトウ症候群**とよばれる.

× 2. 18トリソミーは**エドワーズ症候群**とよばれる.

○ 3. ダウン症候群は常染色体異常疾患で，染色体異常のなかで最も発生頻度が高い. 21番目の染色体のみが3つになっている21トリソミーが最も多く，他に遺伝性をもつものがある転座型や，個体のなかに正常核型の細胞と21トリソミーの細胞が混在しているモザイク型がある.

× 4. 性染色体異常には，**クラインフェルター症候群**や**ターナー症候群**がある.

第108回 午後58問

答え 3

解説

× 1. 出生前診断を目的とした羊水検査は，新生児の3～5％でみられる染色体疾患のみを診断することができる.

× 2. 診断された疾患は，染色体異常や遺伝病であるため，治療できず，人工妊娠中絶につながることが倫理的に問題になっている.

○ 3. 羊水穿刺は，超音波検査で胎児の位置を確認し，子宮に長い注射針を刺して行う侵襲的検査であるため，**破水，出血，子宮内感染，穿刺針による母体障害（血管や腸管など），流産や胎児死亡，早産，羊水塞栓症**などの合併症が起こる可能性がある.

× 4. 妊娠**15週**以降に検査可能となる.

第112回 午後58問

答え 4

解説

× 1, × 2. 産後の休業と妊娠中の女性の危険有害業務の就業制限は，**労働基準法**で規定されている.

× 3. 妊娠したことを理由とした不利益な取り扱いの禁止は，**男女雇用機会均等法**に規定されている.

○ 4. 母体保護法は，**母体の健康の保持**を目的に，受胎調節の実地指導，人工妊娠中絶，不妊手術，母体保護法指定医などについて規定している.

第104回 午後78問

答え 2

解説

Aさん（28歳）の身長は160cm，非妊時体重は50kgでBMI 19.5は標準範囲であり，妊娠11週の体重が52kgである. Aさんの妊娠全期間を通しての推奨体重増加は7～12kgであるため問題ない.

× 1, × 4, × 5. 糖質とカリウム，カルシウムは，全妊娠期間を通して付加しない.

○ 2. 「日本人の食事摂取基準2015年版」では，妊娠中の鉄の摂取は，妊娠初期には授乳期と同じ＋2.5mg/日で，妊娠中期・後期には非妊時より多い＋15.0mg/日摂取が推奨される. **塩分は7.0g/日未満**を目標とする. 妊娠初期には非妊時と比べて**葉酸240μg/日を食事に付加することが望ましい**とされている. 胎児の神経管閉鎖障害予防のために，妊娠計画中や妊娠の可能性のある女性が400μg/日の摂取が望ましいとされる.

× 3. タンパク質は中期から付加する.

第106回 午後100問

答え 3

解説

妊娠8週ころに起こる吐き気や食欲不振は，つわりが最も考えられる. つわりは妊婦の50～80％に起こる.

× 1. つわりのときは，温かいものより冷たいもののほうが摂取しやすい.

× 2, × 4. この時期は，栄養バランスや高エネルギーのものの摂取にこだわらず，食べられるときに食べたいものを食べればよい.

○ 3. 空腹時に症状が現れやすいため，1回量を少なくして食べる回数を増やすことを勧める.

> 3. 妊産婦に対する法制度（p.58）の解説！

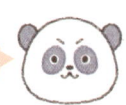

第101回 午前3問

答え 3

解説

勤労女性の保護に関する法律としては，労働基準法，育児休業，介護休業等育児又は家族介護を行う労働者の福祉に関する法律（育児・介護休業法），雇用の分野における男女の均等な機会及び待遇の確保等に関する法律（男女雇用機会均等法）の三法がある.

× 1, × 2. 介護休業や子の看護休暇は，育児休業とともに**育児・介護休業法**に規定されている.

○ 3. 労働基準法では，**産前産後の休業**のほかに，**育児時間，妊産婦に対する有害な業務の就業制限，生理休暇**などについて規定されている.

× 4. 雇用における女性差別の禁止は，母性健康管理措置とともに**男女雇用機会均等法**に規定されている.

第105回 午前55問

答え 4

解説

× 1. 母子保健法には，就労の有無にかかわらず，すべての乳幼児と母親の健康をはかるための措置が規定されている.

× 2. 児童福祉法は児童の福祉のための措置が規定されている.

× 3. 母体保護法は，すべての母体の健康の保持を目的に人工妊

娠中絶や不妊手術等について規定している.

○4. 時差出勤，産前産後の休業，軽易業務への転換，危険有害業務の制限は，すべて労働基準法に基づき就労している妊婦に適用される措置である. その他，男女雇用機会均等法においても時差出勤など就労している妊婦に対する保護的な措置がある.

第102回 午後30問

答え 2

解説

労働基準法は，労働に関する規制等を定める法律である. 妊娠中の女性労働者の保護に関しても規定がある.

×1, ×3, ×4. 産前休業や深夜業務の禁止および育児時間の確保は，妊産婦から請求があった場合に使用者が行わなければならない処遇である. 労働基準法では，ほかに妊産婦に対する危険有害業務の制限，時間外労働の制限などの規定がある.

○2. **産後6週間の就業禁止**は妊婦から請求がなくても行う処遇として使用者（雇用主）に対して義務づけられている.

第107回 午前86問

答え 3, 5

解説

×1, ×2. 妊娠の届出や妊婦の保健指導については母子保健法に定められている.

○3, ○5. 労働基準法には，母性保護と両立支援を目的として，**産前産後の休業**や**育児時間**のほかに，**妊産婦の時間外労働・休日労働・深夜業の制限**，妊婦の**軽易業務転換**，妊産婦等の**危険有害業務の就業制限**，妊産婦に対する変形労働時間制の適用制限について定められている.

×4. 出産した女性と配偶者の育児休業については，育児休業，介護休業等育児又は家族介護を行う労働者の福祉に関する法律（**育児・介護休業法**）に定められている.

4, 妊娠中期（p.74～75）の解説！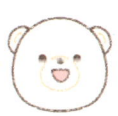

第101回 午前71問

答え 4

解説

×1. 多胎妊娠では**切迫早産**のリスクが高いほか，妊娠高血圧症候群や羊水過多が合併しやすい.

×2. 妊娠糖尿病では**巨大児**（過熟児）の出産や流・早産が起こりやすいほか，新生児に低血糖，呼吸窮迫症候群，奇形，肝機能障害がみられやすい. 母体にも妊娠高血圧症候群や羊水過多が合併しやすい.

×3. 前置胎盤は高齢妊娠，多産婦，帝王切開経験者や人工妊娠中絶経験妊婦にみられやすい.

○4. 妊娠高血圧症候群では**胎児発育不全**のほか，**子癇**を合併しやすい.

第101回 午前115問

答え 1

解説

○1. 早産の原因の3分の1は，子宮内感染症の**絨毛膜羊膜炎**（CAM）であるといわれる. 胎児に髄膜炎，肺炎，中枢神経障害などを引き起こすことが知られている. したがって，**切迫早産**では感染などによる炎症の存在で上昇がみられるCRPに注意すべきである.

×2. 尿タンパクは妊娠高血圧症候群で上昇する.

×3. ASTは肝疾患や心筋疾患，筋疾患で上昇する.

×4. ヘモグロビンは貧血で低下する.

×5. プロトロンビン時間は血液凝固異常や肝機能障害で上昇する.

第102回 午前90問

答え 3, 4

解説

×1. 有酸素運動では軽快しない.

×2. 治療は安静と食事療法で，塩分制限が行われる.

○3. 肥満は発症リスクとなる.

○4. 子癇は高血圧症候群の最も重篤な合併症であり，**意識喪失**と**全身のけいれん**を特徴とする.

×5. 妊娠高血圧症候群は，合併症として**子癇，常位胎盤早期剥離**や**流・早産，低出生体重児，胎児死亡，妊産婦死亡**がみられ，ハイリスクである. 時期により，妊娠子癇，分娩子癇，産褥子癇に分けられ，死亡率が高い.

第110回 午後60問

答え 2

解説

○2. 早期産（早産）の定義は，**妊娠22週0日から36週6日まで**の出産である. 正期産は**妊娠37週0日から41週6日まで**である. **22週未満での出産は流産**で，**42週0日以後の出産は過期産**である.

早産では在胎期間が短いほど，新生児死亡や，神経系や呼吸器系などの発達障害，低出生体重児の危険性が高くなる. 過期産は，胎盤の機能低下や羊水の減少によって胎児障害の危険性が生じる.

第112回 午前108問

答え 1

解説

○1. 正期産は**妊娠37週0日～妊娠41週6日までの出産**であるから，妊娠36週5日での出産は早期産である.

×2. 分娩時出血は**500mLを超えると異常出血**とされるが，A
さんの出血量は350mLであるため，正常範囲である.
×3. 16時30分に子宮口全開大し，その5分後に事前破水し
ていることから**適時破水**である.
×4. 新生児仮死は，Apgar〈アプガー〉スコア**7点以下**である. 7
～4点は軽症仮死，3～0点は重症仮死と判断される. Aさ
んの児は1分後8点，5分後9点であったため，正常である.

第112回 午前64問

答え **4**

解説

×1. 新生児の呼吸窮迫症候群(RDS)は，**多呼吸，呻吟，チアノー
ゼ**などの症状が現れる呼吸障害である.
×2. 在胎期間32週未満で出生した**早産児**に多く発症する.
×3. **出生直後または数時間以内に発症**し，胸骨上部および下部
の陥凹および鼻翼呼吸を伴う.
○4. 原因は，肺サーファクタントの欠乏が原因で生じる. 肺サー
ファクタントは妊娠34週で完成するため，**妊娠週数が少
なく未熟であるほど発症リスクが高く**，多胎妊娠や妊娠糖
尿病も危険因子である.

5. 妊娠後期(p.93)の解説！

第100回改変 午前74問

答え **3**

解説

×1. 主に外出血である.
×2. 妊娠高血圧症候群に合併し，内出血で痛みを伴うのは常位
胎盤早期剝離である.
○3. 出血は**痛みを伴わない**場合が多い.
×4. 受精卵は子宮底部に着床するのが望ましいが，なんらかの
原因で子宮下方に着床して胎盤が形成され，**胎盤の下縁が
内子宮口に達して，内子宮口の全部または一部を胎盤が
覆ってしまう状態**を前置胎盤(図3)という.

図3　前置胎盤とその種類

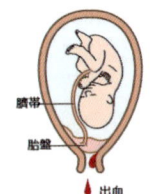 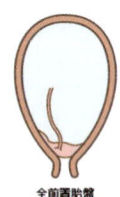 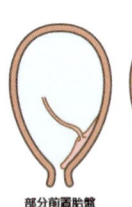 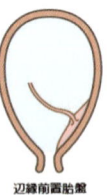

臍帯　胎盤　出血　全前置胎盤　部分前置胎盤　辺縁前置胎盤

第102回 午後65問

答え **3**

解説

分娩開始から子宮口全開大までの分娩第1期には，胎児娩出

期である分娩第2期に備えてリラックスして過ごせるよう支援
を行う(図4).
×1. 水分摂取と食事摂取を促し，異常がなければ体位や行動は
自由でよいが，仰臥位低血圧症候群を予防するため，仰臥
位で30分以上過ごすことは避ける.
×2. 床上安静にする必要はない.
○3. 2～3時間ごとに排尿を促し，自然排尿がみられない場合
には4時間ごとに導尿を行う.
×4. 体力を温存するために，眠気を感じたら眠ってよい.

図4　分娩経過

妊娠	分娩			産褥
前駆期	第1期 (開口期)	第2期 (娩出期)	第3期 (後産期)	

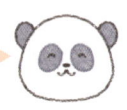

第105回 午前109問

答え **3**

解説

×1. 胎児心拍数基線は胎児心拍数を表し，110～160bpmが
正常範囲である. 140bpmは正常であり，胎児頻脈は否
定できる.
×2, ○3. 陣痛は開始しているが，破水時の子宮口開大は7cm
と全開大にいたっていないため，分娩第1期の**早期
破水**である.
×4. 妊娠高血圧症候群は収縮期血圧が140mmHg以上または
拡張期血圧が90mmHg以上あるいはその両方の場合であ
る. 126/70mmHgは正常範囲である.

第102回 午前11問

答え **3**

解説

　正常な分娩は，分娩陣痛開始から，子宮より胎児および付属
物が産道を通って娩出されるまでの過程で，第1期から第4期
までに分けられる(図4).
×1. 分娩陣痛開始から子宮口全開大までは，**分娩第1期**である.
×2. 排臨・発露は，分娩第2期の途中で会陰に児頭が見え始め
てから露出して後退しなくなるまでを指す.
○3. **分娩第2期**は，**子宮口全開大から胎児娩出まで**である.
×4. 胎児娩出から胎盤娩出までは**分娩第3期**である. 分娩終了
後2時間は，分娩第4期として観察を行う.

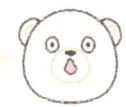

6. 出産後(p.102)の解説！

第109回 午前6問

答え **1**

解説

○1. 児の吸啜刺激によって分泌が亢進し，分娩後の**子宮収縮を促す**のは下垂体後葉ホルモンのオキシトシンである(図5).

×2. プロラクチンは**乳腺の発育**と**乳汁の生成・分泌**を**促進**する.

×3. テストステロンは男性ホルモンであり，**精子形成や蛋白質同化**を促進する.

×4. 女性ホルモンであるプロゲステロンは，**非妊時には子宮内膜を分泌期に維持**し，**妊娠期には妊娠を維持**し，LHやFSHの分泌抑制を介して排卵を抑制する.

図5　オキシトンのはたらき

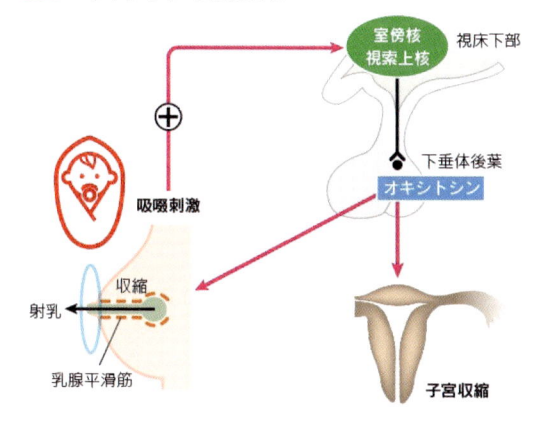

吸啜刺激
室傍核 視索上核　視床下部
下垂体後葉
オキシトシン
射乳
収縮
乳腺平滑筋
子宮収縮

第103回追試 午前9問

答え **2**

解説

×1．×4. 妊娠中は，高濃度の**プロゲステロンにより子宮筋の収縮は抑えられている**が，プロゲステロン濃度は分娩開始前に急速に低下する　プロゲステロンによる抑制作用が減弱すると，エストロゲンが子宮筋の興奮性を高め，オキシトシンに対する子宮筋の反応性を亢進させる

○2. 分娩時に分泌が亢進し，子宮筋を収縮させるホルモンは，オキシトシンである.

×3. バゾプレシンは**抗利尿ホルモン**である.

第111回 午前64問

答え **4**

解説

×1. マタニティブルーズとは，産褥期にみられる**軽度の抑うつ症状**や**涙もろさ**を主な症状とする一過性の現象または症候群である.

×2. 意欲低下がみられ，症状が2週間以上持続する場合，産後1か月頃に発症した場合は，**産後うつ病**を疑う.

×3. **産後3～5日頃**に症状が現れやすく，産後2週間が経過する頃には自然と改善していく.

○4. 産後のホルモンの変動が要因となる.

第100回 午前71問

答え **4**

解説

×1. 不妊手術は**母体保護法**で規定されている.

×2. 産前産後の休業は**労働基準法**で規定されている.

×3. 出産育児一時金は医療保険各法で規定されている.

○4. 母子保健法は，母性，幼児の健康の保持・増進を目的とし，**妊産婦，乳児，幼児に対する保健指導や健康診査，妊娠の届け出，母子健康手帳の交付，低出生体重児の届け出，未熟児養育医療，訪問指導，母子健康センター**等の規定がある.

小児看護編

1. 生まれてから1か月まで
(p.122 ～ 123)の解説！

第110回 午前109問

答え **1**

解説

アプガースコア(表1)は，出生時の新生児の健康状態の評価法である.

皮膚色(Appearance)，心拍数(Pulse)，刺激への反応(Grimace)，筋緊張(Activity)，呼吸(Respiration)の5項目を，各項目0～2点で，10点満点で評価する.

10～8点は正常，7～4点は軽症仮死，3～0点は重症仮死と判定する.

○1. 四肢を屈曲しているため，筋緊張2点，顔面を清拭されるという刺激に対して激しく啼泣しているため，刺激への反応2点　呼吸2点である．心拍数150/分は100/分以上であるので2点，全身ピンク色であるため皮膚色は2点で，合計10点である.

表1　アプガー（Apgar）スコア

	0点	1点	2点
皮膚の色	蒼白，チアノーゼ	体幹ピンク色 四肢にチアノーゼ	全身ピンク色
心拍数	なし	100以下	100以上
刺激反射	反応なし	顔をしかめる	泣く，咳，くしゃみ
筋緊張	弛緩している	四肢をやや屈曲	活発に動かす
呼吸数	なし	困難，不規則	強く呼吸する

答え 3

解説

× 1. 13トリソミーは**パトウ症候群**とよばれる.

× 2. 18トリソミーは**エドワーズ症候群**とよばれる.

○ 3. ダウン症候群は常染色体異常疾患で，染色体異常のなかで最も発生頻度が高い．21番目の染色体のみが3つになっている21トリソミーが最も多く，他に遺伝性をもつものがある転座型や，個体のなかに正常核型の細胞と21トリソミーの細胞が混在しているモザイク型がある.

× 4. 性染色体異常には，**クラインフェルター症候群**や**ターナー症候群**がある.

第100回 午前14問

答え 2

解説

× 1. インフルエンザ脳症は，インフルエンザウイルス感染に伴う発熱後，急速に意識障害などの神経症状が進行するものである.

○ 2. ファロー四徴症は先天性心疾患で，チアノーゼ群で最も多いものである.

× 3. 気管支喘息はアレルギー性と内因性のものがある.

× 4. 腎結石は，60％ほどは原因不明であるといわれるが，生活習慣の関与が示唆されている.

第101回 午前7問

答え 4

解説

先天異常とは，出生時に存在する異常で，生理的異常と形態的異常（奇形）に分類される．原因には，染色体や遺伝子の異常，胎児期環境の影響などがある.

× 1. 尋常性白斑は，**後天的**に全身の皮膚の色素の一部が脱色したものである.

× 2. 急性灰白髄炎は**ポリオウイルスによる感染症**である.

× 3. 重症筋無力症は**自己免疫疾患**である.

○ 4. 心房中隔欠損症は先天異常の内臓奇形である．奇形成立の臨界期は，妊娠3週から10週未満の胚芽期がとくに重要とされる.

第112回 午後7問

答え 1

解説

○ 1. 正期産の新生児が生理的体重減少によって最低体重になるのは，生後3〜5日であり，**その減少率は，出生時体重の5〜10%である．生後7〜10日で出生時の体重に戻る．**その後は生後3か月までは**25〜30g/日**で体重は増加する．体重減少率が10%を超える場合や，生後8〜10日を過ぎても5〜10%の体重減少がみられている場合は異常であり，脱水症や低栄養が疑われる．**母乳栄養の場合は乳汁分泌不足**が考えられる.

第107回 午後90問

答え 3.1%

解説

出生体重3,200g，日齢3の体重が3,100gで100gの体重減少である.

体重減少率は

$(3,200 - 3,100) / 3,200 \times 100 = 100 / 32 = 3.125 \fallingdotseq 3.1$（%）である.

第110回 午前59問

答え 3

解説

× 1. 新生児は，肺呼吸開始によって胎児型ヘモグロビンの崩壊が進むが，肝臓のビリルビン代謝が未熟なため，生理的黄疸を認める．生後2〜3日から肉眼的に黄疸が認められる．生後24時間以内に認めた場合は**病的**である.

× 2. 黄染は**眼球結膜**から始まる.

○ 3. **生後4〜5日にピーク**となり，**生後1週間くらいでおさまる**.

× 4. 便が灰白色になるのは胆汁の流れが障害されたために起こる**閉塞性黄疸**である.

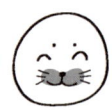

2. 生後1か月から2歳まで（p.152〜153）の解説！

第106回 午前63問

答え 1

解説

○ 1. 妊婦の感染症で，とくに児に重篤な影響をきたすものを，病原体の名から**TORCH症候群**とよぶ．Tは**トキソプラズマ**，Oはその他で**梅毒トレポネーマ**など，Rは**風疹**，Cは**サイトメガロウイルス**，Hは**単純ヘルペスウイルス**である．これらの感染症での共通症状は，小頭症，水頭症，脳内石灰化，流死産，胎内死亡，子宮内胎児発育遅延などである．その他，風疹では，白内障，聴力障害，先天性心疾患の原因となる.

× 2. 性器ヘルペスは，多臓器不全による胎児死亡の原因となる.

× 3. トキソプラズマ症は，児の網脈絡膜炎や小眼球症の原因となる.

× 4. 性器クラミジア感染症は性感染症で男女ともに最も多く，**不妊**の原因となる.

答え 1,2

解説

　神経反射には出生直後に認められて脳の成熟に伴い消失するものと、中脳・大脳皮質等高次の神経機構の完成で現れるものがある(表2)．存在すべき時期に誘発できない場合や消失している時期にみられる場合には、脳や神経伝導路の障害を疑う．

○1．○2．出生時には把握反射や緊張性頸反射が認められ、6か月ころまでに消失する．

×3．×4．ホッピング反応やパラシュート反射は8～9か月ころ完成し永続する．

×5．視性立ち直り反射は5か月ころに出現し5歳ころまで残存する．

表2　新生児・乳児にみられる反射

月	0	1	2	3	4	5	6	7	8	9	10	11	12	以降
自動歩行反射														
Galant反射														
モロー(Moro)反射														
探索反射														
吸啜反射														
手掌把握反射														
足底把握反射														
緊張性頸反射														
バビンスキー(Babinski)反射														18か月(12～24か月)
ランドー反射(Landau)反射														2歳ころまで
パラシュート反射														永続

第109回 午後64問

答え 3

解説

　選択肢はすべて新生児からみられる原始反射(図6)である．

×1．1は**口唇反射**である．口の周辺を刺激すると、刺激の方向へ顔を向けて口を開く．

×2．2は**緊張性頸反射**である．新生児を仰臥位にして頭部を一方に向けると、顔を向けた側の手足を伸展し、反対側の手足を屈曲する．

○3．3は**モロー反射**である．新生児を仰臥位にして少し起こしたあとに急に頭を下げると、両手と広げて指をすべて伸ばして開き、続いて何かに抱きつくような左右対称の動作をする．

×4．4は**自動歩行(足踏み反射)**である．新生児の両脇を支えて足の裏を軽く床に触れると、足を交互に動かして歩くような動作をする．

図6　原始反射

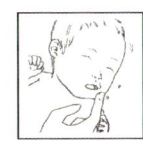 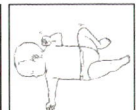 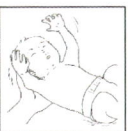 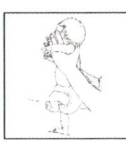

| 1. 口唇反射 | 2. 緊張性頸反射 | 3. モロー反射 | 4. 足踏み反射 |

第108回 午前61問

答え 1

解説

　新生児の養育者に対しては、新生児の特徴を踏まえた指導が行われる必要がある．

○1．新生児は乳児脂漏性湿疹ができやすく、石けんで洗うことを指導する．

×2．臍帯は乾燥して生後4～7日で自然に脱落するが、**清潔に乾燥させなければならない**ため、おむつで覆わないように指導する．

×3．うつぶせ寝は、**乳幼児突然死症候群のリスク**となるため、避けるよう指導する．

×4．日光浴は生後1か月を過ぎて**乳児**となったころから始めるよう指導する．

第105回 午前76問

答え 1

解説

×1．寝返りができるのは4～5か月ころであるため、3か月では問診しない．

○2，○5．3か月ころの乳児は、あやすと笑うようになり、定頸がみられる．定頸は、腹ばいにするとひじをついて腕で身体を支えて頭と肩を持ち上げることで確認できる．

○3．2か月ころから動くものを目で追う追視が始まる．

○4．2か月近くなると、きげんのいいときや話しかけられたときに「アーアー、ウーウー」などと声を出すようになる．3か月でこれらがみられない場合、発達の遅延や視力障害、難聴などを疑う．

　乳児・幼児の成長・発達を表3にしめす．

表3　乳児・幼児の成長・発達

	運動	言語	社会性
～2か月	追視		あやすと笑う
3～4か月	定頸		
6か月	寝返り		人見知り
7～10か月	お座り→這い這い		
12か月	起立→歩行	意味のある発語	
2歳	階段をのぼる　蹴る　走る	2語文	
3歳	片足立ち　三輪車　○を描く　靴を脱ぐ・履く	3語文　自分の名前を言う	自立排尿・排便

第111回 午後88問

答え 4,5

解説

　選択肢はすべて小児の定期予防接種が行われる疾患である．生ワクチンが使用されるのは結核と麻疹である．その他に生ワクチンが使用されるのは、風疹(MR)混合ワクチン、水痘ワクチ

ン，ムンプスワクチン，ロタウイルスワクチンがある(表4)．

× 1．ジフテリアは不活化ワクチンを使用する．

× 2．日本脳炎は不活化ワクチンを使用する．

× 3．破傷風はトキソイドを使用する．

○ 4．結核は生ワクチン(BCG)が使用される．

○ 5．麻疹は生ワクチンが使用される．

表4　ワクチンの種類

ワクチンの種類	ワクチン名
生ワクチン	麻疹，風疹，流行性耳下腺炎(ムンプス)，水痘，BCG
不活化ワクチン	日本脳炎，急性灰白髄炎(ポリオ)，インフルエンザ，A型・B型肝炎，狂犬病，子宮頸がん(HPV)，百日咳，Hib
トキソイド	破傷風，ジフテリア

第111回 午前57問

答え 2

解説

× 1．接種から10日間以降に接種部位が赤くなり始め，一部に小さい膿を持つのは正常な反応である．通常，**接種後4週間頃が最も強く**なり，接種後3か月までには治る．

○ 2．小児がBCG接種後5日以内に**接種部位(針痕)の発赤，腫脹や膿**などの症状がみられた場合には，**結核感染**している可能性があるため，医療機関に問い合わせがあった場合には，速やかに来院するように伝える必要がある．

× 3．結核感染している可能性があるため，「1週間後にまた電話をして下さい」というのは説明として適切ではない．

× 4．自然に治るまで，包帯やガーゼでは覆わずに，そのまま清潔を保つ．

第107回 午後53問

答え 1

解説

○ 1．乳歯は生後6〜8か月ころに萌出を始める．

× 2．乳歯は**2歳6か月ころに生えそろう**．

× 3．生えそろったときの本数は**20本**である．下顎乳中切歯から萌出することが多く，9か月ころに乳側切歯，1歳2か月ころに第1乳臼歯，1歳6か月で乳犬歯，2歳ころから第2乳臼歯が萌出する．6歳ころから萌出順に乳歯が抜け始め，永久歯に替わる．

× 4．乳歯のエナメル質，象牙質は永久歯のエナメル質，象牙質の約半分の薄さしかなく，石灰化度も低いため，う蝕に対する抵抗性が低く，**う蝕になりやすく**，進行も速くなる．

第104回 午前103問

答え 3

解説

両眼の視線が正しく目標に向かわない状態，外見的にはそれぞれの目が異なった方向を見ている状態を斜視という．小児の2%にみられるといわれている．原因は遺伝などの先天性，外眼筋麻痺や脳神経障害などがある．

○ 3．Aちゃんの眼は**右側が正中位**にあり，**左側が内転**しているため，左内斜視である．内斜視では内転している側が物体を注視しないために発達が遅れて弱視になりやすい．

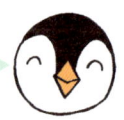

3．集団生活のはじまり(p.162)の解説！

第110回 午後7問

答え 2

解説

× 1，○ 2．乳歯は生後6か月ころから，下顎の前歯(乳中切歯)から生え始め，2歳半から3歳までには**20本生え揃**う．

× 3．4〜5歳の時期は，口腔の発達に重要な時期である．よく噛む習慣をつけて顎の発達を促すとともに，正しい歯磨き習慣をつける必要がある．

× 4．6〜7歳には乳歯から永久歯への生えかわりが始まり，12歳までにはほぼ生えかわる．

第100回改変 午前6問

答え 4

解説

2022(令和4年)の1〜4歳までの子どもの死因順位は，

第1位：**先天奇形，変形及び染色体異常**

第2位：不慮の事故

第3位：悪性新生物(腫瘍)

第4位：心疾患

第5位：肺炎

となっている．

第109回 午後7問

答え 3

解説

× 1．肩呼吸は強度の呼吸困難時に生じる肩の上下運動を伴った呼吸である．

× 2．学童期になると成人に近い胸式呼吸となるが，男児には腹式呼吸が多くみられ，女児には胸式呼吸が多くみられる．

○ 3．乳児期には，呼吸筋の発達が未熟であるため，横隔膜の運動による腹式呼吸が行われる．

× 4．幼児期になると胸郭が発達して成人の形態に近づき，呼吸筋も発達してくる．乳児期後期には胸式呼吸が加わって，胸腹式呼吸となる．

第106回改変 午後21問

答え 1

解説

○ 1．カウプ指数は，乳幼児(3か月〜5歳)の発育状態を評価す

る指数である. 標準は15〜18, 13未満はやせ, 20以上は肥満である.

- ×2. 2はローレル指数で, 学童の発育状態を評価する指数である. 115〜145が標準, 100未満はやせ, 160以上は肥満である.
- ×3. 3はBMI(ボディマスインデックス:体格指数)で, 成人の体格を評価する指数である. 標準は22で, 18.5未満はやせ, 25以上は肥満である.
- ×4. 4は肥満度の計算式である. −20%以上＋20%未満が標準, −20%未満はやせ, ＋20%以上は肥満である.

第100回 午前68問

答え 4

解説

- ○4. パーセンタイルとは, 計測値の分布(ばらつき)を数字の小さいほうから並べてパーセントでみた数字で, **10パーセンタイル値は, 100人中の数字の小さいほうから10番目以内**ということであり, **90パーセンタイル値は数字の大きいほうから10番目以内**ということである.

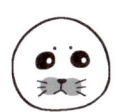

4. 小学生になったら
(p.178〜179)の解説!

第102回改変 午前8問

答え 4

解説

2022年(令和4年)の5〜9歳の子どもの死因で最も多いのは悪性新生物(腫瘍)である. 第2位は先天奇形, 変形および染色体異常で, 第3位は不慮の事故心疾患, 第4位はその他の新生物(腫瘍), 第5位は心疾患, となっている. 男女別にみても, 男児・女児共に悪性新生物が最も多くなっている.

第108回 午後84問

答え 2, 3

解説

- ×1. ショックでは低血圧を代償しようとして**頻脈**になる.
- ○2, ○3. アナフィラキシーは外来性アレルゲンの侵入によって起こる免疫反応のⅠ型アレルギーの中で最も激しい反応で, 複数臓器に全身性にアレルギー反応が起こり, 生命活動に危機を与えうる状態である. アナフィラキシーに低血圧や意識障害を伴う場合をアナフィラキシーショックという. 気道粘膜に浮腫が生じるため**呼吸困難**となり, 重症例では気道閉塞が生じて窒息して死に至る.
- ×4. **Ⅰ型**アレルギーである.
- ×5. 第1選択薬は**アドレナリン**であるが, 気管支拡張薬と副腎皮質ステロイドが併用されることが多い.

第105回 午後12問

答え 4

解説

- ×1. 心原性ショックは, 心筋梗塞や急性心筋炎などによる急性心不全が生じて起こる.
- ×2. 出血性ショックは外傷や常位胎盤早期剥離などで大量に出血が生じたときに起こる.
- ×3. 神経原性ショックは, 胸髄より高位の脊髄損傷や脳幹部損傷などで起こる.
- ○4. アレルギー反応で引き起こされるショックは, アナフィラキシーショックである. アナフィラキシーショックは, IgE抗体が関与して外来性抗原に対して局所性の激しい炎症反応を起こすⅠ型アレルギーで最も重症な状態である.

第103回追試 午前61問

答え 2

解説

小児の1型糖尿病は, 白色人種に多く有色人種は少ない, 緯度の高い地域に多く緯度の低い地域は少ないという傾向があり, 世界的にみると日本では発症率は低い疾患である.

- ×1. 糖尿病の三大症状は, **多飲, 多尿, 体重減少**である.
- ○2. インスリン療法が必須である.
- ×3. 通常, 空腹時血糖**50mg/dL以下**を低血糖と判断するが, もともとの血糖値が高値の場合にはそれ以上でも低血糖症状を引き起こすことがある.
- ×4. 糖尿病では運動療法は重要である. 病気のために制限される運動はないが, 運動は血糖値を下げるため, 補食して低血糖予防を行って運動する.

第103回 午後103問

答え 3

解説

溶連菌感染後急性糸球体腎炎は, 急性糸球体腎炎の約90%を占める. 溶連菌の初感染を起こしやすい4〜12歳の小児に多くみられる. おもな症状は, **血尿, 浮腫, 高血圧**である.

- ×1. 治療は安静と食事療法が中心となる. 食塩制限, タンパク質制限, 水分制限が行われる.
- ×2. 血管の緊張を緩和し, 腎臓への血流量を保つために安静と保温が行われる.
- ○3. 高血圧を伴うため, 1日3回の血圧測定を行う.
- ×4. 食事制限があるため, 食事の持ち込みは禁止する.

第112回 午前82問

答え 1

解説

- ○1.
- ×2〜5. 学校保健安全法で出席停止となる学校感染症のうち, 選択肢の中で第2種に分類されているのは, インフ

ルエンザである．第2種にはほかに，百日咳，麻疹，流行性耳下腺炎，風疹，水痘，咽頭結膜熱，結核，髄膜炎菌性髄膜炎が含まれる．学校感染症には第1種から第3種まであり，第1種は感染症予防法第6条に規定する1類並びに2類感染症である．選択肢では，ジフテリアが第1種，細菌性赤痢，腸チフス，流行性角結膜炎が第3種に分類されている．

第112回 午前65問

答え **2**

解説

× 1. Down〈ダウン〉症候群は常染色体異常疾患で，染色体異常の中で最も発生頻度が高い．21番目の染色体のみが3つになっている**21トリソミー**が最も多く，他に遺伝性をもつものがある転座型や，個体の中に正常核型の細胞と21トリソミーの細胞とが混在しているモザイク型がある．

○ 2. 小児期から青年期に発症し，**運動性チック，音声チック及び汚言の乱用**を伴うのはTourette〈トゥレット〉障害である．18歳未満に0.1～1％の割合で発症するといわれる神経発達障害である．

× 3. 注意欠如・多動性障害〈ADHD〉は**不注意，多動性，衝動性を特徴**とする発達障害である．

× 4. Lennox-Gastaut〈レノックス・ガストー〉症候群は，代表的な**難治性てんかん**の1つで，8歳未満，とくに3～5歳に発症することが多い．

第108回 午前67問

答え **3**

解説

× 1. チックには運動性チックや音声チックがあり，子どもによくみられ，多くは一過性である．音声チックは**注意欠如・多動性障害（ADHD）に特徴的なものではない**．運動チックと音声チックの両方が慢性的にみられるのはトゥレット症候群である．

× 2, × 4. 計算の習得が困難な算数障害や，読んでいるものの意味を理解することが困難な読字障害は**学習障害（LD）**の一種である．

○ 3. ADHDの特徴は，不注意，多動性，衝動性である．不注意のために，課題や活動に必要なものをしばしばなくしてしまうことがある．

第111回 午前89問

答え **4, 5**

解説

自閉症スペクトラム障害（自閉スペクトラム症；ASD）は，以前自閉症，アスペルガー症候群，特定不能の広汎性発達障害などに分けられていたものを，共通した特性が認められることから1つの集合体として捉えようとするものである（図7）．

× 1. 運動チックが出現するのは，**チック症およびトゥレット症候群**である．

× 2. 計算の習得が困難であるのは，学習障害（LD）のなかで**ディスカリキュリア**と呼ばれるものである．

× 3. 不注意による間違いが多いのは注意欠陥性障害で，多動が加わると**注意欠陥・多動性障害（ADHD）**となる．

○ 4, ○ 5. 習慣へのかたくななこだわりがあり，言語的・非言語的コミュニケーション障害がある．

図7　自閉スペクトラム症（ASD）

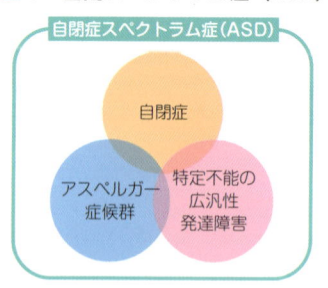

第108回 午後30問

答え **1**

解説

○ 1. 発達障害者支援法では，**自閉症，アスペルガー症候群，その他の広汎性発達障害，学習障害，注意欠如・多動性障害**などを発達障害として定義している．

× 2～4. 記憶障害などの高次脳機能障害や，適応障害，摂食障害などの精神疾患は，精神障害者福祉法（精神保健及び精神障害者福祉に関する法律）に精神障害者として定義されている．

5. 小学生から中学生へ（p.193）の解説！

第109回 午前5問

答え **2**

解説

思春期に生じる外性器以外の身体の特徴を二次性徴という．

× 1. 抗利尿ホルモンは体液量の調節に関与する．

○ 2. 視床下部から分泌される性腺刺激ホルモン放出ホルモン（ゴナドトロピン放出ホルモン：GnRH）の刺激によって下垂体の**性腺刺激ホルモン（ゴナドトロピン：Gn）**である**黄体形成ホルモン（LH）**と**卵胞刺激ホルモン（FSH）**が分泌され，それらの刺激によって性腺から性ホルモン（男性はテストステロン，女性はエストロゲン）が分泌されて，二次性徴が発現する．

× 3. 副甲状腺ホルモンは血中カルシウム濃度の上昇や骨吸収を促進する．

× 4. 甲状腺刺激ホルモン（TSH）は甲状腺ホルモンの分泌を促進する．

答え 1

解説

○1. 思春期に生じる外性器以外の身体の特徴を第二次性徴という．女子の思春期の第二次性徴は，**ゴナドトロピン（FSH，LH），卵胞ホルモン（エストロゲン），副腎皮質アンドロゲン**の分泌の増加によって起こる．選択肢の中ではエストロゲンが最も関与する（図1）．

×2. オキシトシンは**分娩後の射乳**と**子宮収縮**に関与する．

×3. 成長ホルモンは，骨端線閉鎖前の長骨骨端軟骨線形成促進，蛋白質合成促進，グリコーゲン分解促進などに関与する．

×4. 甲状腺ホルモンは**代謝（異化反応）**を**促進**させる．

×5. テストステロンは最も強力なアンドロゲン（男性ホルモン）であり，**男子の第二次性徴**に最も関与する．

第103回 午後5問

答え 4

解説

×1. グルカゴンは血糖値の低下が刺激となって膵臓から分泌され，グリコーゲンの分解を促す．

×2. オキシトシンは子宮壁の平滑筋収縮と，乳管周囲の平滑筋を収縮させて乳汁を排出させる作用がある．

×3. カルシトニンは血清Ca濃度が上昇すると分泌され，骨形成を促進し，尿中へのCa排泄を促進して血清Ca濃度を低下させる．

○4. 思春期の特徴は**第二次性徴**である．思春期には複数の**性ホルモン**である**アンドロゲン**の分泌が増加して第二次性徴が発現する．

第103回 午後107問

答え 2

解説

×1. 月経前症候群（PMS）は，**生理前3〜10日間前後**に起こる，頭痛，めまい，乳房緊満，浮腫，うつ状態，いらいらした感じなどの症状である．月経の開始とともに消失する．Aさんの月経周期は正常である．

○2. Aさんは月経初日に腹痛や腰痛が生じて学校を休むなど，月経中の不快症状で日常生活に支障をきたしているため，月経困難症であるといえる．

×4. 過多月経は**月経血の量が異常に多いもの**をいう．異常に少ないものを過少月経という．

第107回 午後111問

答え 3

解説

×1. 催眠療法は患者を催眠状態にすることによって行う心理療法で，社会不安障害やパニック障害，パーソナリティ障害に用いられる．

×2. 精神科における作業療法は，精神障害者に対して，社会的適応能力の回復をはかるため，手芸や家事，外出等のIADL訓練を行う．

○3. 強迫性障害には，不安，不快感の原因となる強迫観念，不安を軽減するための強迫行為がある．治療には，物事に対する誤った信念や考え方などの**認知のゆがみである強迫観念を修正**して，**行動を変容させて強迫行為を減らしていく認知行動療法**が適している．

×4. 就労移行支援は本人が就労を希望してから行う．

第112回 午前112問

答え 2

解説

×1. 今回の行為が自殺企図か否かについて複数回確認する必要もあるため，自らの意思で行った行為であるか，明確な自殺の意図があったか，致死的な量を飲んだのかなど過量服薬した場面の振り返りも必要であるが，現在の希死念慮の有無を確認することが優先する．

○2. 自殺企図が未遂で患者が搬送されてきた場合は，再度の自殺企図を予防するために，**覚醒している場合は最初に希死念慮の有無について確認する**ことが重要である．

×3. 大量の睡眠薬を飲まずに残していた理由も聞いてみる必要はあるが，追及すると看護師に対して警戒心や不信感が芽生えて信頼関係を損なう恐れがあるため，追及はしない．患者とのコミュニケーションがある程度確立してから聞く．

×4. 看護師だけでなく，かかわる医療チームのメンバーがそれぞれ，真摯な態度で患者の話に耳を傾けた後に，二度と過量服薬をしないと約束をする．単なる口約束ではあるが一定の抑止効果がある．

第107回 午後60問

答え 1

解説

○1. ドパミンはカテコールアミンに属し，脳内の黒質線条体路，中脳辺縁系路，中脳皮質路に作用する．**黒質線条体路**はパーキンソン病と関連し，中脳辺縁系路と中脳皮質路は統合失調症と関連するとされる．幻覚や妄想などの統合失調症の陽性症状は，中脳辺縁糸から**ドパミンが過剰放出**されて起こされると考えられている．

×2，×4. セロトニンとノルアドレナリンの活性低下は**うつ病**に関与していると考えられている．

×3. アルツハイマー型認知症やレビー小体型認知症では，脳内で**アセチルコリン**が減少していることが知られている．

索引

数字・欧文

1か月健診	124
1型糖尿病	170
1歳6か月健診	14/
21トリソミー	28,108
3か月健診	131
4種混合ワクチン	131
5種混合ワクチン	130
6～7か月健診	138
9～10か月健診	142
ABO式血液型	30
ADHD	176
AIDS	11
ASD	144,176,185,206
BCG接種	136
Bq	33
B型肝炎ウイルス	19
B群溶血性連鎖球菌	19
DPTワクチン	130
DT	180
Gy	33
HBV	19
HBVワクチン	131
hCG	24
HDP	60
HELLP症候群	62
Hibワクチン	130
HIV	11
HPVワクチン	183
HTLV-1関連疾患	18,96
IDDM	170
IgA	115,132
IgG	115,132
MR	146,170
NSAIDs	37
PMS	5
R	33
RA	21
RDS	72
Rh（−）	31
Rh式血液型	30
SFD	67
SIDS	114
SLE	21
SRY遺伝子	145
STD	7
STI	7
Sv	33
TORCH	7,109,182

あ行

あせも	137
アトピー性皮膚炎	130
アナフィラキシーショック	169
アニサキス症	46
アプガースコア	106,201
アルコール	39
育児休業	55
異常出血	92
一次性徴	2
一次免疫	130
インスリン抵抗性	66
咽頭結膜炎	173
インフルエンザ	173
― 菌	130
うつ病	21,186
産声	107
運動チック	175
栄養摂取	41
エピペン®	169
嚥下障害	111
嚥下反射	137
炎症性ニキビ	187
エンドクリンコントロール	95
横隔膜	157
応急処置	166
黄色悪露	96
黄体ホルモン	25,43
オートクリンコントロール	95
オキシトシン	95,201
押し出し反射	127,137
おしるし	84

おねしょ	165
おむつかぶれ	137
悪露	96
音声チック	175

か行

快・不快の分化	148
外気浴	129
開口期	85
外斜視	150
カウプ指数	160
顔布テスト	140
学習障害	177
学校感染症	172
― 第一種	172
― 第二種	173
― 第三種	174
褐色悪露	96
カフェイン	48
― の安全限度	48
かゆみ	68
カリウム	41
カルシウム	41,164
カンガルーケア	91
間欠性外斜視	150
間欠性爆発障害	194
肝酵素上昇	62
間接ビリルビン	116
関節リウマチ	21
感染性急性腎炎	171
感電	168
嵌入胎盤	77
喫煙	67,115
基底脱落膜	49
機能性子宮出血	4
希発月経	4
吸気筋群	156
急性胃アニサキス症	46
急性灰白髄炎ワクチン	130
急性糸球体腎炎	171
急性腹症	120

吸啜反射……………… 127,135
境界性パーソナリティ障害…… 189
胸郭………………………… 157
胸骨圧迫心マッサージ……… 166
胸式呼吸…………………… 156,157
強迫観念…………………… 183
強迫行動…………………… 183
強迫性障害………………… 183
拒食症……………………… 184
巨大児……………………… 65,67
緊急処置のABC ………… 166
筋層内筋腫………………… 14
屈位………………………… 88
クラミジア………………… 12
グレイ……………………… 33
軽症新生児仮死…………… 107
携帯用アドレナリン注射……… 169
軽度難聴…………………… 150
けいれん…………………… 63
血液型不適合……………… 30
結核………………………… 136
月経………………………… 3
　― 困難症 …………… 5,182
　― 周期 …………… 197
　― による体温変化 …… 25
　― によるホルモン量の変化 25
　― 不順 …………… 4
　― 前症候群 ………… 5
血小板減少………………… 62
犬歯………………………… 147
原始反射…………… 127,203
原発性無月経……………… 3
コアラ抱っこ……………… 134
誤飲………………………… 168
抗炎症薬…………………… 37
高温相……………………… 25
後期死産…………………… 115
高血圧の薬………………… 37
抗血栓薬…………………… 37
後産期……………………… 91
　― 陣痛 …………… 92,95
高出生体重児……………… 65,67
恒常性外斜視……………… 150
甲状腺機能亢進症………… 20
口唇口蓋裂………………… 111
後天性免疫不全症候群………… 11

後頭位……………………… 88
高齢妊娠…………………… 65
誤嚥………………………… 167
股関節検査………………… 134
呼気筋群…………………… 156
呼吸障害…………………… 110
呼吸停止…………………… 167
極低出生体重児…………… 67
コッホ現象………………… 136
コンドーム………………… 182

さ行

サーファクタント………… 72
催奇形性…………………… 35,37
臍帯………………………… 49
サイトメガロウイルス……… 8
産後うつ病………………… 101
産褥期精神障害…………… 101
産褥精神病………………… 101
算数障害…………………… 177
産前産後休業……………… 55
産徴………………………… 84
産道………………………… 84
　― 感染 …………… 16
シーベルト………………… 33
子癇………………………… 63
子宮がん…………………… 15
子宮筋腫…………………… 14
子宮頸がん………………… 15
　― ワクチン ………… 183
子宮頸部…………………… 15
子宮増大…………………… 50
子宮体がん………………… 16
子宮体部…………………… 15
子宮底長…………………… 69
子宮内膜症………………… 13
子宮内容物………………… 49
子宮の解剖………………… 15
子宮復古…………………… 95
自己免疫疾患……………… 21
自殺………………………… 186
視性立ち直り反射………… 139
児童虐待の分類…………… 151
ジフテリア………………… 180
　― ワクチン ………… 130
自閉症スペクトラム障害

…………… 144,176,185,206
自閉スペクトラム症
…………… 144,176,185,206
弱視………………………… 149
周産期死亡………………… 67,115
重症筋無力症……………… 21
重症新生児仮死…………… 107
絨毛………………………… 49
絨毛膜……………………… 49
手掌把握反射……………… 127
受精卵……………………… 24,34
出産………………………… 84
　― 後 …………… 94
　― 予定日 ………… 26
出生前染色体検査………… 29
出生届……………………… 56
出席停止…………………… 173
授乳………………………… 97
消炎鎮痛薬………………… 37
常染色体…………………… 28,108
小泉門……………………… 125
小児がん…………………… 155
小児の心肺蘇生…………… 166
漿膜下筋腫………………… 14
食思不振症………………… 184
書字障害…………………… 177
女性ホルモン……………… 196
脂漏性湿疹………………… 130
新型コロナウイルス感染症…… 173
神経芽細胞腫……………… 142,155
　― 検査 …………… 142
心血管障害………………… 110
人工呼吸…………………… 166
人工早産の適応…………… 70
人工妊娠中絶……………… 40,57
腎症………………………… 64
尋常性ざ瘡………………… 130,187
新生児黄疸………………… 99,116
新生児呼吸窮迫症候群…… 72
新生児ざ瘡………………… 130
新生児死亡………………… 115
新生児スクリーニング……… 113
新生児訪問指導…………… 100
新生児メレナ……………… 110
身体的虐待………………… 151
陣痛………………………… 80,87

心停止……………………… 167
心肥大……………………… 65
心理的虐待………………… 151
垂直感染…………………… 16
水痘………………… 17,173
　一・帯状疱疹ウイルス　…… 17
頭蓋骨……………………… 88
スキンケア………………… 129
ステルコビリン…………… 110
性感染症………………… 6,182
正期産……………………… 69
清潔………………………… 129
精子形成不全……………… 6
性嗜好障害………………… 195
正出生体重児……………… 67
生殖器系…………………… 145
精神運動発達……………… 144
精神疾患…………………… 21
性染色体…………………… 108
精巣捻転…………………… 145
性的虐待…………………… 151
性同一性障害……………… 185
性ホルモン………………… 98
生理的黄疸……………… 99,116
生理的体重減少………… 99,117
赤色悪露…………………… 96
咳止め……………………… 38
楔入胎盤…………………… 77
切迫早産…………………… 71
切迫流産………………… 68,71
前駆陣痛…………………… 80
先行破水…………………… 71
染色体……………………… 108
　一 異常　………… 27,68,108
全身性エリテマトーデス……… 21
喘息………………………… 20
前置胎盤………………… 76,200
穿通胎盤…………………… 77
先天奇形…………………… 109
先天性横隔膜ヘルニア…… 112
先天性巨大結腸症………… 112
先天性筋性斜頸…………… 134
先天性股関節症…………… 134
先天性水痘症候群………… 17
先天性トキソプラズマ症…… 8
先天性内斜視……………… 149

先天性風疹症候群………………… 7
先天梅毒…………………… 10
蠕動運動…………………… 112
早期新生児死亡…………… 115
早期母子接触……………… 91
早産………………………… 69
　一リスク　………………… 70
側切歯……………………… 141
足底把握反射………… 128,143
続発性無月経……………… 3

た行

胎児型ヘモグロビン……… 116
胎児奇形………………… 35,36
代謝性アシドーシス……… 91
大泉門…………………… 125,148
胎内感染…………………… 16
第二乳臼歯………………… 154
胎盤……………………… 35,49
胎盤娩出…………………… 92
ダウン症………………… 28,108
多血症……………………… 65
脱落膜……………………… 49
タバコ…………………… 67,115
探索反射………………… 127,135
単純チック………………… 175
単純ヘルペスウイルス…………… 9
短息呼吸…………………… 90
胆道閉鎖症………………… 119
チアノーゼ………………… 106
畜尿のメカニズム………… 165
恥骨結合…………………… 88
チック障害………………… 175
窒息………………………… 167
知的障害…………………… 177
着床出血…………………… 42
注意欠如・多動性障害……… 176
腸重積症…………………… 120
調整性内斜視……………… 149
調節反射…………………… 149
超低出生体重児…………… 67
鎮咳薬……………………… 38
追視………………………… 133
痛風の薬…………………… 37
つわり……………………… 43
　一 のときの食事　………… 44

帝王切開…………………… 82
低出生体重児………… 56,67,79
低体重児出生届…………… 56
停留精巣…………………… 145
溺水………………………… 167
鉄…………………………… 41
テトラサイクリン………… 38
てんかん…………………… 21
伝染性紅斑………………… 18
頭位………………………… 88
統合失調症………………… 190
糖代謝異常………………… 66
糖尿病……………………… 20
トゥレット症候群………… 175
トキソイド………………… 204
トキソプラズマ…………… 8
特異的発達障害…………… 177
読字障害…………………… 177
トリソミー……………… 28,108

な行

ナトリウム………………… 41
生ワクチン……………… 136,204
喃語………………………… 139
ニキビ…………………… 130,187
二次性徴………………… 2,181
二次免疫…………………… 131
日本脳炎………… 158,174,187
乳歯……………… 141,147,154
乳児湿疹…………………… 130
乳幼児突然死症候群……… 114
妊娠悪阻…………………… 44
妊娠月数…………………… 26
妊娠後期………………… 26,76
妊娠高血圧症……………… 60
妊娠高血圧症候群………… 60
妊娠高血圧症候群の治療……… 63
妊娠高血圧症候群のメカニズム　61
妊娠高血圧腎症…………… 60
妊娠時色素沈着…………… 45
妊娠初期………………… 24,26
妊娠性肝斑………………… 45
妊娠線……………………… 68
妊娠中期………………… 26,60
妊娠糖尿病………………… 64
　一 による胎児への影響　…… 65

妊娠による体温変化……………… 25
妊娠によるホルモン量の変化… 25
妊婦健康診査…………………… 56
ネグレクト……………………… 151
粘膜下筋腫……………………… 14
脳腫瘍…………………… 144,155

は行

パーセンタイル………………… 161
パーソナリティ障害…………… 189
胚細胞腫瘍……………………… 155
梅毒……………………………… 10
排尿のメカニズム……………… 165
排卵誘発剤……………………… 37
白色悪露………………………… 96
白内障…………………………… 125
はしか…………………… 146,170
破傷風…………………………… 180
　― ワクチン ………… 130,180
発育性股関節形成不全………… 134
白血病…………………………… 155
発声……………………………… 139
発達チェック…………………… 147
歯の生え変わり………………… 164
バビンスキー反射……… 128,146
パラシュート反射……… 141,143
反射……… 127,135,137,139,141,
　　　　　　　　　143,146,203
反応性笑い……………………… 133
非炎症性ニキビ………………… 187
肥厚性幽門狭窄症……………… 118
皮脂分泌量……………………… 130
非ステロイド系消炎鎮痛薬…… 37
非対称性緊張性頚反射…… 128,135
ビタミンB12…………………… 41
ビタミンB6……………………… 41
ビタミンKシロップ…………… 94
ヒトT細胞白血病ウイルス１型　18
ヒト絨毛性ゴナドトロピン…… 24
ヒトパピローマウイルス……… 15
ヒトパルボウイルスB19 …… 18
ヒト免疫不全ウイルス………… 11
百日咳…………………………… 173
　― ワクチン ……………… 130
病的習慣及び衝動行動制御障害
　……………………………… 190

日和見感染……………………… 11
ヒルシュスプルング病………… 112
頻尿……………………………… 43
頻発月経………………………… 4
ファロー四徴症………………… 109
不安障害………………… 21,184
風疹………………7,146,170,173
不活化ワクチン………………… 204
複雑チック……………………… 175
腹式呼吸………………… 156,157
輻輳反射………………………… 149
不定愁訴症候群………………… 5
不慮の事故……………………… 114
プロゲステロン………………… 25
噴水状嘔吐……………………… 118
分娩期…………………………… 84
分娩経過………………………… 200
分娩第１期……………………… 85
分娩第２期……………………… 89
分娩第３期……………………… 91
分娩第４期……………………… 92
ベクレル………………………… 33
へその緒………………………… 49
娩出期…………………………… 89
娩出力…………………………… 84
便秘……………………………… 43
放射性物質……………………… 33
放射線…………………………… 32
　― 量 ………………………… 34
放射能…………………………… 33
歩行反射………………………… 128
母子感染………………… 16,96
母子健康手帳…………………… 45
母子保健法……………………… 56
母体に必要な栄養素…………… 41
母体保護法……………… 40,57
墓地埋葬法……………… 40,57
ホッピング反射………………… 143
母乳……………………………… 95
　― 感染 ……………… 16,96
ポリオワクチン………………… 130
ホルモン………………………… 24

ま行

麻疹………………………146,170,173
麻酔……………………………… 83

麻酔薬…………………………… 38
マタニティーブルー…………… 98
末梢神経障害…………………… 64
慢性腎炎………………………… 20
未熟児…………………………… 100
むくみ…………………………… 69
無月経…………………………… 3
無痛分娩………………………… 87
無排卵性周期症………………… 4
夢遊病…………………………… 175
網膜症…………………………… 64
沐浴……………………………… 129
モロー反射……………………… 128

や行

夜驚症…………………………… 175
薬物依存症……………………… 188
夜尿症…………………………… 165
幽門……………………………… 118
癒着胎盤………………………… 77
溶血……………………………… 62
葉酸……………………………… 41
羊水……………………………… 49
羊膜……………………………… 49
予防接種
　…… 130,158,170,174,180,187

ら行

ランドー反射…………… 132,154
卵膜……………………………… 49
リステリア菌…………………… 47
　― 食中毒 …………………… 47
離乳食…… 135,138,140,143,146
流行性耳下腺炎………………… 173
流産……………………………… 60
リンゴ病………………………… 18
リンパ腫………………………… 155
淋病……………………………… 12
レントゲン……………………… 33
労働基準法……………………… 55
ローレル指数…………………… 161
ロタウイルスワクチン………… 130
肋間筋…………………………… 156

知っておきたい全部！　ライフサイクルでマルっとわかる！

母性・小児の生理学・生化学・解剖学

2024 年 10 月 14 日　初版　第 1 刷発行

編　著	橋本さとみ
発行人	小袋　朋子
編集人	木下　和治
発行所	株式会社Gakken
	〒141-8416 東京都品川区西五反田2-11-8
印刷・製本所	TOPPAN株式会社

●この本に関する各種お問い合わせ先
　本の内容については，下記サイトのお問い合わせフォームよりお願いします.
　https://www.corp-gakken.co.jp/contact/
●在庫については　Tel 03-6431-1234（営業部）
●不良品（落丁，乱丁）については　Tel 0570-000577
　学研業務センター　〒354-0045 埼玉県入間郡三芳町上富 279-1
●上記以外のお問い合わせは　Tel 0570-056-710（学研グループ総合案内）

学研グループの書籍・雑誌についての新刊情報・詳細情報は，下記をご覧ください.
学研出版サイト　https://hon.gakken.jp/